Über dieses Buch

Der Zusammenhang zwischen autoritärer Gesellschaftsstruktur, unterdrückter Sexualität und Neurosenentstehung ist das Thema dieses Buches. Die Unterdrückung der frühkindlichen Sexualität in der Familie und die allgemeine Sexualfeindlichkeit unserer Gesellschaftsform führen zur neurotischen Lustangst, die sich vor allem als orgastische Impotenz (mangelnde Hingabe im Orgasmus) äußert. Die tiefe Angst vor lustvoller Erregung ist aber auch der Kern jener Angst vor der Freiheit überhaupt, die schließlich die Unterwerfung unter die Herrschaft anderer zur Folge hat.

Einen Ausweg aus diesem Teufelskreis sieht Wilhelm Reich in seiner Technik der charakteranalytischen Vegetotherapie, die die unterdrückte Genitalität freisetzt. Das Problem ist aber letzten Endes nicht in der Einzeltherapie zu lösen; daher fordert Reich die Schaffung einer Gesellschaftsform, die der natürlichen menschlichen Sexualökonomie gerecht wird.

›Die Funktion des Orgasmus‹ in der vorliegenden Form besteht aus Teilen (Die Beschreibung des Orgasmus) des 1927 erschienenen gleichnamigen Werks, ist aber sonst eine in Amerika (1942) entstandene Neufassung.

Der Autor

Wilhelm Reich wurde 1897 in Dobrzcynica, Galizien, geboren. 1920 Eintritt in die Internationale Psychoanalytische Vereinigung, 1928 Fachwissenschaftlicher Leiter der Sozialistischen Gesellschaft für Sexualberatung und Sexualforschung Wien. Nach Auseinandersetzungen mit der Komintern, den Austromarxisten und der KPD auf der einen Seite, mit der Freud-Schule auf der anderen, wurde er 1934 aus der KP und aus der Internationalen Psychoanalytischen Vereinigung ausgeschlossen. Nach der Emigration in die USA entwickelte er von 1939 bis zu seinem Tode (1957) die ›Orgon‹-Therapie.

Im Fischer Taschenbuch Verlag liegen bisher vor: *Die sexuelle Revolution* (Bd. 6093), *Charakteranalyse* (Bd. 6191), *Die Massenpsychologie des Faschismus* (Bd. 6250) und *Der Einbruch der sexuellen Zwangsmoral* (Bd. 6268); außerdem über W. Reich: Ola Raknes, *Wilhelm Reich und die Orgonomie* (Bd. 6225).

Wilhelm Reich

Die Entdeckung des Orgons
Die Funktion des Orgasmus

Sexualökonomische Grundprobleme der biologischen Energie

Fischer
Taschenbuch
Verlag

Fischer Taschenbuch Verlag
1.–25. Tausend: Januar 1972
26.–35. Tausend: September 1972
36.–42. Tausend: Dezember 1973
43.–47. Tausend: März 1975
48.–52. Tausend: Oktober 1975
53.–60. Tausend: Juni 1976
Ungekürzte Ausgabe

Umschlagentwurf: Jan Buchholz / Reni Hinsch

Titel der Originalausgabe
›The Function of the Orgasm (The Discovery of the Orgone, Vol. I)‹
Die wissenschaftliche Durchsicht des Manuskripts
und Teilübersetzung aus dem Amerikanischen besorgte Karl H. Bönner

Fischer Taschenbuch Verlag GmbH, Frankfurt am Main
Lizenzausgabe mit freundlicher Genehmigung
des Verlages Kiepenheuer & Witsch, Köln–Berlin

Gesamtherstellung: Hanseatische Druckanstalt GmbH, Hamburg
Printed in Germany
680-ISBN 3 436 01473 7

Liebe, Arbeit und Wissen sind
die Quellen unseres Lebens.
Sie sollten es auch beherrschen.

Inhalt

Vorwort

Mit dem Tode Wilhelm Reichs forderte die »emotionale Pest« ihren stärksten Gegner. Seit es geschichtliche Überlieferung gibt, waren diejenigen, die durch die Wirkungen dieser spezifisch menschlichen Krankheit getötet wurden, ausnahmslos ihre »unschuldigen« Opfer. Reich wurde jedoch nicht unwissend zum Opfer. Er war der erste Mensch, der die biopathologische Grundlage dieser Geißel, die durch die Unterdrückung des genitalen Liebeslebens im weitesten Sinne erzeugt wird, besonnen erforschte und hinreichend verstand. Sein ganzes Leben hindurch suchte er nach einer anwendbaren Methode, um sie zu bekämpfen. Er versäumte nie, die Aufmerksamkeit auf die Tatsache zu richten, daß die »emotionale Pest« der einzige Feind des Menschen ist, die, wenn sie nicht genau verstanden und wirksam bekämpft wird, die Beseitigung der Todesangst des Kindes, des Jugendlichen und der Masse biophysikalisch und emotional kranker Menschen unmöglich macht. Folglich geschah es nicht unerwartet, daß er auch ein Opfer dieser Krankheit wurde. Er erkannte die darin eingeschlossene Gefahr und setzte sich selbst mit dem Mut eines wahren Wissenschaftlers ihren zerstörerischen Wirkungen aus. Er suchte während des Fortschreitens der Erkrankung einen Weg aus dem legalistischen Geschwätz, in das ihn die »Pest« verstrickt hatte, ohne die wissenschaftliche Wahrheit zu kompromittieren.
Seit Reichs Tod gab es eine ständige Nachfrage nach seinen Schriften, was deutlich zeigt, daß die »Pest« ihr Ziel nicht erreicht hat — die Verdeckung der Wahrheit. Die verleumderischen Angriffe auf seine Person, die dazu bestimmt waren, ihn zu diskreditieren, um damit die Aufmerksamkeit von seinen wissenschaftlichen Entdeckungen abzulenken, haben einiges — unglücklicherweise nicht alles — von ihrer Schlagkraft verloren, und es sollte jetzt möglich sein, sich einer nüchternen Beurteilung seines Werkes zuzuwenden.
Die Funktion des Orgasmus war die erste von Reichs Schriften, die ins Englische übersetzt wurde. Es ist kein Lehrbuch, eher eine wissenschaftliche Biographie. »Eine systematische Darstellung hätte weder dem Leser ein Bild davon geben können, wie ... ein Problem und seine Lösung zu einem anderen führen, noch hätte es gezeigt, daß dieses Werk keine reine Erfindung ist und daß jeder Teil dieses Werkes seine Existenz einem eigenen Weg wissenschaftlicher Logik verdankt.«
Daß Wilhelm Reich, der ein Werkzeug dieser Logik war, in einer staatlichen Anstalt sterben mußte, ist erschütternd. Daß

diejenigen, die sich um ihn kümmerten, hilflos waren und daß es viele gab, die das wußten und sich nicht darum kümmerten, ist tragisch. Man kann nicht länger abseits stehen und sagen: »Vergib ihnen, denn sie wissen nicht, was sie tun.« Es wird Zeit, daß wir einen Weg finden, um diesen chronischen Mord am Leben und am Wissen vom Leben zu beenden. Dieses Wissen liegt vor, und mit der Veröffentlichung von Reichs Werken ist es wieder zugänglich gemacht worden. Wir müssen lernen, die Wahrheit zu ertragen. Wir müssen die bioenergetische Funktion der orgastischen Konvulsion verstehen und anerkennen lernen, und wir müssen verstehen lernen, was wir werden und was wir tun, wenn diese Funktion vereitelt und verleugnet wird.

Dieses Buch enthält Erkenntnis, und in dieser Erkenntnis liegt die Hoffnung.

New York, 1961

Mary Higgins, Trustee
The Wilhelm Reich Infant Trust Fund

Vorwort zur zweiten Auflage

Die Entdeckung des Orgons war das Ergebnis beständiger klinischer Erforschung des Begriffs »psychische Energie«, anfangs auf dem Gebiet der Psychiatrie. Das vorliegende Werk kann als eine umfassende Einführung in dies neu eröffnete Gebiet der Orgon-Biophysik betrachtet werden. Viele Ergebnisse der biophysikalischen und physikalischen Orgonforschung, die etwa 1934 begann, wurden veröffentlicht im *International Journal of Sex-economy and Orgone Research, 1942–1945,* und sollen nun im zweiten Band der *Entdeckung des Orgons* herausgebracht werden unter dem Titel *Die Krebs-Biopathie.* Die Erfahrung hat zweifelsfrei gezeigt, daß die Kenntnis der *emotionalen* Funktionen der biologischen Energie für das Verständnis ihrer physiologischen und physikalischen Funktionen unentbehrlich ist. Die biologischen Emotionen, die die psychischen Prozesse beherrschen, sind in sich der unmittelbare Ausdruck einer rein physikalischen Energie, des kosmischen Orgons.
Die zweite Auflage dieses Bandes blieb unverändert.

W.R.

New York, Februar 1947

I. Überblick

Dieses Buch faßt meine ärztliche und wissenschaftliche Arbeit am lebendigen Organismus in den vergangenen zwanzig Jahren zusammen. Es war zunächst für die Schreibtischlade bestimmt. So durfte ich aussprechen, was sonst Rücksichten auf Existenz, guten Ruf im gemeinen Verstand und manche noch unabgeschlossene Gedankengänge verwehrt hätten.

Es ist den wenigsten verständlich, wie es möglich ist, daß ich mich auf so verschiedenartigen Gebieten wie Tiefenpsychologie, Soziologie, Physiologie und nun auch noch Biologie gleichzeitig betätige. Manche Psychoanalytiker wünschen, ich möchte zur Psychoanalyse zurückkehren; die Politiker verweisen mich in die Naturwissenschaft und die Biologen in die Psychologie.

Das Thema Sexualität geht seinem Wesen nach quer durch alle wissenschaftlichen Forschungsgebiete. Im Zentralphänomen, dem sexuellen *Orgasmus*, treffen sich Fragestellungen aus dem Gebiete der Psychologie ebenso wie dem der Physiologie, aus dem der Biologie nicht minder wie dem der Soziologie. Es gibt in der Naturwissenschaft kaum ein zweites Forschungsfeld, das derart geeignet wäre, die *Einheitlichkeit des Lebendigen* darzubieten und vor engem, trennendem Spezialistentum zu bewahren. Die *Sexualökonomie* wurde eine selbständige Disziplin, mit eigenen Forschungsmethoden und neuen Tatsachen ausgestattet. Sie ist eine *naturwissenschaftliche, experimentell fundierte Theorie der Sexualität.* Die Darstellung ihrer Entwicklung wurde notwendig. Ich ergreife dabei gern die Gelegenheit klarzustellen, was ich als Eigengut in Anspruch nehmen darf, was meine Arbeit mit anderen Arbeitsgebieten verknüpft und was sich hinter leeren Gerüchten über meine Tätigkeit verbirgt.

Die Sexualökonomie wurde im Schoße der Psychoanalyse Freuds zwischen 1919 und 1923 geboren. Die sachliche Loslösung vom Mutterboden erfolgte etwa 1928, meine Trennung von der Organisation der Psychoanalytiker erst 1934.

Diese Schrift ist kein Lehrbuch, eher eine Erzählung. Systematische Darstellung des Stoffes hätte dem Leser in keiner Weise zu zeigen vermocht, wie sich im Laufe dieser zwanzig Jahre Probleme und Lösungen aneinanderreihten, daß nichts ersonnen werden konnte und daß alles sein Dasein dem so merkwürdigen Gang wissenschaftlicher Logik verdankt. Es ist nicht falsche Bescheidenheit, wenn ich sage, daß ich mich nur als Funktionsorgan dieser Logik fühle.

Die funktionelle Forschungsmethode wirkt wie ein Kompaß

in unbekannter Gegend. Ich wüßte keinen schöneren Beweis für die Richtigkeit der sexualökonomischen Theorie des Lebendigen als den Umstand, daß die im Jahre 1922 entdeckte *»orgastische Potenz«*, das wichtigste Stück der Sexualökonomie, sich in der Entdeckung des *Orgasmusreflexes*, 1935, und der *Orgonstrahlung*, 1939, fortsetzte und ihre naturwissenschaftliche Begründung fand. Diese Logik in der Entwicklung der Sexualökonomie ist der Ruhepunkt im Gewirr der Meinungen, im Kampf gegen Mißverständnisse und im Überwinden schwerer Zweifel in Zeiten, wo Verworrenheit die klare Sicht zu ersticken droht.

Es ist nützlich, wissenschaftliche Biographien in jungen Jahren zu schreiben. Manche Illusionen, die man im mittleren Lebensalter über die Bereitschaft der Menschen, aufrüttelnde Erkenntnisse aufzunehmen, noch hat, befähigen einen, an den Grundtatsachen festzuhalten, den so mannigfaltigen Versuchungen zum Kompromiß zu widerstehen und scharfe Feststellungen weder der Bequemlichkeit des Denkens noch dem Bedürfnis nach seelischer Ruhe oder dem Druck der Welt zu opfern. Die Verlockung, die sexuelle Verursachung so vieler Erkrankungen abzuleugnen, ist im Falle der Sexualökonomie noch weit größer, als es bei der Psychoanalyse zutraf. Es gelang mir nur mit Mühe, den Ausdruck »Sexualökonomie« durchzusetzen. Dieser Begriff soll ein neues wissenschaftliches Gebiet decken: *die Erforschung der biopsychischen Energie.* Sexualität ist der heutigen Lebensanschauung zufolge anstößig; ihre Bedeutung für das menschliche Leben wieder in Vergessenheit zu bringen, liegt zu nahe. Es wird vermutlich der Arbeit vieler Generationen bedürfen, ehe die Sexualität von der offiziellen Wissenschaft und den Laien ernst genommen wird; wohl nicht eher, als bis gesellschaftliche Fragen von Leben und Tod unerbittlich dazu zwingen werden, den Sexualprozeß *gesellschaftlich* geschützt zu erfassen und zu bewältigen.

Eine solche Frage ist die Krebsendemie, eine andere die seelische Pest, die die Diktaturen gebar.

Die Sexualökonomie ist eine naturwissenschaftliche Disziplin. Sie schämt sich des sexuellen Themas nicht und weist jeden als Vertreter zurück, der die anerzogene soziale Angst vor sexueller Diffamierung nicht überwunden hat. Der Ausdruck »Vegetotherapie«, der die sexualökonomische Heilungstechnik bezeichnet, ist eigentlich eine Konzession an die Schamhaftigkeit der Welt in sexuellen Dingen. Ich hätte die ärztliche Technik viel lieber, auch korrekter, »Orgasmotherapie« genannt, denn nichts anderes ist im Grunde die Vegetotherapie. Es war zu bedenken, daß dieser Ausdruck dem jungen Sexualökonomen für seine Praxis eine allzu große soziale Belastung darstellen würde. Die Menschen lachen nun mal bösartig oder höhnisch, wenn vom Kern ihrer naturhaften Sehnsüchte und religiösen Gefühle die Rede ist.

Es ist zu befürchten, daß sich die Schule der Sexualökonomen in ein oder zwei Jahrzehnten in zwei Gruppen spalten wird, die einander heftig bekämpfen werden. Die eine Gruppe wird etwa erklären, die sexuelle Funktion sei der allgemeinen Lebensfunktion untergeordnet — *und daher streichbar.* Die andere Gruppe der Sexualökonomen wird stürmisch radikale Opposition machen und die Ehre der Sexualforschung zu retten versuchen. Dabei könnte die prinzipielle Identität von Sexualprozeß und Lebensprozeß in Vergessenheit geraten. Auch ich könnte nachgeben und ableugnen, was in jungen Kampfjahren ehrliche wissenschaftliche Überzeugung war. Denn es könnte der faschistisierten Welt gelingen, unsere schwere Arbeit noch einige Male mit Vernichtung durch moralistische Erbpsychiater und Parteibürokraten zu bedrohen wie in Europa. Meine Freunde, die den norwegischen Skandal der faschistischen Pressekampagne gegen die Sexualökonomie kennen, wissen, was ich meine. Deshalb ist es unerläßlich, rechtzeitig festzulegen, was gemeint ist, wenn von *Sexualökonomie* die Rede ist, ehe ich selbst unter dem Drucke veralteter gesellschaftlicher Verhältnisse anders zu denken anfange und die Wahrheitsforschung der kommenden wissenschaftlichen Jugend mit meiner Autorität erschwere.

Die Theorie der sexualökonomischen Lebensforschung ist in wenigen Sätzen zu fassen.

Die seelische Gesundheit hängt von der *orgastischen Potenz* ab, das heißt vom Ausmaß der Hingabe- und Erlebnisfähigkeit am Höhepunkt der sexuellen Erregung im natürlichen Geschlechtsakt. Ihre Grundlage bildet die unneurotische charakterliche Haltung der Liebesfähigkeit. Die seelischen Erkrankungen sind Folgen der Störung der natürlichen Liebesfähigkeit. Bei orgastischer Impotenz, unter der die überwiegende Mehrzahl der Menschen leidet, entstehen Stauungen biologischer Energie, die zu Quellen irrationaler Handlungen werden. Die Heilung der seelischen Störungen fordert in erster Linie die Herstellung der natürlichen Liebesfähigkeit. Sie ist von sozialen Bedingungen ebenso abhängig wie von psychischen.

Die seelischen Krankheiten sind Ergebnisse der gesellschaftlichen Sexualunordnung. Diese Unordnung hat seit Jahrtausenden die Funktion, die Menschen den jeweils vorhandenen Seinsbedingungen psychisch zu unterwerfen, die äußere Mechanisierung des Lebens zu verinnerlichen. Sie dient der *seelischen Verankerung* der mechanisierten und autoritären Zivilisation durch Verunselbständigung der Menschen.

Die Lebenskräfte regeln sich natürlicherweise selbst ohne Zwangspflicht oder Zwangsmoral; beide sind sichere Anzeichen für vorhandene anti-soziale Regungen. Die antisozialen Handlungen entstammen *sekundären, durch die Unterdrükkung des natürlichen Lebens entstandenen Trieben,* die der natürlichen Sexualität *widersprechen.*

Der lebens- und sexualverneinend erzogene Mensch erwirbt eine *Lustangst,* die physiologisch in chronischen Muskelspannungen verankert ist. Die neurotische Lustangst ist die Grundlage der Reproduktion der lebensverneinenden, Diktatur begründenden Weltanschauungen durch die Menschen selbst. Sie ist der Kern der Angst vor selbständiger, freiheitlicher Lebensführung. Dies wird die wichtigste Kraftquelle jeder Art politischer Reaktion, der Herrschaft von Einzelpersonen oder Gruppen über die Mehrheit der arbeitenden Menschen. Sie ist *biophysiologische* Angst und bildet das Kernproblem des psychosomatischen Forschungsgebietes. Sie war bisher das größte Hindernis im Erforschen der *unwillkürlichen* Lebensfunktionen, die der neurotische Mensch nur unheimlich und angstvoll erleben kann.

Die charakterliche Struktur des heutigen Menschen, der eine sechstausend Jahre alte patriarchalisch-autoritäre Kultur fortpflanzt, ist durch *charakterliche Panzerung gegen die innere Natur und gegen die äußere gesellschaftliche Misere gekennzeichnet.* Sie ist die Grundlage von Vereinsamung, Hilfsbedürftigkeit, Autoritätssucht, Angst vor Verantwortung, mystischer Sehnsucht, sexuellem Elend, neurotisch-hilfloser Rebellion ebenso wie krankhaft-widernatürlicher Duldsamkeit. Die Menschen haben sich dem Lebendigen in sich feindselig entfremdet. Diese Entfremdung ist nicht biologischen, sondern sozial-ökonomischen Ursprungs. Sie fehlt in den Stadien der Menschheitsgeschichte vor der Entwicklung des Patriarchats.

An die Stelle der natürlichen Arbeitsfreude und Tätigkeit ist seitdem die Zwangspflicht getreten. Die durchschnittliche Struktur der Menschenmasse veränderte sich im Sinne der Ohnmacht und Lebensangst, so daß autoritäre Diktaturen sich nicht nur durchsetzen, sondern sogar mit Berufung auf vorhandene menschliche Haltungen, wie Verantwortungslosigkeit und Kindlichkeit, rechtfertigen können. Die internationale Katastrophe, die wir durchleben, ist die äußerste Konsequenz dieser Lebensentfremdung.

Die Zentralstelle der autoritären Strukturierung der Menschenmasse ist nicht die natürliche Elternliebe, sondern die *autoritäre Familie.* Ihr Hauptmittel ist die Unterdrückung der Geschlechtlichkeit des Kleinkindes und des Puberilen.

Natur und *Kultur, Trieb* und *Moral, Sexualität* und *Leistung* wurden infolge der Spaltung der Menschenstruktur unvereinbar. Die von jeher ersehnte *Einheit und Widerspruchslosigkeit von Kultur und Natur, Arbeit und Liebe, Moral und Ge-*

schlechtlichkeit bleibt ein Traum, solange die Menschen die biologische Anforderung der natürlichen (*orgastischen*) Sexualbefriedigung nicht zulassen. Solange bleiben auch echte Demokratie und verantwortungsbewußte Freiheit Illusion. Hilflose Unterwerfung unter die chaotischen gesellschaftlichen Umstände prägen die menschliche Existenz. Es herrscht die Tötung des Lebendigen in Zwangserziehung und Krieg.

Auf psychotherapeutischem Gebiet erarbeitete ich die Technik der *charakteranalytischen Vegetotherapie*. Ihr Grundprinzip ist die Wiederherstellung der biopsychischen Beweglichkeit durch Auflösung der charakterlichen und muskulären Erstarrungen (»Panzerungen«). Experimentell begründet wurde diese Technik der Neurosenheilung durch die Enthüllung der *bioelektrischen Natur der Sexualität und der Angst*. Sie sind entgegengesetzte Funktionsrichtungen des lebenden Organismus: *lustvolle Expansion* und *ängstliche Kontraktion*.

Die *Orgasmusformel*, die die sexualökonomische Forschung lenkt, lautet: *Mechanische Spannung — bioelektrische Ladung — Entladung — mechanische Entspannung*. Sie erwies sich als die Formel des lebendigen Funktionierens schlechthin. Sie führte zur experimentellen Erforschung der Organisierung lebender aus nichtlebender Materie, zur *experimentellen Bionforschung* und vor kurzem zur Entdeckung der *Orgonstrahlung*. Sexualitäts- und Bionforschung eröffneten einen neuen Zugang zum Problem der *Krebserkrankung* und einigen anderen Störungen des vegetativen Lebens.

Daß die Menschen als einzige Spezies das Naturgesetz der Sexualität nicht erfüllen, ist die unmittelbare Ursache einer Reihe vernichtender Seuchen. Die äußere gesellschaftliche Lebensverneinung hat Massensterben zur Folge, in Gestalt der Kriege ebensowohl wie infolge seelischer und körperlicher Störungen der Lebensfunktion.

Der Sexualitätsprozeß, mit anderen Worten der expansive biologische Lustprozeß, ist der produktive Lebensprozeß schlechthin! Das ist viel auf einmal und klingt fast »zu einfach«. Diese »Einfachheit« bildet das Geheimnis, das manche in meiner Arbeit wittern. Ich will darzustellen versuchen, wie sich mir der Knoten löste, der diese Probleme der menschlichen Einsicht bisher verschloß. Ich hoffe sehr zu überzeugen, daß keine Zauberei vorliegt, daß im Gegenteil meine Theorie allgemeines, doch uneingestandenes menschliches Wissen über das Lebendige ist. Es war die Leistung der allgemeinen Lebensentfremdung, die von mir gefundenen Tatsachen und Zusammenhänge übersehen und konsequent verhüllt zu haben.

Die Geschichte der Sexualökonomie ist ohne Darstellung der Beteiligung ihrer Freunde unvollständig. Meine Freunde und Mitarbeiter werden begreifen, weshalb ich es mir versagen

muß, ihre Leistungen hier entsprechend zu würdigen. Ich kann allen, die für die Sexualökonomie gekämpft und oft gelitten haben, die Versicherung geben, daß ohne ihre Leistungen die Gesamtentwicklung undurchführbar gewesen wäre.
Die Darstellung der Sexualökonomie erfolgt hier ausschließlich vom Standpunkt der europäischen Verhältnisse, die zur Katastrophe führten. Der Sieg der Diktaturen beruhte auf der seelischen Massenerkrankung der europäischen Menschen, die die Demokratien weder wirtschaftlich noch sozial oder psychologisch zu meistern wußten. Ich bin zu kurz in den Vereinigten Staaten, um beurteilen zu können, inwieweit diese Darstellung auch amerikanische Verhältnisse trifft oder verfehlt. Die Verhältnisse, die ich meine, sind nicht nur die äußeren menschlichen Beziehungen und gesellschaftlichen Zustände, sondern vielmehr die *Tiefenstruktur* des amerikanischen Menschen und seiner Gesellschaft. Es erfordert Zeit, sie kennenzulernen.
Ich bin darauf vorbereitet, daß die englische Ausgabe dieses Buches verschiedenartige Ablehnung hervorrufen wird. In Europa war ich durch vieljährige Erfahrung geübt genug, an bestimmten Anzeichen die Bedeutung eines Angriffs, einer Kritik oder eines Lobes zu beurteilen. Da nicht anzunehmen ist, daß die Reaktionen gewisser Kreise hier grundsätzlich anders sein werden als jenseits des Ozeans, möchte ich kommende Anwürfe im voraus beantworten.
Die Sexualökonomie hat nichts mit irgendeiner der bestehenden politischen Organisationen oder Ideologien zu tun. Die politischen Begriffe, die die verschiedenen Schichten und Klassen der Gesellschaft trennen, lassen sich auf die Sexualökonomie nicht anwenden. Die soziale Verkennung des *natürlichen* Liebeslebens und seine Versagung für Kindheit und Jugend sind allgemein menschliche, über alle Staats- und Gruppengrenzen hinwegreichende Tatbestände.
Die Sexualökonomie wurde von Vertretern *sämtlicher* parteipolitischer Richtungen angefeindet. Meine Publikationen wurden von den Kommunisten ebenso verboten wie von den Faschisten, von polizeilichen Instanzen ebenso angegriffen und angeklagt wie von Sozialisten und Bürgerlich-Liberalen. Sie fanden dagegen Anerkennung und Achtung in *allen* Schichten und Kreisen der Bevölkerung. Im speziellen die Aufhellung der Funktion des Orgasmus fand die Zustimmung von fachwissenschaftlichen und kulturpolitischen Gruppen *jeder Art*.
Sexualverdrängung, biologische Steifheit, Moralisterei und Asketentum sind nicht auf bestimmte Klassen oder Bevölkerungsschichten beschränkt. Sie finden sich überall. Ich weiß von Priestern, die die Unterscheidung von natürlichem und unnatürlichem Geschlechtsleben begrüßen und die wissenschaftliche Gleichstellung des Gottbegriffs mit dem Naturgesetz anerken-

nen; ich weiß von anderen Priestern, die in der Aufhellung und praktischen Verwirklichung des kindlichen und jugendlichen Geschlechtslebens eine Gefahr für die Existenz der Kirche erblicken und daher zu scharfen Maßnahmen greifen. *Lob und Haß beriefen sich jeweils auf dieselbe Ideologie.* Man sah den Liberalismus und die Demokratie ebenso gefährdet wie die Diktatur des Proletariats oder die Ehre des Sozialismus oder die Ehre der deutschen Frau. In Wirklichkeit ist durch die Aufhellung der Funktion des Lebendigen nur *eine* Haltung und nur *eine* Art gesellschaftlicher und moralischer Regelung bedroht: *das autoritär-diktatorische Regime jeder Sorte, das durch Zwangsmoral und Zwangsarbeit die spontane Anständigkeit und die natürliche Selbstregelung der Lebenskräfte zu vernichten sucht.*

Die autoritäre Diktatur findet man aber — und da wollen wir endlich ehrlich sein — nicht nur in den totalitären Staaten. Man findet sie in der Kirche ebenso wie in den akademischen Organisationen, bei den Kommunisten ebenso wie bei parlamentarischen Regierungen. Sie ist eine durch die Unterdrückung des Lebendigen entstandene allgemein menschliche Neigung; sie bildet die massenpsychologische Basis in allen Nationen für die Aufnahme und Aufrichtung der Diktatur. Ihre Grundelemente sind Mystifizierung des Lebensprozesses, reale Hilflosigkeit materieller und sozialer Art, Angst vor Verantwortung für die Bestimmung des eigenen Lebens und daher Sucht nach illusionärer Sicherheit und Autorität, aktiv oder passiv. Die *echte* uralte Bestrebung zur Demokratisierung des gesellschaftlichen Lebens beruht auf Selbstbestimmung, *natürlicher* Sozialität und Moral, auf *freudiger* Arbeit und *irdischem* Liebesglück. Sie betrachtet jede Illusion als Gefahr. Sie wird daher die naturwissenschaftliche Erfassung des Lebendigen nicht nur nicht fürchten, sondern zu Hilfe nehmen, um entscheidende Probleme der menschlichen Strukturbildung wissenschaftlich-praktisch und nicht illusionär zu bewältigen. Allenthalben sind Bestrebungen am Werk, die formale Demokratie zur echten Demokratie aller Schaffenden, zur *Arbeitsdemokratie,* entsprechend der *natürlichen* Organisation des Arbeitsprozesses, zu entwickeln.

Es geht auf dem Gebiet der Mentalhygiene um die große Aufgabe, an die Stelle der sexuellen Unordnung, des Bordellwesens, der sexuellen Schmutzliteratur und des sexuellen Geschäfts das natürliche Liebesglück, gesellschaftlich gesichert, zu setzen. Darin liegt weder die Absicht, »die Familie zu zerstören«, noch die »Moral zu untergraben«. *Familie und Moral werden von Zwangsfamilie und Zwangsmoral untergraben.* Wir stehen fachlich vor der Aufgabe, die Schäden zu meistern, die die sexuelle und familiäre Unordnung in Form von seelischen Erkrankungen anrichtet. Um die seelische Pest zu meistern, muß man zwischen der natürlichen Liebe von Eltern und Kindern zueinander und dem familiären Zwang in jeder Beziehung scharf unterscheiden. Die endemische Krankheit *Familitis* zerstört alles, was ehrliche menschliche Bestrebungen zu erreichen versuchen.

Wenn ich auch keiner politischen oder religiösen Organisation angehöre, so habe ich doch eine Anschauung vom sozialen Leben. Sie ist im Gegensatz zu allen Arten politischer, rein ideologischer oder mystischer Weltanschauung *wissenschaftlich-rational.* Dieser Anschauung zufolge glaube ich, daß unsere Erde keinen dauernden Frieden finden und daß sie vergebens bemüht sein wird, die Funktion der Vergesellschaftung des Menschen zu erfüllen, solange sachlich ahnungslose Politiker und Diktatoren welcher Art immer neurotisch verseuchte und sexuell kranke Massen führen werden. Die Vergesellschaftung des Menschen hat die natürliche Funktion, Arbeit und natürliche Liebeserfüllung zu sichern. Diese beiden biologischen Betätigungen der Menschen hängen seit Urzeiten von wissenschaftlicher Forschungs- und Denkarbeit ab. *Wissen, Arbeit und natürliche Liebe sind die Quellen unseres Lebens. Sie sollen es auch regieren,* in voller Verantwortung getragen von den schaffenden Menschenmassen.

Seelische Massenhygiene fordert die Macht des Wissens gegen die Macht der Unwissenheit; die Macht der lebensnotwendigen Arbeit gegen jede Art von Parasitentum, sei sie nun wirtschaftlicher, geistiger oder philosophischer Art. Die Naturwissenschaft kann, wenn sie sich ernst nimmt, einzig und allein gegen diejenigen Kräfte ankämpfen, die das Leben zerstören, wo immer und durch wen immer dies geschehen mag. Es liegt in der Natur der Sache, daß es keinen Menschen gibt, der allein das Wissen beherrscht, das notwendig ist, um die natürliche Funktion des Lebens zu sichern. *Die wissenschaftlich-rationale Weltanschauung schließt Diktatur aus und fordert Arbeitsdemokratie.*

Die gesellschaftliche Macht, ausgeübt vom Volk, durch das Volk und für das Volk, getragen von natürlichem Lebensempfinden und Respekt vor der Arbeitsleistung, wäre unüberwindbar. *Diese Macht setzt aber voraus, daß die arbeitenden Menschenmassen seelisch unabhängig und fähig werden, die Verantwortung für das gesellschaftliche Sein voll zu tragen und ihr Leben rational selbst zu bestimmen.* Was sie daran hindert, ist die seelische Massenneurose, die sich in der Diktatur jeder Art ebenso wie im politischen Geschwätz materialisiert. Um die Massenneurose und den Irrationalismus im gesellschaftlichen Leben zu bewältigen, mit anderen Worten, um echte Mentalhygiene zu leisten, bedarf es eines sozialen Rahmens, der vor allem die materielle Not beseitigt und die freie Entwicklung der Lebenskräfte in jedem Einzelnen sichert. Dieser soziale Rahmen kann nur die *echte* Demokratie sein.

Die echte Demokratie aber ist kein *Zustand* einer »Freiheit«, die einer Menschengruppe von gewählten oder aufgezwungenen Regierungsorganen geschenkt, gegönnt oder garantiert werden könnte. Die echte Demokratie ist ein schwieriger, langwieriger *Prozeß*, in dem die Menschenmasse, sozial und gesetzlich geschützt, alle Möglichkeiten hat (nicht etwa »bekommt«), sich in der Verwaltung des lebendigen, individuellen und gesellschaftlichen Lebens zu schulen und zu immer besseren Lebensformen vorzudringen. Die echte Demokratie ist also keine abgeschlossene Entwicklung, die nun wie ein Greis ihre glorreiche, kämpferische Vergangenheit genießt, sondern sie ist ein Prozeß unausgesetzten Ringens mit den Problemen der unabbrechbaren Entwicklung *neuer* Gedanken, *neuer* Entdeckungen und *neuer* Lebensformen. Die Entwicklung in die Zukunft ist nur dann unabbrechbar und ununterbrechbar, wenn das Alte und Greisenhafte, das seine Rolle auf einer früheren Stufe der demokratischen Entwicklung erfüllt hat, nun weise genug ist, dem Jungen und Neuen Platz zu machen und es nicht mit Berufung auf Würde oder formale Autorität zu ersticken.

Die Tradition ist wichtig. Sie ist demokratisch, wenn sie ihre natürliche Funktion erfüllt, das neue Geschlecht mit den guten und den bösen Erfahrungen der Vergangenheit auszurüsten, das heißt zu befähigen, aus alten Fehlern zu lernen, keine neuen derselben Sorte zu begehen. Die Tradition wird zum Töter der Demokratie, wenn sie der kommenden Jugend die Möglichkeit der Wahl nicht läßt, wenn sie zu diktieren versucht, was unter neuen Bedingungen des Lebens als »gut« oder als »schlecht« anzusehen ist. Die Tradition vergißt leicht und gern, daß ihr die Fähigkeit abhanden kam zu beurteilen, was eben *nicht* Tradition ist. Die Verbesserung des Mikroskops war nicht etwa eine Vernichtung des ersten Exemplars, sondern seine Bewahrung und Fortführung entsprechend einer höheren Stufe menschlichen Wissens. Ein Mikroskop aus Pasteurs Zeiten hat nicht die Fähigkeit, sehen zu lassen, was der heutige Virusforscher sucht. Man stelle sich vor, daß das Pasteursche Mikroskop nun die Macht und den Ehrgeiz hätte, das Elektronenmikroskop zu verbieten.

Es gäbe nur Ehrfurcht für das Überlieferte und keinen Haß gegen es, wenn die Jugend ungefährdet sagen könnte: »Dies übernehmen wir von euch, denn es ist stark, ehrlich, noch immer zeitgerecht und entwicklungsfähig. Doch *das* können wir nicht übernehmen. Es war nützlich und wahr zu eurer Zeit, es wurde unbrauchbar für uns.« Diese Jugend wird bereit sein müssen, dasselbe von ihren eigenen Kindern zu hören.

Die Entwicklung der Vorkriegsdemokratie zur vollen und echten Arbeitsdemokratie bedeutet die Eroberung der *realen* Bestimmung des Seins durch die Allgemeinheit anstelle der formalen, stück- und lückenhaften Bestimmung. Sie bedeutete die Ersetzung der irrationalen politischen Willensbildungen der Masse durch rationale Beherrschung des sozialen Prozesses; dies fordert fortschreitende Selbsterziehung der Menschenmassen zu freiheitlicher Verantwortung anstelle der kindhaften Erwartung, daß man Freiheit geschenkt oder von jemand anderem garantiert bekommen kann. Die Demokratie hat zu *beweisen,* wenn sie die Diktaturneigung in den Menschenmassen aus der Welt schaffen will, daß sie die Armut zu töten und die rationale Selbständigkeit der Menschen zu erzielen vermag. Dies und nur dies kann organische gesellschaftliche Entwicklung genannt werden.
Ich glaube, daß die europäischen Demokratien im Kampfe mit der Diktatur unterlagen, weil viel zuviel in den demokratischen Systemen formal und viel zuwenig sachlich praktisch demokratisch war. Angst vor dem lebendigen Leben beherrschte jede erzieherische Maßnahme. Demokratie war als Zustand garantierter »Freiheit« und nicht als *Entwicklung der Massenverantwortung* angesehen. Erziehung zu autoritärer Gefolgschaft gab und gibt es auch in den Demokratien. Die katastrophalen Zeitereignisse lehrten: Zur autoritären Gefolgschaft welcher Art immer erzogen, *stehlen* sich die Menschen die Freiheit; sie *erschlagen* den Spender der Freiheit und *rennen* mit dem Diktator davon.
Ich bin kein Politiker und verstehe nichts von Politik, aber ich bin sozial bewußter *Wissenschaftler.* Als solcher nehme ich mir das Recht zu sagen, was ich für wahr erkannte. Wenn meine wissenschaftlichen Aussagen geeignet sind, einer besseren Ordnung der menschlichen Verhältnisse förderlich zu sein, sehe ich den Zweck meiner Arbeit erfüllt. Die menschliche Gesellschaft wird nach dem Zusammenbruch der Diktaturen Wahrheiten brauchen, und gerade *unbeliebte* Wahrheiten. Diejenigen Wahrheiten, die uneingestandene Gründe des sozialen Chaos von heute treffen, werden sich früher oder später, ob nun die Menschen es wollen oder nicht, durchsetzen. Eine solche Wahrheit ist, daß die Diktatur in der irrationalen Lebensangst der Menschenmassen wurzelt. Wer solche Wahrheiten vertritt, ist sehr gefährdet, doch er kann warten. Er hat es nicht nötig, um Macht zu kämpfen, um die Wahrheit durchzusetzen. Seine Macht besteht darin, daß er Tatsachen kennt, die allgemein menschlich sind. Mögen solche Tatsachen noch so verpönt sein: In Zeiten höchster gesellschaftlicher Not zwingt der Lebenswille der Gesellschaft dazu, sie dennoch anzuerkennen.
Der Wissenschaftler ist verpflichtet, sich unter allen Umständen

das Recht der freien Meinungsäußerung zu bewahren und es nicht den Vertretern der Lebensunterdrückung zu überlassen. Es ist soviel die Rede von der Pflicht der Soldaten, ihr Leben zu lassen. Es ist zu wenig die Rede von der Pflicht der Wissenschaftler, unter allen Umständen die einmal erkannte Wahrheit zu vertreten, koste es, was es will.
Der Arzt oder der Pädagoge hat nur *eine* Verpflichtung, seinen Beruf ohne Rücksicht auf die Mächte der Unterdrückung des Lebendigen kompromißlos auszuüben und nur das Wohl derer im Auge zu haben, die ihm anvertraut sind. Er hat keine Ideologien zu vertreten, die dem Arzttum oder dem Erziehertum widersprechen.
Wer dem Forscher, dem Arzt, dem Erzieher, dem Techniker oder dem Schriftsteller dieses Recht bestreitet und sich Demokrat nennt, ist ein Heuchler oder zumindest das Opfer der Pest des Irrationalismus. Der Kampf gegen die Diktaturpest ist ohne Entschlossenheit und Ernst in Lebensfragen aussichtslos, denn die Diktatur lebt – und kann nur leben – im Dunkel der *unerkannten* Lebensfragen. Der Mensch ist hilflos, wo ihm Wissen fehlt; die Hilflosigkeit durch Unwissenheit ist der Dünger der Diktatur. Man kann eine gesellschaftliche Ordnung nicht demokratisch nennen, wenn sie das Aufwerfen entscheidender Fragen, die Findung ungewohnter Antworten und den Kampf der Meinungen darum fürchtet. Sie unterliegt dann dem geringsten Angriff auf ihre Institutionen durch Diktaturaspiranten. So geschah es in Europa.
Die »Freiheit der Religion« ist Diktatur, wenn es keine *Freiheit der Wissenschaft* daneben und daher keine freie Konkurrenz in der Deutung des Lebensprozesses gibt. Es muß einmal endgültig klar werden, ob »Gott« eine bärtige, übermächtige Gestalt im Himmel oder ob er das uns beherrschende kosmische Naturgesetz darstellt. Nur wenn Gott und Naturgesetz identisch sind, ist ein Verständnis zwischen Wissenschaft und Religion möglich. Von der Diktatur der irdischen Gottesvertreter zur Diktatur der gottgesandten Retter der Völker ist nur ein Schritt.
»Die Moral« ist Diktatur, wenn sie Menschen natürlichen Lebensgefühls mit der Pornographie zusammentut. Ob sie will oder nicht, sie läßt solcherweise den sexuellen Schmutz weiterleben und das natürliche Liebesglück der Menschen kaputtgehen. Man muß scharf dagegen protestieren, daß derjenige unmoralisch genannt wird, der sein soziales Verhalten auf innere Gesetze statt auf äußere Zwangsformen stützt. Man ist Mann und Frau, nicht weil man die Segnung bekam, sondern weil man sich als Mann und Frau fühlt. Das innere und nicht das äußere Gesetz ist das Maß der echten Freiheit. Die moralistische Heuchelei ist der gefährlichste Feind der natürlichen

Moralität. Man kann die moralistische Heuchelei nicht mit einer anderen Art von Zwangsmoral, sondern nur mit Wissen um das natürliche Gesetz des Sexualprozesses bekämpfen. *Natürliches moralisches Verhalten setzt Freiheit des natürlichen Lebensprozesses voraus.* Dagegen gehen Zwangsmoral und krankhafte Sexualität Hand in Hand.

Die Linie des Zwanges ist die Linie des geringsten Widerstandes. Es ist leichter, Disziplin zu fordern und autoritär durchzusetzen, als Kinder zu selbsttätiger Arbeitsfreude und natürlichem sexuellem Verhalten zu erziehen. Es ist leichter, sich als von Gott gesandter Führer und allwissend zu erklären und zu dekretieren, was Millionen denken und tun sollen, als im Kampf der Meinungen sich dem Ringen zwischen Rationalem und Irrationalem auszusetzen. Es ist leichter, auf gesetzlicher Erfüllung von Achtung und Liebe zu bestehen, als Freundschaft durch menschliches Verhalten zu erringen. Es ist leichter, seine Unabhängigkeit für materielle Sicherheit zu verkaufen, als eine verantwortungsvolle, selbständige Existenz zu führen und Herr über sich selbst zu sein. Es ist bequemer, Untergeordneten ihr Verhalten zu diktieren, als dieses Verhalten unter Wahrung der fremden Eigenheit zu *lenken*. Deshalb ist auch die Diktatur immer leichter als die *echte* Demokratie. Deshalb beneidet der bequeme demokratische Führer den Diktator und versucht, ihn unzulänglich nachzuahmen. Es ist leicht, den Gemeinplatz, und schwer, die Wahrheit zu vertreten.

Wer das Vertrauen zum Lebendigen nicht hat oder verlor, ist daher dem unterirdischen Einfluß der Lebensangst ausgeliefert, die die Diktatur erzeugt. *Das Lebendige ist in sich »vernünftig«.* Es wird eine Fratze, wenn man es nicht leben läßt. Als Fratze kann das Leben nur Schrecken einjagen. Daher kann nur die Kenntnis des Lebendigen den Schrecken verjagen. Wie immer die blutigen Kämpfe unserer aus den Fugen geratenen Welt die kommenden Jahrhunderte gestalten mögen: Die Wissenschaft vom Leben ist mächtiger als alle Lebensfeindschaft und Tyrannei. Galilei und nicht Nero, Pasteur und nicht Napoleon, Freud und nicht Schicklgruber haben die Technik begründet, die Seuchen bekämpft, das Seelische ergründet, also unser Sein gesichert. Die anderen haben die Erfolge der Großen immer zum Töten des Lebens mißbraucht. Die Wurzeln der Naturwissenschaft reichen unendlich tiefer als der so oder so faschistische Lärm des Tages.

New York, im November 1940 W. R.

Die Funktion des Orgasmus

II. Biologische und Sexualwissenschaft von Freud

Meine eben skizzierte wissenschaftliche Stellung von heute bereitete sich im Wiener *Studentenseminar für Sexuologie* 1919 bis 1922 vor. Kein Schema, keine vorgefaßte Meinung lenkte die Entwicklung meiner Anschauungen. Das Argument soll ausgeschaltet werden, das behaupten wollte, daß hier ein Mensch mit einer seltsamen individuellen Geschichte aus Komplexen und herausgestellt aus der wohlehrbaren Gesellschaft seine Phantasien über das Leben den andern Menschen aufzuzwingen beabsichtigt. Sicher ist, daß ich durch ein erfahrungsreiches und kräftiges Vorleben befähigt war, Tatsachen, Forschungseigenheiten und Resultate wahrzunehmen und zu vertreten, die anderen verschlossen blieben.

Bis zu meinem Eintritt in die Wiener Psychoanalytische Vereinigung im Oktober 1920 erwarb ich mir ebenso vielseitige Kenntnisse in der Sexuologie und Psychologie wie in der Naturwissenschaft und Naturphilosophie. Das klingt unbescheiden. Doch Bescheidenheit an falscher Stelle ist keine Tugend. Es liegt keine Hexerei vor. Ausgehungert von vierjährigem Nichtstun im Ersten Weltkrieg und begabt mit der Fähigkeit, rasch, gründlich und systematisch zu studieren, stürzte ich mich auf alles Wissenswerte, das mir in den Weg kam. Ich saß nicht viel in Kaffeehäusern und Privatgesellschaften herum, verbrachte meine Zeit auch nicht mit Studentenbummel und Schlägereien.

Die Psychoanalyse lernte ich zufällig kennen. Im Januar 1919 kreiste während einer anatomischen Vorlesung ein Laufzettel von Bank zu Bank. Er forderte zur Gründung einer sexuologischen Arbeitsgemeinschaft auf. Ich ging hin. Es waren etwa acht junge Mediziner da. Ich hörte, daß ein sexuologisches Seminar für Mediziner nötig wäre, da die Wiener Universität diese wichtige Frage vernachlässigte. Ich besuchte den Kursus regelmäßig, doch ich nahm an der Diskussion nicht teil. Die Art, wie das Thema in den ersten Sitzungen behandelt wurde, klang mir sonderbar, naturfremd. Ich spürte eine Ablehnung in mir. Eine Notiz vom 1. März 1919 verzeichnet trotzdem: »Vielleicht spricht die Moralität dagegen: Ich bin aus eigener Erfahrung, durch Beobachtungen an mir und anderen zur Überzeugung gekommen, daß die Sexualität der Mittelpunkt ist, um den herum das gesamte soziale Leben wie die innere Geisteswelt des Einzelnen . . . sich abspielen . . .«

Woher die Ablehnung? Ich verstand sie erst rund 10 Jahre später. Ich hatte das Geschlechtliche anders erlebt, als ich es da-

mals vorgetragen bekam. Das Sexuelle hatte in diesen ersten Vorträgen etwas Bizarres, Fremdartiges an sich. Eine natürliche Sexualität schien es nicht zu geben. Das Unbewußte war erfüllt von perversen Trieben allein. Die psychoanalytische Lehre leugnete zum Beispiel die Existenz einer primären vaginalen Erotik des kleinen Mädchens und ließ die weibliche Sexualität aus komplizierten Zusammensetzungen anderer Triebe hervorgehen.
Es wurde vorgeschlagen, einen älteren Psychoanalytiker zu einer Vortragsserie über Sexualität einzuladen. Er sprach gut und interessant, doch die Art, wie er das Sexuelle behandelte, gefiel mir instinktiv nicht. Ich hörte viel Neues und war sehr interessiert. Aber irgendwie paßte der Vortragende nicht zum Thema. Ich hätte es nicht begründen können.
Ich schaffte mir einige sexuologische Werke an. Bloch, *Sexualleben unserer Zeit*, Forel, *Die sexuelle Frage*, Back, *Sexuelle Verirrungen*, Taruffi, *Hermaphroditismus und Zeugungsunfähigkeit*. Dann las ich Jung, *Libido*, und schließlich Freud. Ich las viel, rasch und gründlich, manches zwei- und dreimal. Freuds *Drei Abhandlungen* und die *Vorlesungen zur Einführung in die Psychoanalyse* entschieden meine Berufswahl. Die sexuologische Literatur zerfiel mir sofort in zwei Gruppen, die ernste und die »moralisch-lüsterne«. Bloch, Forel und Freud begeisterten mich. Freud war ein ganz großes geistiges Erlebnis.
Ich wurde nicht sofort ausschließlicher Anhänger Freuds. Seine Entdeckungen erarbeitete ich mir allmählich und gleichzeitig mit den Gedanken und Entdeckungen anderer großer Männer. Ehe ich mich ganz der Psychoanalyse verschrieb und mich völlig für sie einsetzte, erwarb ich mir allgemeines naturwissenschaftliches und naturphilosophisches Wissen. Dahin wurde ich durch das Grundthema Sexualität gedrängt. Ich studierte Molls *Handbuch der Sexualwissenschaft* gründlich mit genauen Exzerpten. Ich wollte wissen, was andere über den Trieb sagten. Das führte zu Semon. Seine Lehre von den »mnemischen Empfindungen« vermittelte mir Stoff zum Nachdenken über das Gedächtnis und das Instinktproblem. Semon behauptete, daß alle unwillkürlichen Akte der Lebewesen in »Engrammen«, das heißt historischen Einprägungen von Erlebnissen bestehen. Das ewig sich fortpflanzende Keimplasma nimmt immerzu Eindrücke auf, die auf entsprechende Reize hervorgerufen, »ekphoriert« werden. Diese biologische Lehre paßte gut zur Freudschen Auffassung von den unbewußten Erinnerungen, den »Gedächtnisspuren«. Die Frage *Was ist Leben?* stand hinter jedem neuen Wissenserwerb. Das Leben zeichnete sich durch eine merkwürdige Vernünftigkeit und Zweckmäßigkeit des instinktiven, unwillkürlichen Handelns aus.
Forels Forschungen über die vernünftige Organisation der

Ameisen lenkte meine Aufmerksamkeit auf das Problem des Vitalismus. 1919 bis 1921 lernte ich Drieschs *Philosophie des Organischen* und *Ordnungslehre* kennen. Die erste verstand ich, die zweite nicht. Es leuchtete ein, daß die maschinelle Auffassung des Lebens, die auch unser Medizinstudium beherrschte, nicht befriedigen konnte. Seine Behauptung, daß sich im Lebendigen aus einem Teile das Ganze bilden, daß man jedoch aus einer Schraube keine ganze Maschine machen könnte, schien mir unwiderlegbar. Dagegen machte seine Erklärung des lebendigen Funktionierens mit Hilfe des Begriffs der *»Entelechie«* keinen Eindruck. Ich fühlte, daß hier mit einem Wort ein Riesenproblem umgangen wurde. So lernte ich in ganz primitiver Weise Tatsachen von Theorien über Tatsachen streng unterscheiden. Es gab viel Grübelei über seine drei Beweise für die spezifische und vom Anorganischen völlig verschiedene Eigenart des Lebendigen. Sie standen auf sicheren Beinen. Die Jenseitigkeit des Lebensprinzips aber wollte nicht recht in mein Empfinden kommen. Siebzehn Jahre später konnte ich den Widerspruch auf der Basis einer energetisch-funktionellen Formel lösen. Die Lehre Drieschs schwebte mir immer vor, wenn ich an den Vitalismus dachte. Mein leises Empfinden von der irrationalen Natur seiner Annahme behielt recht. Er landete später bei den Geistersehern.
Besser ging es mir mit Bergson. Ich studierte seine Schriften *Materie und Gedächtnis, Zeit und Freiheit* und die *Schöpferische Entwicklung* außerordentlich genau. Ich fühlte instinktiv die Korrektheit seiner Anstrengungen, sowohl den mechanischen Materialismus wie den Finalismus abzulehnen. Bergsons Erläuterungen des Empfindens der *Dauer* im seelischen Erleben und der *Ganzheit des Ichs* bestätigten meine inneren Wahrnehmungen von der nichtmaschinellen Natur des Organismus. Das alles war sehr dunkel und ungenau, mehr Gefühl als Wissen. Meine heutige Theorie von der *psychophysischen Identität und Ganzheit* hat ihren Ursprung in Bergsonschen Gedanken und wurde zu einer neuen *funktionellen Leib-Seele-Theorie.* Ich galt eine Zeitlang als »verrückter Bergsonianer«, weil ich Bergson im Prinzip zustimmte, ohne jedoch sagen zu können, wo seine Lehre eine Lücke hatte. Sein »élan vital« erinnerte sehr an Drieschs »Entelechie«. Das Prinzip einer schöpferischen Kraft, die das Leben regiert, war nicht zu leugnen, doch es befriedigte nicht, solange es nicht zu fassen, zu beschreiben und zu lenken war. Praktische Handhabung war doch mit Recht als das hohe Ziel der Naturwissenschaft anzusehen. Die Vitalisten schienen mir immer dem Verständnis des Lebensprinzips näher zu sein als die Mechanisten, die das Leben zerschnitten, ehe sie es zu begreifen versuchten. Die Vorstellung, daß der Organismus wie eine Maschine arbeitet, war andererseits dem Verstan-

de leichter zugänglich. Man konnte sich dabei an Bekanntes aus der Physik anlehnen.
In der medizinischen Arbeit war ich Mechanist und gedanklich eher allzu systematisch. Von den vorklinischen Fächern interessierte mich am meisten die systematische und topographische Anatomie. Gehirn und Nervensystem beherrschte ich vollkommen. Die Kompliziertheit der Nervenbahnen und die sinnreiche Anordnung der Schaltstationen faszinierten mich. So sammelte ich viel mehr an Wissensstoff, als zum Rigorosum gefordert war. Aber gleichzeitig wurde ich von der Metaphysik gefesselt. Langes *Geschichte des Materialismus* gefiel mir, weil die Unabkömmlichkeit der idealistischen Philosophie über das Leben klar hervortrat. Manche Kollegen ärgerten sich über meine »Sprunghaftigkeit« und »Denkinkonsequenz«. Diese wirr scheinende Haltung verstand ich selbst erst, als mir die Auflösung des Widerspruchs zwischen Mechanismus und Vitalismus 17 Jahre später experimentell gelang. Es ist leicht, in bekannten Gebieten korrekt zu denken. Es ist schwer, im Beginn des Einfühlens von Unbekanntem *nicht* vor Verwirrung der Begriffe zurückzuschrecken. Zu meinem Glück erkannte ich frühzeitig meine Begabung, mich in verwirrende Gedankenexperimente zu stürzen und dadurch praktische Ergebnisse zu erzielen. Das Orgonoskop in meinem Laboratorium, in dem man biologische Energie blitzen sehen kann, verdanke ich dieser unbeliebten Eigenschaft.
Aus der Vielseitigkeit meiner Sympathien entwickelte sich später der Grundsatz, daß »jeder irgendwo recht« hätte, man müßte nur erkennen, wo. Ich studierte zwei oder drei Geschichtsbücher der Philosophie. So bekam ich einen Überblick über den uralten Streit, ob der Körper oder die Seele das Primäre sei. Diese Vorstadien meiner wissenschaftlichen Entwicklung sind wichtig, denn sie bereiteten mich auf die korrekte Fassung der Freudschen Lehre vor. In den Lehrbüchern der Biologie, die ich erst nach Absolvierung des seinem Werte nach sehr fragwürdigen biologischen Rigorosums studierte, fand ich eine reiche Welt, Stoff in Fülle sowohl für exakte Beweiswissenschaft wie für idealistische Schwärmerei. Später war ich zu reinlicher Scheidung zwischen Tatsache und Hypothese durch eigene Probleme gezwungen. Hertwigs *Allgemeine Biologie* und *Das Werden der Organismen* vermittelten gründliches Wissen, doch sie ließen einen allgemeinen Zusammenhang zwischen den verschiedenen Zweigen der Lebensforschung vermissen. Damals konnte ich es so nicht formulieren, aber ich war unbefriedigt. Störend empfand ich die Anwendung des »Zweckprinzips« in der Biologie. Die Zelle hatte eine Membran, *um* sich gegen äußere Reize besser zu schützen. Die männliche Samenzelle war so flink geschaffen, *um* das weibliche

Ei besser aufsuchen zu können. Die männlichen Tiere waren größer und stärker als die weiblichen, hatten oft reichere Farben, *um* den Weibchen besser zu gefallen, oder Hörner, *um* mit den Rivalen besser fertig zu werden. Und gar die Arbeiterinnen der Ameisen waren geschlechtslos, *um* die Arbeit besser verrichten zu können. Die Schwalben bauten ihre Nester, *um* die Jungen zu wärmen, und »die Natur« hatte dies oder jenes so und so »eingerichtet«, *um* diesen oder jenen Zweck zu erfüllen. Das Gemisch von vitalistischem Finalismus und kausalem Materialismus beherrschte also auch die Biologie. Ich besuchte Kammerers sehr interessante Vorlesungen, in denen er seine Lehre über die Vererbung erworbener Eigenschaften vortrug. Er lehnte sich stark an Steinach an, der zu jener Zeit mit seinen großen Arbeiten über die hormonalen Zwischengewebe des Genitalapparats hervortrat. Die Beeinflussung des Geschlechts und der sekundären Geschlechtsmerkmale durch das Implantationsexperiment und die Einschränkung der mechanischen Vererbungstheorie durch Kammerer machten auf mich großen Eindruck. Kammerer war überzeugter Verfechter der natürlichen Organisierung des Lebens aus anorganischer Materie und der Existenz einer spezifischen biologischen Energie. Ich konnte natürlich nichts wirklich beurteilen. Diese wissenschaftlichen Ansichten waren mir sympathisch. Sie brachten Leben in den Stoff, den ich an der Universität trocken vorgesetzt bekam. Steinach und Kammerer wurden schwer bekämpft. Als ich Steinach einmal aufsuchte, hatte ich den Eindruck, daß er müde und abgekämpft war. Später verstand ich besser, wie man wegen guter wissenschaftlicher Arbeit unnötig malträtiert wird. Kammerer hat später Selbstmord begangen.

Das »um zu« der Biologie fand ich in verschiedenen Heilslehren wieder. Ich las den *Buddha* von Grimm und war über die innere Logik der Lehre von der Leidlosigkeit, die auch die Freude als Quelle von Leiden ablehnte, erschüttert. Die Lehre von der Seelenwanderung fand ich lächerlich, doch weshalb hielten die Menschen millionenfach daran fest? Angst vor dem Tode allein konnte es nicht sein. Rudolf Steiner habe ich nie gelesen, doch ich kannte viele Theosophen und Anthroposophen. Sie waren alle mehr oder minder sonderbar, dagegen meist inniger als die trockenen Materialisten. Auch sie mußten irgendwo recht haben.

Im Sommersemester 1919 hielt ich im Sexuologischen Seminar ein Referat mit dem Titel *Libidobegriffe von Forel bis Jung*. Die Arbeit erschien zwei Jahre später in der »Zeitschrift für Sexualwissenschaft«. Ich hatte mich über die Unterschiede in der Auffassung der Sexualität bei Forel, Moll, Bloch, Freud und Jung orientiert. Es war auffallend, wie verschieden diese Forscher die Sexualität betrachteten. Außer Freud glaubten alle, daß die Sexualität in der Pubertät wie aus blauem Himmel über den Menschen hereinstürzt. »Die Sexualität erwacht«, hieß es. Wo sie vorher war, wagte niemand anzugeben. Sexualität und Fortpflanzungsfähigkeit galten als ein und dasselbe. Hinter dieser *einen* fehlerhaften Vorstellung verbarg sich ein Berg von psychologischen und soziologischen Irrtümern. Moll sprach von einem »Tumeszenz-« und einem »Detumeszenztrieb«. Man wußte nicht recht, worin sie sich begründeten und welche Funktion sie hatten. Sexuelle Spannung und Entspannung waren verschiedenen speziellen Trieben zugesprochen. Es gab in der damaligen Sexuologie und psychiatrischen Psychologie ebenso viele Triebe wie menschliche Handlungen, oder beinahe ebenso viele. Es gab einen Nahrungstrieb, einen Propagationstrieb für die Fortpflanzung, einen Exhibitionstrieb für die Exhibition, einen Machttrieb, einen Geltungstrieb, einen Nährinstinkt, einen Muttertrieb, einen Trieb zur Höherentwicklung des Menschen, einen Kultur- und einen Herdentrieb, selbstverständlich auch einen sozialen Instinkt, einen egoistischen und einen altruistischen Trieb, einen eigenen Trieb für die Algolagnie (Schmerzsucht) und einen für den Masochismus, einen Sadismus und einen transvestitischen Trieb — kurz, es war sehr einfach und doch furchtbar kompliziert. Man kannte sich nicht aus. Am schlimmsten war der »moralische Trieb«. Heute wissen die wenigsten, daß die Moral als phylogenetisch, ja übermenschlich bestimmte Triebart angesehen war. Man sagte es in vollem Ernst und mit großer Würde. Man war überhaupt furchtbar ethisch. Die sexuellen Perversionen waren reine Teufelsangelegenheiten, unsittliche »Degeneration«, ebenso die seelischen Erkrankungen. Wer eine Depression oder eine Neurasthenie hatte, war »erblich belastet«, mit einem Worte »schlecht«. Geisteskranke und Verbrecher galten als biologisch-erblich schwer verunstaltete Lebewesen, die unrettbar und unentschuldbar waren. Der »geniale« Mensch war so etwas wie ein mißglückter Verbrecher, bestenfalls eine Laune der Natur — und nicht etwa ein Mensch, der sich dem kulturellen Scheinleben der Mitwelt entzogen und den Kontakt mit der Natur bewahrt hatte.

Man lese heute Wullfens Buch über die Kriminalität oder die Psychiatrie von Pilcz, die von Kraepelin oder irgendeine aus jener Zeit. Man fragt sich, ob man es mit Moraltheologie oder Wissenschaft zu tun hat. Man wußte nichts über die seelischen und sexuellen Erkrankungen, war über ihre Existenz sittlich entrüstet und füllte die Wissenslücken mit schauerlich triefender Moral aus. Alles war vererbt und biologisch festgelegt, punktum. Daß eine derartig hoffnungslose und geistig feige Haltung 14 Jahre später das deutsche Reich erobern konnte, trotz aller wissenschaftlichen Mühe, die dazwischen lag, schreibe ich heute der sozial indifferenten Haltung der wissenschaftlichen Pioniere zu. Ich lehnte diese Metaphysik, Moralphilosophie und Ethisiererei intuitiv ab. Ich suchte nach Tatsachen für den Beweis dieser Lehren und fand keine. In den biologischen Arbeiten eines Mendel, der die Vererbungsgesetze studiert hatte, fand ich viel mehr Bestätigung für die Wechselfülle des Erbganges als für die proklamierte hölzerne Einförmigkeit. Daß die Erbtheorie zu 99 Prozent eine große Ausrede war, ahnte ich gar nicht. Dagegen gefielen mir die Mutationstheorie von de Vries, die Experimente von Steinach und Kammerer, die Periodenlehren von Fliess und Swoboda sehr. Die Darwinsche Selektionstheorie entsprach der vernünftigen Erwartung, daß zwar eine Grundgesetzmäßigkeit das Leben regiert, daß jedoch dabei dem Spiel der Umwelteinflüsse breitester Raum gelassen ist. Nichts lag hier ewig unveränderbar da, nichts wurde auf ungesehene Erbstoffe zurückgeführt, *alles konnte sich entwickeln.*

Es lag mir fern, den Sexualtrieb in irgendeine Beziehung zu diesen biologischen Theorien zu bringen. Ich war Spekulationen nicht zugänglich. Der Sexualtrieb fristete in der Wissenschaft ein Sonderdasein.

Man muß die geschilderte Atmosphäre in der Sexuologie und Psychiatrie vor Freud kennen, um die Begeisterung und Erleichterung zu begreifen, die mich erfaßte, als ich ihm begegnete. Freud hatte eine Straße zum klinischen Verständnis der Sexualität gebaut. Die reife Sexualität geht aus sexuellen Entwicklungsstufen in der Kindheit hervor. Es leuchtete sofort ein: *Sexualität und Fortpflanzung sind nicht dasselbe.* Die Worte »sexuell« und »genital« dürfen nicht in identischem Sinn gebraucht werden. Das sexuelle ist weit umfangreicher als das genitale Erleben, sonst wären Perversionen wie Lust am Kotessen, Freude am Schmutz oder Sadismus nicht sexuell zu nennen. Freud deckte Widersprüche im Denken auf und brachte Logik und Ordnung in die Sache.

Die Autoren vor Freud bezeichneten mit dem Begriff *»Libido«* einfach das *bewußte Verlangen nach sexuellen Handlungen.* Es war ein Wort der Bewußtseinspsychologie. Man wußte nicht, was »Libido« war oder sein sollte. Freud sagte: Den Trieb können wir eigentlich nicht fassen. Was wir erleben, sind nur Trieb*abkömmlinge: sexuelle Vorstellungen* und *Affekte.* Der Trieb selbst ruht tief im biologischen Grunde des Organismus und macht sich als affektiver Drang nach Befriedigung geltend. Wir spüren den Drang nach Entspannung, doch nicht den Trieb selbst. Dieser Gedanke war tief, blieb von den Freunden und Feinden der Psychoanalyse unverstanden und bildete das naturwissenschaftliche Denkfundament, auf dem man sicher bauen konnte. Ich interpretierte Freud so: Es ist vollkommen logisch, daß der Trieb selbst nicht bewußt sein kann, denn er ist dasjenige, was uns regiert und beherrscht. Wir sind sein Objekt. Denken wir an die Elektrizität. Wir wissen nicht, was und wie sie ist. Wir erkennen sie nur an ihren Äußerungen, am Licht und am elektrischen Schlag. Die elektrische Welle kann man wohl messen, doch auch sie ist nur eine Eigenschaft dessen, was wir Elektrizität nennen und eigentlich nicht kennen. So wie die Elektrizität meßbar wird durch ihre Energieäußerungen, so sind die Triebe nur durch Affektäußerungen erkennbar. Die »Libido« Freuds, so faßte ich zusammen, ist *nicht dasselbe* wie die »Libido« der vorfreudschen Forschung. Diese meint das bewußte Sexualverlangen, das man spürt. *Freuds »Libido« ist und kann nichts anderes sein als die Energie des Sexualtriebes.* Sie könnte vielleicht einmal zu messen sein. Ich gebrauchte das Gleichnis der Elektrizität und ihrer Energie völlig unbewußt, ohne zu ahnen, daß ich sechzehn Jahre später das Glück haben würde, die Identität von bioelektrischer und sexueller Energie nachzuweisen. Mich fesselte das konsequente naturwissenschaftlich-energetische Denken Freuds. Es war sachlich und sauber.

Das sexuologische Studentenseminar nahm meine Interpretation freudig auf. Sie hatten von Freud gehört, daß er Symbole und Träume deutete und andere merkwürdige Dinge machte. Es war mir gelungen, einen Zusammenhang mit bekannten Sexualtheorien herzustellen. Im Herbst 1919 wurde ich zum Leiter des Seminars gewählt. In dieser Funktion lernte ich, Ordnung in wissenschaftliche Arbeit zu bringen. Es wurden Gruppen von Kollegen zum Studium der verschiedenen Zweige der Sexuologie gebildet. Innere Sekretion und allgemeine Hormonlehre, Sexualbiologie, Physiologie und Sexualpsychologie, vor allem Psychoanalyse. Die Sexualsoziologie studierten wir zunächst aus den Büchern von Müller-Lyer. Ein Mediziner hielt Vorträge über Sozialhygiene in Anlehnung an Tandler, ein anderer unterrichtete uns über Embryologie. Von den dreißig Teilnehmern im Beginne waren nur etwa acht zurückgeblieben, doch sie arbeiteten ernst. Wir übersiedelten ins Kellerlokal der Klinik Hayek. Hayek fragte mich in sonderbarem Ton, ob wir auch »praktische Sexuologie« betreiben wollten. Ich beruhigte ihn. Die Einstellung der Universitätsprofessoren zur Sexualität kannten wir bereits gründlich. Es regte uns nicht mehr auf. Wir empfanden die Auslassung der Sexualwissenschaft im Studium als schwere Benachteiligung und versuchten zu ergänzen, so gut wir konnten. Ich lernte viel in einem Kursus über die Anatomie und Physiologie der Sexualorgane, den ich für die Mitarbeiter des Seminars hielt. Ich hatte ihn aus verschiedenen Lehrbüchern zusammengestellt. Die Sexualorgane wurden bloß als Diener der Fortpflanzung dargelegt.

Das fiel gar nicht weiter auf. Die Beziehung zum autonomen Nervensystem fehlte, die zu den Sexualhormonen war ungenau und unbefriedigend. In der Zwischendrüse des Hodens und des Eierstocks, lernten wir, werden »Stoffe« erzeugt, die die sekundären Geschlechtsmerkmale bestimmen und die sexuelle Reifung in der Pubertät bedingen. Sie wurden auch als Ursache der sexuellen Erregung hingestellt. Die Forscher merkten den Widerspruch nicht, daß Menschen nach Kastration *vor* der Pubertät eine herabgesetzte Sexualität haben, bei Kastration *nach* der Pubertät dagegen ihre Erregungsfähigkeit nicht verlieren und zum Geschlechtsakt fähig sind. Daß die Eunuchen einen besonderen Sadismus entwickeln, war kein Problem. Ich verstand diese Erscheinungen erst viele Jahre später, als sich mir die Mechanismen der Sexualenergie enthüllten. Nach der Pubertät ist die Sexualität voll entwickelt, und die Kastration kann dem nichts anhaben. *Die Sexualenergie wirkt im ganzen Körper und nicht nur in den genitalen Zwischendrüsen.* Der Sadismus, den Eunuchen entwickeln, ist nichts anderes als die Sexualenergie, der die normale Funktion am Genitale genommen ist und die daher die Muskulatur des Gesamtkörpers erfaßt. Für die damalige Physiologie erschöpfte sich der Sexualbegriff in der Erfassung einzelner *Haftstellen* des sexuellen Mechanismus, wie des Zwischengewebes der Hoden beziehungsweise Eierstöcke, und in der Beschreibung der sekundären Geschlechtsmerkmale. Aus diesem Grunde wirkte die Freudsche Erklärung der Sexualfunktion befreiend. In den *Drei Abhandlungen zur Sexualtheorie* nahm er zwar noch »chemische Stoffe« an, die die sexuelle Erregung bedingen sollten. Er beschäftigte sich mit den Phänomenen der *Sexualerregung,* sprach von einer »Organlibido« und schrieb jeder Zelle das merkwürdige Etwas zu, das unser Leben so sehr beeinflußt. Diese Ahnungen Freuds konnte ich später experimentell bestätigen.

Die Psychoanalyse gewann allmählich Übermacht über alle andern Richtungen. Ich begann meine erste Analyse mit einem jungen Mann. Eines seiner Hauptsymptome war, *rasch gehen zu müssen.* Er konnte nicht langsam gehen. Die Symbolik, die er in Träumen bot, erschien mir nicht sonderbar. Sie überraschte oft durch ihre Logik. Die Freudsche Symboldeutung erschien den meisten Menschen fremd. Die Arbeit am ersten Patienten ging sehr gut. Zu gut, wie immer bei Anfängern. Man pflegt da die unergründlichen Tiefen nicht zu spüren und die Vielgestaltigkeit der Probleme zu übersehen. Als mir die Auflösung des Sinnes der Zwangshandlung gelang, war ich sehr stolz. Der Patient hatte als kleiner Junge mal in einem Laden etwas gestohlen und war davongerannt in Angst, verfolgt zu werden. Das hatte er verdrängt. Im »Rasch-gehen-müssen« hatte es sich wieder durchgesetzt. Im Anschluß daran konnte ich seine kindliche Angst, bei geheimer Onanie ertappt zu werden, leicht nachweisen. Es gab sogar Besserung des Zustandes.

Ich hielt mich technisch genau an die Angaben der Freudschen Arbeiten. Man analysierte so: Der Patient lag flach auf dem Sofa, der Analytiker saß hinter ihm. Der Patient sollte sich möglichst nicht umsehen. Nach hinten blicken galt als Widerstand. Er wurde zum »freien Einfall« angehalten. Er durfte nicht unterdrücken, was ihm in den Kopf kam. Er sollte alles sagen, doch *nichts tun.* Es war Hauptaufgabe, ihn »vom Handeln zum Erinnern« zu bringen. Träume wurden der Reihe nach in Abschnitte zerlegt und gedeutet. Der Patient mußte zu jedem Traumstück seine Assoziationen bringen. Dem lag eine logische Auffassung zugrunde. Das neurotische Symptom ist der Ausdruck einer verdrängten Triebregung, die die Verdrängung *verstellt* durchbrochen hat. Im Symptom mußten sich daher der unbewußte Sexualwunsch und die moralische Abwehr dagegen auffinden lassen, sofern man technisch richtig vorging. Die Angst eines hysterischen Mädchens vor Überfall durch Männer, die mit Messern bewaffnet sind, ist der durch die Moral gehemmte und durch die Verdrängung unbewußt gewordene Wunsch nach dem Geschlechtsakt. Das Symptom entsteht durch die Unbewußtheit der verpönten Triebregung, etwa geheim zu onanieren oder den Geschlechtsakt auszuüben. Der Verfolger stellt die eigene Gewissensangst dar, die verhindert, daß der Triebwunsch sich direkt äußert. Er sucht sich daher verschleierte Äußerungsmöglichkeiten, zum Beispiel das Stehlen oder die Angst vor Überfall. Die Heilung, so hieß es in den Abhandlungen, erfolgt dadurch, daß der Trieb, der verdrängt ist, bewußt gemacht und der *Verurteilung* durch das reife Ich zugänglich gemacht wird. Da die Unbewußtheit einer Wunschregung die Bedingung des Symptoms ist, so *muß,* hieß es, die Bewußtwerdung heilen. Freud stellte diese Formulierung selbst einige Jahre später in Frage. Vorher war die Heilung gebunden an das *Bewußtwerden* der verdrängten Triebregungen und an deren *Verurteilung oder Sublimierung.*

Dies möchte ich sehr unterstreichen. Als ich meine Genitaltheorie der Therapie zu entwickeln begann, schrieb man sie Freud zu oder man lehnte sie völlig ab. Es ist wichtig, wenn man die spätere Entzweiung mit Freud begreifen will, schon in den Anfängen meiner Arbeit die Vorbedingungen aufzusuchen.

Ich habe in den ersten Jahren meiner psychoanalytischen Arbeit viele Symptome gebessert oder ganz beseitigt. Es geschah mit Hilfe der Bewußtmachung unbewußter Regungen. Von »Charakter« und »Charakterneurosen« war 1920 keine Rede. Im Gegenteil: *Das neurotische Einzelsymptom wurde ausdrücklich als Fremdkörper in einem sonst gesunden psychischen Organismus betrachtet.* Dies ist entscheidend.

Ein Stück der Persönlichkeit, hieß es, hat die Gesamtentwicklung zur Erwachsenheit nicht mitgemacht und ist auf einer frühen kindlichen Entwicklungsstufe der Sexualität zurückgeblieben. Das gab eine Fixierung. Dieses Stück gerät nun in Konflikt mit dem übrigen Ich, durch das es in Verdrängung gehalten wird. Meine spätere Charakterlehre behauptete dagegen, *daß es neurotische Symptome ohne eine Erkrankung des Gesamtcharakters nicht gibt.* Symptome sind nur Gipfel auf dem Bergrücken, der den neurotischen Charakter darstellt. Diese Auffassung entwickelte ich völlig in Einklang mit der psychoanalytischen Neurosenlehre. Sie stellte bestimmte Anforderungen an die Technik und führte schließlich zu Denkkonsequenzen, die in Widerspurch zur Psychoanalyse gerieten.

Als Leiter des sexuologischen Studentenseminars mußte ich Literatur beschaffen. Ich besuchte Kammerer, Steinach, Stekel, Bucura, einen Professor der Biologie, Alfred Adler und Freud. Den entschieden stärksten und dauerhaftesten Eindruck machte Freuds Persönlichkeit. Kammerer war klug und liebenswürdig, doch nicht weiter interessiert. Steinach klagte über seine Schwierigkeiten. Stekel versuchte zu gewinnen. Adler war enttäuschend. Er schimpfte auf Freud. Eigentlich hatte *er* es geleistet. Der Ödipuskomplex wäre ein Unsinn, der Kastrationskomplex eine wüste Phantasie und überdies in seiner Lehre vom männlichen Protest weit besser enthalten. Aus seiner finalen »Wissenschaft« wurde später eine kleinbürgerliche Reformgemeinde.

Freud war anders, vor allem einfach im Auftreten. Die anderen spielten im Gehaben irgendeine Rolle, den Professor, den großen Menschenkenner, den distinguierten Wissenschaftler. Freud sprach mit mir wie ein ganz gewöhnlicher Mensch und hatte brennend kluge Augen. Sie durchdrangen nicht die Augen des andern in seherischer Pose, sondern schauten bloß echt und wahrhaft in die Welt. Er erkundigte sich nach unserer Arbeit im Seminar und fand sie sehr vernünftig. Wir hätten recht, meinte er. Es wäre bedauerlich, daß man der Sexualität gar kein oder nur falsches Interesse entgegenbringt. Er wollte uns gerne mit Literatur helfen. Er kniete vor seinen Bücherschrank hin und suchte, eifrig in den Bewegungen, einige Bücher und Broschüren heraus. Es waren Sonderdrucke von *Triebschicksale, Das Unbewußte,* eine *Traumdeutung,* eine *Psychopathologie des Alltagslebens* etc. Freud sprach rasch, sachlich und lebhaft. Seine Handbewegungen waren natürlich. Ironie klang durch alles hindurch. Ich war ängstlich gekommen und ging froh und glücklich weg. Von da ab schrieben sich 14 Jahre intensivster Arbeit in der Psychoanalyse und für sie. Am Ende erlebte ich schwere Enttäuschung durch Freud, die —

ich bin froh – nicht zu Haß und Ablehnung führte. Im Gegenteil, heute weiß ich Freuds Leistung weit besser und höher einzuschätzen als im Zustand meiner Schülerhaftigkeit von damals. Ich bin glücklich, sein Schüler so lange ohne jede verfrühte Kritik und mit voller Hingabe an *seine* Sache gewesen zu sein.

Uneingeschränkte Hingabe an eine Sache ist die vornehmste Voraussetzung geistiger Unabhängigkeit. Ich habe in den Jahren schwerer Kämpfe um Freuds Lehre vielerlei Charaktere auf der Bühne auftreten und wieder verschwinden gesehen. Kometen vergleichbar stiegen die einen auf, vielversprechend und nichtssagend. Maulwürfe waren andere, die sich durch schwere Probleme des Unbewußten hindurcharbeiteten, ohne jemals den Weitblick zu genießen, den Freud bot. Dritte gab es, die mit Freud in Konkurrenz zu treten suchten, ohne begriffen zu haben, daß Freud sich von üblicher akademischer Wissenschaft durch Haften am Thema Sexualität unterschied. Vierte griffen rasch ein Stück der Lehre auf und setzten es in Beruf um. Doch es ging, sachlich gesehen, nicht um Konkurrenz oder Beruf, sondern um Fortsetzung der Riesenentdekkung; es ging nicht nur um Ausbau des Bekannten, sondern wesentlich um die *biologisch-experimentelle Untermauerung der Libidotheorie.* Es galt, Verantwortung für ein Stück wichtigen Wissens zu tragen, das einer Welt von Verflachungen und Formalismus gegenüberstand. Es war notwendig, allein stehen zu können, was die Beliebtheit nicht fördert. Heute ist es vielen in der Welt dieses neuen, psychobiologischen Zweiges der Medizin klar, daß die charakteranalytische Strukturlehre die legitime Fortsetzung der Theorie vom unbewußten Seelenleben ist. Die wichtigste Frucht der konsequenten Anwendung des Libidobegriffs war die *Öffnung eines neuen Zugangs zur Biogenese.*

Die Geschichte der Wissenschaft ist eine lange Kette von Fortsetzung, Ausarbeitung, Abbiegung und Zurechtbiegung, Neuschaffung, Kritik am anderen, neuerlicher Abbiegung und neuerlicher Zurechtbiegungen und Neuschöpfungen. Ein harter, langer Weg. Wir sind erst im Beginne dieser Geschichte. Sie zählt mit großen leeren Zwischenräumen nur etwa 2000 Jahre. Die lebende Welt ist Hunderttausende Jahre alt und wird noch weit mehr Jahrtausende vermutlich existieren. Es geht immer weiter vorwärts und im Grunde nie rückwärts. Das Tempo des Lebens beschleunigt sich, ebenso seine Kompliziertheit. Die ehrliche, wissenschaftliche Pionierarbeit ist immer sein Führer gewesen und wird es bleiben. Sonst gibt es nur *Lebensfeindliches.* Das verpflichtet.

III. Peer Gynt

Die Sache der Psychoanalyse war groß und stark. Sie schlug dem üblichen menschlichen Denken ins Gesicht. Du glaubst, daß du mit freiem Willen dein Handeln bestimmst? Falsch! Dein bewußtes Handeln ist nur ein Tropfen auf der Oberfläche eines Meeres unbewußter Vorgänge, von denen du nichts wissen kannst, die zu wissen du fürchtest. Du bist stolz auf die »Individualität deiner Persönlichkeit« und die »Weite deines Geistes«? Falsch! Du bist im Grunde nur ein Spielball deiner Triebe, die mit dir tun, was *sie* wollen. Das kränkt deine Eitelkeit schwer, gewiß! Doch ebenso kränktest du dich, als du erfahren mußtest, daß du von den Affen abstammst und daß die Erde, auf der du kriechst, nicht das Zentrum der Sternenwelt ist, wie du einmal gerne glaubtest. Du glaubst noch immer, daß die Erde unter den Milliarden Sternen als einziger Stern belebte Materie trägt. Du bist kurzerhand bestimmt von Vorgängen, die du nicht beherrschst, nicht kennst, fürchtest und falsch auslegst. Es gibt eine seelische Wirklichkeit, die weit über dein Bewußtsein reicht. Dein Unbewußtes ist wie das Kantsche »Ding an sich«: Es ist nie selbst zu fassen, es gibt sich nur in Äußerungen zu erkennen. Ibsens Peer Gynt fühlt es:

»Hin und zurück, 's ist der gleiche Weg –
Hinaus und hinein, 's ist der gleiche Steg!
Da ist er! Rings, wo ich mich weise!
Wähn' ich mich draußen, steh' ich mitten im Kreise.
Nenn' Dich! Laß sehn Dich! Was bist Du, Verkapptes?«

Es ist der »große Krumme«. Ich las den Peer Gynt wieder und wieder. Ich las die vielen Interpretationen darüber.
Die affektive Ablehnung der Freudschen Theorie des Unbewußten begründete sich nicht nur in der traditionellen Abwehr neuer großer Gedanken. Der Mensch muß existieren, materiell und psychisch, existieren in einer Gesellschaft, die einem vorgeschriebenen Wege folgt und sich zusammenhalten muß. Das fordert das tägliche Leben. Abweichen von Bekanntem, Gewohntem, Eingebahntem kann Wirrwarr und Untergang bedeuten. Die Angst der Menschen vor dem Ungewissen, Bodenlosen, dem Kosmischen ist berechtigt, zumindest verständlich. Wer davon abweicht, wird leicht ein Peer Gynt, ein Phantast, ein Geisteskranker. Peer Gynt schien mir ein großes Geheimnis enthüllen zu wollen, ohne es ganz zu können. Es ist die Geschichte eines Menschen, der, mit unzureichenden Mitteln ausgerüstet, aus der marschierenden Reihe dieser Menschenhor-

de hinausspringt. Er wird nicht verstanden. Man verlacht ihn, wenn er harmlos, man versucht, ihn zu vernichten, wenn er kräftig ist. Begreift er die Unendlichkeit nicht, in die seine Gedanken und Taten hineingestellt sind, dann geht er an sich selbst kaputt. Alles drehte sich und schwankte, als ich den Peer Gynt las und verstand, als ich Freud kennenlernte und begriff. Ich stand draußen wie Peer Gynt. Sein Schicksal fühlte ich als die wahrscheinlichste Lösung des Unterfangens, aus der Reihe der geschlossenen Marschkolonnen anerkannter Wissenschaft und üblichen Denkens zu springen. Wenn Freud recht hatte mit seiner Lehre des Unbewußten, woran ich nicht zweifelte, dann war die *innere, seelische* Unendlichkeit erfaßt. Man wurde ein Würmchen im Strom des eigenen Erlebens. Das alles fühlte ich nebelhaft, gar nicht »wissenschaftlich«. Die wissenschaftliche Theorie ist, betrachtet vom Standpunkt des lebendigen Lebens, ein künstlicher Haltepunkt im Chaos der Erscheinungen. Sie hat daher den Wert eines seelischen Schützes. Man droht nicht zu versinken in diesem Chaos, wenn man die Erscheinungen fein säuberlich eingeteilt, registriert, beschrieben hat und somit verstanden zu haben glaubt. Man kann derart das Chaos sogar ein Stück weit meistern. Das tröstete mich wenig. Ich hatte in den letzten zwanzig Jahren immer hart mit der Abgrenzung des zu bewältigenden Stoffes meiner wissenschaftlichen Arbeit in der Unendlichkeit des lebendigen Lebens zu kämpfen. Im Hintergrunde jeder Detailarbeit stand das Empfinden vom Würmchen im Weltall. Wenn man in einem Flugzeug 1000 Meter hoch längs einer Landstraße fliegt, kriechen die Autos ganz armselig dahin. Ich studierte in den folgenden Jahren Astronomie, Elektrik, die Plancksche Quantentheorie und die Einsteinsche Relativitätslehre. Heisenberg und Bohr wurden lebendige Begriffe. Die Ähnlichkeit der Gesetze, die die Welt der Elektronen wie die der Planetensysteme lenken, waren mehr als wissenschaftliche Lehren. So wissenschaftlich das alles ist, man entgeht keinen Augenblick Weltallsempfindungen. Die Phantasie, ganz allein im Weltenraume zu schweben, ist mehr als eine Mutterleibsphantasie. Die dahinkriechenden Autos und die Vorträge über die kreisenden Elektronen kommen einem dann sehr klein vor. Ich wußte, daß das Erlebnis des Geisteskranken grundsätzlich in dieser Richtung liegt. Die Psychoanalyse behauptete, daß beim Geisteskranken das Unbewußte das System des Bewußtseins überschwemmt. Dadurch geht die Sperre gegen das Chaotische im eigenen Unbewußten *und* die Realitätsprüfung gegenüber der äußeren Welt verloren. Die Phantasie der Schizophrenen, daß die Welt untergeht, leitet den seelischen Zusammenbruch ein.

Ich war tief berührt von der Ernsthaftigkeit, mit der Freud die Geisteskranken zu begreifen versuchte. Er stand berghoch über den spießig-überlegenen Meinungen, die die Psychiater alter Schulen über die Geisteskrankheit äußerten. Das wäre eben »verrückt«. Als ich als Rigorosant der Psychiatrie das Fragenschema für Geisteskranke lernte, schrieb ich ein kleines Szenenstück. Dort schilderte ich die Verzweiflung eines Geisteskranken, der mit dem starken Erleben in sich nicht fertig wird, nach Hilfe ringt und Klarheit sucht. Man denke an die katatonen Stereotypien, bei denen etwa ein Finger ständig wie in Grübelei an die Stirn gedrückt wird. Man denke an den tiefen, selbstentfremdeten, suchenden und in die Ferne schweifenden Blick und Gesichtsausdruck dieser Kranken. Doch der Psychiater fragte: »Wie alt sind Sie?«, »Wie heißen Sie?«, »Wieviel ist drei mal sechs?«, »Was ist der Unterschied zwischen einem Kind und einem Zwerg?« Er stellte Desorientiertheit, Spaltung des Bewußtseins und Größenwahn fest, punktum! Der Wiener »Steinhof« umfaßte etwa 20 000 derartige Menschen. Jeder einzelne von ihnen hatte seine Welt versinken erlebt und, um sich zu halten, eine neue Wahnwelt aufgebaut, in der er *existieren* konnte. Daher verstand ich Freuds Anschauung, daß der Wahn eigentlich ein Versuch der Rekonstruktion des verlorengegangenen Ichs ist, sehr gut. Doch Freud befriedigte nicht ganz. Seine Lehre von der Schizophrenie blieb mir zu früh in der Rückführung dieser Erkrankung auf autoerotische Regression stecken. Er meinte, daß eine Fixierung der seelischen Entwicklung des Kleinkindes in der primärnarzißtischen Periode des Säuglings eine Disposition zur Geisteskrankheit bilde. Ich hielt das für richtig, doch unvollständig. Es war nicht greifbar. Mir schien die Gemeinsamkeit zwischen dem in sich gekehrten Säugling und dem erwachsenen Schizophrenen in der *Art des Erlebens der Umwelt* zu liegen. Für den Neugeborenen kann die Umwelt mit den unendlich vielen Reizen nichts als ein Chaos sein, in dem das Empfinden vom eigenen Körper mitklingt. *Ich und Welt bilden dem Erleben nach eine Einheit.* Zunächst, so dachte ich, unterscheidet der seelische Apparat die lustvollen von den unlustvollen Reizen. Alles Lustvolle gehört einem erweiterten Ich an, alles Unlustvolle dem Nicht-Ich. Mit der Zeit verändert sich dieser Zustand. Teile des Ichempfindens, die in der Außenwelt lokalisiert sind, werden ins Ich verlegt. Und ebenso werden Teile der Umwelt, die lustvoll sind, wie etwa die mütterliche Brustwarze, als der Außenwelt zugehörig erkannt. So schält sich allmählich das eigentliche Ich aus dem Chaos der Innen- und Außenempfindungen los und beginnt die Grenze zwischen Ich und Außenwelt zu spüren. Erlebt nun das Kind in der Zeit dieses Loslösungsprozesses einen schweren Schock, so bleiben die Grenzen zur Welt verwischt, unklar oder unsicher im Empfinden (*Der triebhafte Charakter*, IV. Kap., 1925). Eindrücke der

Außenwelt können dann als innere Erlebnisse erlebt oder umgekehrt innere Körperempfindungen als der Außenwelt zugehörig gefühlt werden. Im ersten Fall kommt es zu melancholischen Selbstvorwürfen, die einmal als äußere Mahnungen real erlebt wurden. Im zweiten Fall glaubt der Kranke etwa von einem geheimen Feind elektrisiert zu werden, während er nur seine vegetativen Störungen wahrnimmt. Von der Echtheit der Körperempfindungen der Geisteskranken wußte ich damals nichts. Ich versuchte mir bloß eine Beziehung zwischen Icherleben und Welterleben herzustellen. Dort liegen die Ansätze zu meiner späteren Überzeugung, daß die *schizophrenen Verluste an Wirklichkeitssinn mit der Mißdeutung der eigenen durchbrechenden Organempfindungen beginnen.* Wir sind alle nur eine besonders organisierte elektrische Maschine, die mit der Energie des Weltalls in Wechselwirkung steht. Darauf komme ich noch zurück. Jedenfalls mußte ich einen Gleichklang von Welt und Ich annehmen. Anders schien mir ein Durchkommen nicht möglich. Heute weiß ich, daß die Geisteskranken diesen Gleichklang *ohne die Grenze zwischen Ich und Welt* erleben und daß die Spießer keine Ahnung vom Gleichklang haben und nur ihr liebes Ich scharf umgrenzt als Zentrum der Welt erleben. Der tiefe Geisteskranke ist menschlich wertvoller als der Spießer mit nationalen Idealen! Jener hat zumindest geahnt, was Weltenraum ist. Dieser gruppiert alle seine Größenvorstellungen um seine Stuhlverstopfung und inferiore Potenz.
Dies alles ließ mich den Peer Gynt genau studieren. Durch den Peer Gynt sprach ein großer Dichter über seine Empfindungen von Welt und Leben. Ibsen hatte einfach die Misere undurchschnittlicher Menschen geschildert. Zuerst ist man voll von Phantasien und Kraftgefühl. Man ist ungewöhnlich im Alltag, ein Träumer und Nichtstuer. Die anderen gehen brav zur Schule oder zur Arbeit und verlachen den Träumer. Sie sind selbst Peer Gynts im Negativen. Peer Gynt fühlt den Puls des Lebens, das höchst undiszipliniert davonstürmt. Der Alltag ist eng und fordert strikten Gang. Hier ist die Phantasie des Peer Gynt, dort die »Realpolitik«. Der Realpolitiker kapselt sich aus Angst vor dem Unendlichen auf einem Fleckchen Erde ab und sichert sein Leben. Es ist ein *bescheidenes* Problem, das er als Wissenschaftler sein Leben lang bearbeitet. Es ist ein *bescheidenes* Handwerk, das er als Schuster übt. Man denkt nicht über das Leben nach, man geht ins Kontor, aufs Feld, in die Fabrik, ins Büro, zum Kranken, in die Schule. Man tut seine Pflicht und schweigt. Den Peer Gynt in sich hat man längst erledigt. Es ist zu mühselig und zu gefährlich. Die Peer Gynts sind eine Gefahr für die Seelenruhe. Es wäre zu verlockend. Man trocknet zwar ein, doch man hat einen unproduktiven »kritischen Verstand«, Ideologien oder faschistisches Selbstbewußtsein.

Man ist ein Knecht und Alltagswurm, aber die eigene Nation ist »reine Rasse« oder nordisch, der »Geist« beherrscht den Körper, und die Generäle verteidigen die »Ehre«.
Peer Gynt birst vor Kraftgefühl und Körperfreude. Die andern haben eine Ahnung von der Gemütsverfassung des Elefantenbabys aus Kiplings Geschichten. Es lief der Mutter davon, kam an die Küste und reizte das Krokodil. Es war zu neugierig und lebenslustig. Das Krokodil packte es an der Nase. Damals war sie noch ganz kurz, die Elefanten hatten noch keine langen Rüssel. Das Elefantenbaby wehrt sich, so gut es kann. Es stemmt beide Vorderbeine an. Das Krokodil zerrt und zerrt. Das Elefantenbaby stemmt und stemmt. Die Nase wird immer länger und länger. Nachdem die Nase ganz lang wurde, läßt das Krokodil los. Das Elefantenbaby aber ruft verzweifelt: »Su swer für ein Elefantenbaby!« Dann schämt es sich der langen Nase. Das ist die Strafe für Aberwitz und Unfolgsamkeit. So kamen die Elefanten zu ihrem Rüssel. Man ist lieber hochnäsig! Man wird schon recht behalten! Peer Gynt wird den Kragen brechen mit seinem Aberwitz. Man wird es schon immer vorausgesagt haben! Schuster, bleib bei deinen Leisten! Die Welt ist bösartig, sonst gäbe es keine Peer Gynts. Man sorgt dafür, daß er den Kragen bricht. Er stürmt los, doch er wird wie ein angeketteter Hund zurückgerissen, der einer vorbeigehenden Hündin nachstürmt. Er verläßt die Mutter und das Mädchen, das er heiraten soll. Er hat ein schlechtes Gewissen, gerät in verlockende und gefährliche Gebiete des Teufels. Er wird ein Tier, bekommt einen Schwanz. Er reißt sich nochmals los und entgeht der Gefahr. Er hält zu seinen Idealen. Aber die Welt kennt nur business. Alles andere ist komischer Spleen. Er will die Welt erobern, doch sie will sich nicht erobern lassen. Man muß sie bewältigen. Sie ist zu kompliziert, zu brutal. Die Ideale hat sie für die Dummen parat. Um sie zu bewältigen, braucht man Wissen, viel gründliches, kräftiges Wissen. Peer Gynt aber ist ein Träumer, der nichts Gescheites gelernt hat. Er will die Welt verändern und trägt sie in sich. Er träumt von großer Liebe zu *seinem* Weibe, seinem Mädchen, das ihm Mutter, Geliebte, Kameradin ist und seine Kinder gebiert. Doch Solveig ist als Frau unberührbar; die Mutter schilt ihn, wenn auch liebevoll. Er gleicht ihr zu sehr seinem verrückten Vater. Und die andere, Anitra, ist nichts als eine gemeine Dirne! Wo ist die Frau, die man lieben kann, die den Träumen entspricht? Man muß Brand sein, um das zu erreichen, was Peer Gynt will. Doch Brand ist wieder nicht phantasievoll genug. Brand hat die Kraft, Peer fühlt das Leben. Zu dumm, daß alles so verteilt ist! Er landet unter den Kapitalisten. Er verliert sein Vermögen auf korrekte Weise; die andern sind realpolitische Kapitalisten und keine Träumer. Sie verstehen das Geschäft besser, sind nicht

Stümper im Business wie Peer. Gebrochen und ausgepumpt kehrt er als Greis in die Waldhütte zurück, zu Solveig, die ihm die Mutter ersetzt. Er ist von seinem Wahn genesen, er hat gelernt, was das Leben gibt, wenn man es zu fühlen wagt. So geht es den meisten, die nicht stillehalten. Und die andern wollen sich gar nicht erst blamieren. Sie sind von vornherein klug und überlegen gewesen.

Das war Ibsen, und das ist sein Peer Gynt. Ein Drama, das erst dann inaktuell werden wird, wenn die Peer Gynts schließlich *doch* recht behalten werden. Bis dahin werden die Guten und Gerechten Grund zum Lachen haben.

Ich verfaßte eine lange gelehrte Untersuchung über den »Libidokonflikt und Wahn des Peer Gynt«. Im Sommer 1920 trat ich der Wiener Psychoanalytischen Vereinigung als Gast bei. Es war kurz vor dem Haager Kongreß. Freud leitete die Sitzungen. Es gab Vorträge meist klinischer Art. Man sprach sachlich und anständig über die Fragen. Freud pflegte sehr gut und kurz die Ergebnisse zusammenzufassen und mit einigen Sätzen am Schlusse seine Meinung zu sagen. Es war ein großer Genuß, ihn zu hören. Er sprach gewählt, ohne Affekt, doch mit Witz, oft mit beißender Ironie. Er genoß endlich den Erfolg von vielen entbehrungsreichen Jahren. Damals saßen noch keine offiziellen Psychiater in der Vereinigung. Der einzige aktive Psychiater, Tausk, ein begabter Mensch, hatte kurz vorher Selbstmord begangen. Seine Arbeit *Über den Beeinflussungsapparat bei der Schizophrenie* war bedeutend. Er wies nach, daß die Beeinflussungsapparate Projektionen des eigenen Körpers, im besonderen der Geschlechtsorgane sind. Richtig verstand ich diese Sache erst, als ich in den vegetativen Strömungen bioelektrische Erregungen entdeckte. Tausk hatte recht: Der Geisteskranke schizoider Art empfindet sich selbst als Verfolger. Ich kann hinzufügen: Er wird mit den vegetativen Strömungen, die durchbrechen, nicht fertig. Er muß sie als fremd, der Außenwelt zugehörig und als böse Absicht fühlen. In der Schizophrenie ist nur ein Zustand grotesk verschärft, der den heutigen Menschen allgemein kennzeichnet. Er ist seiner eigentlichen Natur, dem biologischen Kern seines Wesens, entfremdet und empfindet sie als feindselig und fremd. Er muß jeden hassen, der sie ihm wieder nahebringt.

Die psychoanalytische Vereinigung wirkte wie eine Gemeinde von Menschen, die geschlossen gegen eine Welt von Feinden kämpfen mußte. Es war schön. Man mußte Achtung vor solcher Wissenschaft haben. Ich war der einzige junge Mediziner unter lauter »Erwachsenen«, meist um 10 bis 20 Jahre Älteren.

Am 13. Oktober 1920 hielt ich meinen Vortrag als Kandidat für die Mitgliedschaft in der Vereinigung. Freud liebte es nicht, wenn man Vorträge aus dem Manuskripte las. Er sagte, der Zuhörer käme sich dabei vor wie ein Mensch, der mit hängender Zunge einem rasch fahrenden Wagen nachläuft, in dem der Vortragende gemächlich dahinfährt. Er hatte recht. Ich bereitete mich daher gründlich auf freie Rede vor. Das Manuskript hielt ich wohlweislich parat. Richtig, ich hatte keine drei Sätze gesprochen, verlor sich der Faden in einem Nebel von Gedanken. Ich fand glücklicherweise sofort die Fortsetzung im Manuskript. Die Sache ging gut. Allerdings, Freuds Wunsch war nicht erfüllt. Solche Details sind wichtig. Es würden viel mehr Menschen Kluges und viel weniger Menschen Unsinn vorbringen, wenn die autoritäre Angst vor dem Reden nicht bremste. Freie Rede mit guter innerer Übersicht über den beherrschten Stoff ist jedem möglich. Doch man möchte besonders imponieren, sich ja nicht blamieren, man fühlt die Augen vieler auf sich gerichtet — und blickt daher lieber ins Manuskript. Ich habe später Hunderte Reden frei gehalten und war als Redner gerühmt. Das verdanke ich dem frühen Entschluß, kein Manuskript mehr zu einem Vortrag mitzunehmen und lieber zu »schwimmen«.

Mein Referat wurde sehr gut aufgenommen. In der folgenden Sitzung wurde ich als Mitglied in die Vereinigung der Psychoanalytiker aufgenommen.

Freud verstand es sehr gut, Distanz zu halten und sich Respekt zu verschaffen. Er war nicht hochmütig, im Gegenteil sehr freundlich. Man spürte dahinter Kälte. Nur selten taute er auf. Er war groß, wenn er einen verfrühten Besserwisser beißend scharf zur Rede stellte oder gegen die Psychiater auftrat, die sich scheußlich gegen ihn benahmen. Berührte er einen brennenden Punkt der Theorie, war er unnachgiebig. Technische Vorträge gab es kaum. Diesen Mangel spürte ich hart in meiner Arbeit am Patienten. Es gab weder Lehrinstitute noch geordneten Lehrgang. Jeder war auf sich selbst angewiesen. Ich ging oft zu den älteren Kollegen, um mir Rat zu holen. Es war spärlich, was sie sagten. »Analysieren Sie nur geduldig weiter«, hieß es, »es wird schon werden!« Wie und was werden sollte, wußte man nicht recht. Das schwierigste war, mit gehemmten oder gar schweigenden Patienten weiterzukommen. Diejenigen, die später hinzukamen, haben dieses »Schwimmen« im Technischen nie so trostlos erlebt. Wenn ein Patient keine Assoziationen brachte, keine Träume »haben wollte« oder nichts dazu zu sagen wußte, saß man stundenlang ohnmächtig da. Die Technik der *Widerstandsanalyse* war zwar theoretisch begründet, doch nicht praktisch geübt. Ich wußte, daß die Hemmungen Widerstände gegen die Aufdeckung unbewußter Inhalte bedeuteten, auch daß ich sie beseitigen mußte, doch wie? Sagte man, »Sie haben einen Widerstand!« so sah einen der Patient verständnislos an. Es war ja auch keine sehr intelligente Auskunft. Sagte man ihm, er »wehre sich gegen sein Unbewußtes«, war's nicht besser. Versuchte man ihn zu überzeugen, daß das Schweigen oder Sträuben keinen Sinn hätte, daß es Angst oder Mißtrauen wäre, so war es etwas besser und intelligenter, aber nicht fruchtbarer. Und die Auskunft der Analytiker lautete immer wieder: »Analysieren Sie nur ruhig weiter.« An dieses Ruhig-weiter-Analysieren schließt meine ganze charakteranalytische Fragestelltung an. Das ahnte ich nicht 1920. Ich ging zu Freud. Freud verstand es großartig, den Knoten einer komplizierten Situation theoretisch zu lösen. Technisch war es unbefriedigend. Analysieren, sagte er, bedeute vor allem, Geduld zu haben. Das Unbewußte wäre zeitlos. Man sollte seinen therapeutischen Ehrgeiz meistern. Andere Male wieder ermunterte er mich zu kräftigem Eingreifen. Ich begriff schließlich, daß die Heilungsarbeit nur dann echt ist, wenn man die Geduld aufbrachte, den Heilungsprozeß *zu verstehen.* Man wußte noch allzu wenig über das Wesen der seelischen Erkrankung. Diese Details mögen unwichtig erscheinen, wenn die Funktion des Lebendigen dargestellt werden soll. Sie sind sehr wichtig: *Die Frage nach dem Wie und Woher der Verkrustungen und Erstarrungen des menschlichen Gefühlslebens war der Leitfaden ins Gebiet des vegetativen Lebens.*

In einer der späteren Sitzungen schränkte Freud die ursprüngliche Heilungsformel ein. Sie lautete ursprünglich, das Symptom *müßte* verschwinden, wenn der unbewußte Sinn bewußt gemacht wäre. Nun sagte Freud: »Wir müssen korrigieren. Das Symptom *kann,* es muß nicht schwinden, wenn der unbewußte Sinn aufgedeckt ist.« Das machte großen Eindruck. Welche Bedingung führt vom »kann« zum »muß«? Wenn das Bewußtwerden des Unbewußten nicht unbedingt dazu führt, *was muß hinzutreten um das Verschwinden des Symptoms zu sichern?* Niemand wußte die Antwort. Freuds Einschränkung seiner Symptomheilungsformel fiel nicht einmal sehr auf. Man deutete weiter Träume, Fehlhandlungen, Assoziationsketten der Kranken. Über den Mechanismus der Heilung gab man sich wenig Rechenschaft. Die Frage: »Weshalb heilen wir *nicht*?« tauchte nicht auf. Das ist aus der Situation der Psychotheraphie in jenen Jahren verständlich. Die üblichen neurologischen Heilmethoden wie Brom oder »Sie sind nur nervös, Ihnen fehlt nichts« ödeten die Kranken so an, daß sie es bereits als eine Wohltat empfanden, wenn sie sich mal auf dem Sofa ruhig ihren Gedanken überlassen konnten. Sie waren sogar zur Regel angehalten, »alles zu sagen, was ihnen durch den Kopf ginge«. Daß niemand diese Regel wirklich befolgte oder befolgen konnte, sprach Ferenczi erst viele Jahre später offen aus. Heute ist es uns so selbstverständlich, daß wir es gar nicht erst erwarten.

1920 glaubte man, durchschnittliche Neurosen in etwa drei bis höchstens sechs Monaten »heilen« zu können. Freud schickte mir Kranke mit dem Vermerk, »Zur Psychoanalyse, Impotenz, drei Monate«. Ich quälte mich ab. Draußen tobten die Suggesteure und Psychiater gegen die »Verderbtheit« der Psychoanalyse. Man lebte von der Arbeit. Man war von ihrer Korrektheit tief überzeugt. Jeder Fall zeigte, wie unglaublich recht Freud hatte. Und die älteren Kollegen sagten immerzu: »Analysieren Sie nur geduldig weiter!« Meine ersten Arbeiten waren klinisch-theoretisch, nicht technisch. Es stand fest, daß man erst noch weit mehr begreifen mußte, ehe sich die Erfolge bessern konnten. Das versetzte in gute Kämpfer- und Forscherstimmung. Man gehörte zu einer Elite von wissenschaftlichen Kämpfern und grenzte sich gegen die Kurpfuscherei in der Neurosentherapie ab. Diese historischen Details mögen Vegetotherapeuten von heute geduldiger stimmen, wenn die »orgastische Potenz« auf sich warten läßt.

IV. Lücken in der Sexualtheorie und Psychologie

1. »*Lust*« *und* »*Trieb*«

Aufgrund meiner biologischen Studien und in Anlehnung an Freuds Definition des Triebes wagte ich mich an eine Schwierigkeit des Lust-Unlust-Problems heran. Nach Freud gab es die merkwürdige Erscheinung, daß die *sexuelle* Spannung (entgegen dem unlustvollen Wesen der Spannung sonst) *lustvollen* Charakter hat. Spannung, sagte die übliche Auffassung, könnte nur *unlustvoll* sein. Nur die Entspannung vermittle Lust. Bei der Sexualität war es anders. Ich deutete die Sache so: In der Vorlust wird Spannung erzeugt, die unlustvoll empfunden werden müßte, *wenn* die Befriedigung ausbliebe. Doch die phantasierte Lust der Befriedigung erzeugt nicht nur Spannung, sondern befriedigt auch ein *kleines* Quantum sexueller Erregung. Diese kleine Befriedigung und die Aussicht auf die große Endlust übertönen die Unlust der Spannung vor der völligen Abfuhr. Diese Auskunft war der erste Ansatz zu meiner späteren funktionellen Erklärung der sexuellen Triebtätigkeit. So kam ich dazu, im Trieb nichts anderes als die *»motorische Seite der Lust«* zu sehen. In der modernen psychologischen Forschung hatte man mit der Vorstellung gebrochen, daß unsere Wahrnehmungen nur passive Erlebnisse wären, ohne eine Aktivität des Ichs. Man dachte nun richtiger, wenn man sagte, daß jede Wahrnehmung getragen sei von einer *aktiven* »Einstellung« auf den betreffenden Reiz (»Wahrnehmungs*intention*« oder »*-akt*«) Dies war ein wichtiger Schritt vorwärts. Denn nun konnte man sich erklären, daß die gleichen Reize, die eine Lustempfindung auszulösen pflegen, in anderen Fällen, bei anderer innerer Einstellung, nicht wahrgenommen werden. Für die Sexualwissenschaft bedeutet das: Sanftes Streicheln an einer sexuellen Zone löst bei dem einen eine Lustempfindung aus, doch beim anderen bleibt diese aus; er empfindet nur ein Tasten oder Reiben. Hier bereitete sich die Unterscheidung der orgastisch vollwertigen Lusterlebnisse von den reinen Tastempfindungen vor, also im Grunde der Unterschied von *orgastischer Potenz* und *orgastischer Impotenz*. Die Kenner meiner elektrobiologischen Arbeiten wissen, daß sich in der »aktiven Einstellung des Ichs in der Wahrnehmung« die peripherwärts strömende elektrische Ladung des Organismus auswirkt.

Ich unterschied an der Lust einen *motorisch-aktiven* und einen *sensorisch-passiven* Anteil, die beide in eines verschmelzen. Gleichzeitig ist die Motorik der Lust passiv erlebt und die

Empfindung aktiv gewollt. Man dachte damals wissenschaftlich recht kompliziert, doch gut. Später lernte ich einfacher formulieren: Ein Trieb ist nicht mehr etwas *hier*, das nach einer Lust *dort* sucht, sondern er ist *die motorische Lust selbst*. Hier klaffte eine Lücke. Wie ist die Sehnsucht nach *Wiederholung* einmal erlebter Lust zu erklären? Ich half mir mit den Semonschen Engrammen: *Der Sexualtrieb ist nichts anderes als die motorische Erinnerung an bereits erlebte Lust.* Der *Triebbegriff wurde dadurch auf den Lustbegriff reduziert.* Es blieb die Frage nach dem *Wesen* der Lust. Nach damaliger Art falscher Bescheidenheit sprach ich ein »semper ignorabimus« aus. Trotzdem schlug ich mich fortan mit dem Problem der Beziehung der Quantität *Trieb* zur Qualität *»Lust«* herum. Der Trieb war nach Freud durch die *Quantität* der Erregung, die Libido*menge*, bestimmt. Doch ich hatte gerade die Lust als das Wesen des Triebes herausgefunden; sie ist eine psychische *Qualität*. Quantitatives und Qualitatives waren aber nach den damals mir bekannten Denkmethoden unvereinbare, absolut getrennte Gebiete. Ich wußte mir nicht zu helfen. Doch der Ansatz zu meiner späteren funktionellen Vereinheitlichung von *Erregungsquantität* und *Lustqualität* war, mir völlig unbewußt, gefunden. Ich war mit meiner klinisch-theoretischen Auflösung des Triebes hart an die Grenze des mechanistisch trennenden Denkens geraten. Gegensätze sind Gegensätze und nichts als das: unvereinbar. Ebenso ging es mir später mit Begriffen wie »Wissenschaft« und »Politik«, oder der angeblichen Unvereinbarkeit von Tatsachenfeststellung und Werturteil.
Heute ist mir dieser Rückblick Beweis, daß korrektes klinisches Beobachten nie irreführen kann. Dann hat eben die Philosophie unrecht! Korrekte Beobachtung muß stets zu funktionellen, energetischen Formulierungen führen, wenn man nicht vorher abbiegt. Die Angst so vieler guter Forscher vor funktionellem Denken ist selbst ein Rätsel.
Ich faßte die genannten kleinen Denkergebnisse in einer knapp gehaltenen Abhandlung *Zur Triebenergetik* zusammen und trug sie am 8. Juni 1921 in der Wiener Psychoanalytischen Vereinigung vor. Sie erschien 1923 in der »Zeitschrift für Sexualforschung«. Ich erinnere, daß man sie nicht verstand. Von da an blieb ich mit theoretischen Abhandlungen fern und brachte nur Klinik.

Folgende Schemata veranschaulichen die Identität von Trieb und Lust:

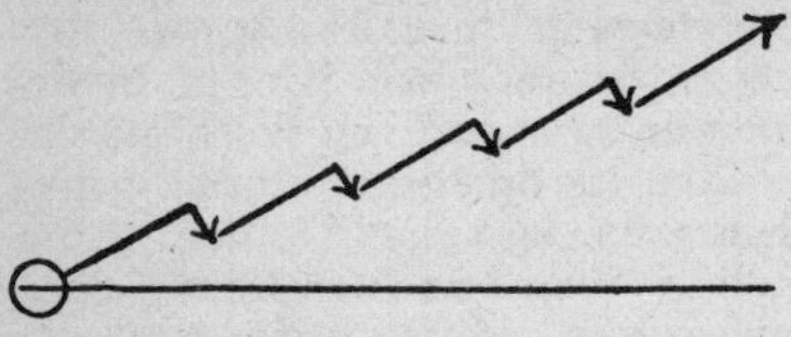

Abb. 1 Vorlustmechanismus

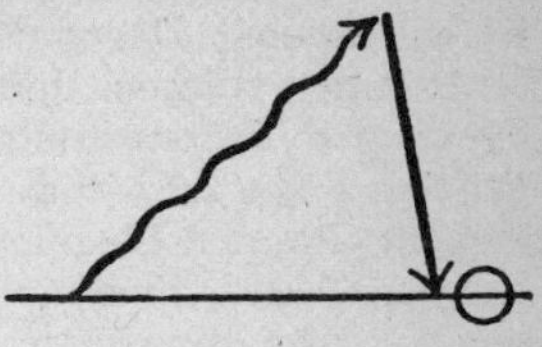

Abb. 2 Endlustmechanismus

Die erste Figur zeigt, daß in der Vorlust die Befriedigung stets kleiner als die Spannung ist und sie steigert. *Nur in der Endlust (Fig. 2) gleicht die Abfuhr dem Spannungsaufbau.*
Diese Vorstellung führte mich bis heute bei allen sexualökonomischen Überlegungen und Darstellungen. In der ersten Figur ist gleichzeitig die Sexual*stauung* gezeichnet, die beim Ausbleiben der Befriedigung entsteht und alle Arten von seelischer und vegetativer Gleichgewichtsstörung verursacht. In der zweiten Figur sehen wir das Schema der orgastischen Potenz, die den Energie*ausgleich* sichert.
Die theoretischen Überlegungen, die ich soeben schilderte, waren durch bestimmte klinische Erfahrungen gelenkt. Ich erwähnte bereits den Bauernsohn mit totaler Erektionsunfähigkeit, den ich damals behandelte. Er hatte nie in seinem Leben eine Gliedsteifung erlebt. Die körperliche Untersuchung ergab keinen Befund. Damals unterschied man streng zwischen seelischer und körperlicher Erkrankung. Wo sich körperliche Erscheinungen fanden, schaltete sich die seelische Behandlung von selbst aus. Das war von unserem heutigen Wissen aus gesehen natürlich prinzipiell falsch, doch richtig vom Standpunkt der Annahme *seelischer* Ursachen für *seelische* Erkrankungen. Über die Beziehung zwischen seelischem und körperlichem Funktionieren herrschten unrichtige Vorstellungen.
Diesen Patienten hatte ich im Januar 1921 übernommen und bis Oktober 1923 sechs Stunden wöchentlich resultatlos behandelt. Der Mangel irgendeiner genitalen Phantasie bei diesem Kranken lenkte meine Aufmerksamkeit auf die verschiedenen onanistischen Manipulationen bei anderen. Es fiel auf, daß die Art der Onanie von bestimmten krankhaften Phantasien abhing. *Kein einziger Patient hatte beim Onanieakt die Vorstellung, Lust durch den natürlichen Geschlechtsakt zu erleben.* Ging man auf die Aktphantasie genauer ein, so stellte es sich heraus, daß die Kranken sich darunter nichts vorstellten. Der

Ausdruck »geschlechtlich verkehren« wurde mechanisch angewendet. Meist entsprach er dem Wunsche, sich »als Mann zu *beweisen«*. Er verdeckte kindhafte Wünsche, in den Armen einer meist älteren Frau zu ruhen oder »in eine Frau hineinzustoßen«. Kurz, er konnte alles decken, nur nicht die genitale Geschlechtslust. Das war mir fremd und neu. Ich hätte die Existenz einer solchen Störung nicht vermuten können. In der psychoanalytischen Literatur war zwar viel von Potenzstörungen die Rede, doch nicht davon. Ich untersuchte fortan genau die Inhalte der Onaniephantasien und die Art des onanistischen Aktes. Eine unendliche Fülle von Merkwürdigkeiten bot sich dar. Hinter den allgemeinen nichtssagenden Ausdrükken wie »Ich onanierte gestern« oder »Ich schlief mit dem oder jenem« verbargen sich die merkwürdigsten Praktiken.

Ich konnte bald zwei große Gruppen unterscheiden. Die eine kennzeichnete sich dadurch, daß das Glied als solches in der Phantasie funktionierte, daß auch der Samenerguß erfolgte, doch es diente nicht genitaler Lust. Es war eine Mordwaffe oder konnte die Potenz »beweisen«. Die Kranken erzielten den Samenerguß durch Anpressen des Genitales an die Unterlage. Der Körper war »wie tot« dabei. Der Penis wurde mit einem Tuch geklemmt, zwischen die Beine gepreßt, am eigenen Oberschenkel gerieben. Nur eine Vergewaltigungsphantasie war imstande, den Samenerguß zu erzwingen. In sehr vielen Fällen wurde der Samenerguß gar nicht oder erst nach einer oder mehreren Unterbrechungen zugelassen. Doch immerhin, das Genitale wurde erigiert und betätigt. Bei der zweiten Gruppe dagegen gab es weder Handlungen noch Phantasien, die man genital nennen konnte. Die Kranken dieser Gruppe quetschten am Glied, das *unerigiert* war, herum. Sie reizten sich mit dem Finger im After. Sie versuchten, das Glied in den eigenen Mund zu bekommen. Sie kitzelten es von hinten zwischen den Schenkeln. Es gab Vorstellungen, geschlagen, gebunden oder gequält zu werden, oder Kot zu essen. Oder Vorstellungen, am Glied zu saugen, das dann die Brustwarze ersetzte. Kurz, obgleich diese Phantasien sich des Genitalorgans bedienten, waren sie dennoch Phantasien mit nichtgenitalem Ziel.

Diese Beobachtungen zeigten, daß die *Art* der Handlung, ob in der Phantasie oder bei der tatsächlichen Manipulation, einen einfachen Weg wies, sich den unbewußten Konflikten zu nähern. Sie deckten auch die Rolle der Genitalität in der Neurosentherapie auf.

Zur gleichen Zeit beschäftigte ich mich mit der Frage der Erinnerungsgrenzen von Patienten während der Analyse. Das Bewußtmachen verdrängter kindlicher Erfahrungen wurde als die Hauptaufgabe der Therapie betrachtet. Jedoch, Freud selbst hielt schließlich die Möglichkeit für recht begrenzt, kindliche

Ideen und das Gefühl, sie irgendwann selbst erlebt zu haben, bewußt zu machen. Man müsse sich mit der Tatsache zufrieden geben, sagte er, daß frühere Erinnerungen in Form von Phantasien erscheinen, aus denen die ursprüngliche Situation rekonstruiert werden kann. Die Rekonstruktion frühkindlicher Situationen wurde zu Recht als hochbedeutsam betrachtet. Wenn man diese mühselige Arbeit nicht jahrelang gemacht hat, kann man sich keinen Begriff von der Vielfalt der unbewußten Einstellungen des Kindes machen. Auf lange Sicht ist das viel wichtiger, als rasche Erfolge oberflächlich zu erzielen. Man konnte damit später einmal auch in der Therapie weiterkommen. Keine meiner heutigen Anschauungen über die biologischen Funktionen im Psychischen wären möglich oder begründet genug, hätte ich nicht jahrelang Forschungsarbeit am unbewußten Phantasieleben geleistet. Das Ziel meiner Arbeit heute wie vor 20 Jahren ist dasselbe geblieben: *Wiedererweckung der allerfrühesten kindlichen Erlebnisse.* Nur die *Methode*, dies zu erreichen, hat sich beträchtlich geändert, so daß man sie nicht mehr Psychoanalyse nennen kann. Die Beobachtungen an den genitalen Manipulationen prägten mein klinisches Schauen. Ich konnte dadurch neue Beziehungen im Seelenleben sehen. Doch ich arbeitete restlos im Strome der allgemeinen psychoanalytischen Erfahrungsarbeit, so auch über die Erinnerungstätigkeit.
Ich sah nach etwa dreijähriger klinischer Arbeit, daß die Erinnerungstätigkeit der Kranken sehr schlecht und unbefriedigend war. Es war, als ob eine wesentliche Sperre besonderer Art den Zugang blockierte. Ich berichtete darüber im September 1922 in der Vereinigung. Die Kollegen waren mehr an meinen theoretischen Ausführungen über das déjà vu, von dem ich ausging, als an den technisch-therapeutischen Fragen interessiert. Ich hatte praktisch wenig dazu zu sagen, und Probleme allein aufzustellen ist billig.

Gründung des Wiener »Seminars für Psychoanalytische Therapie«

Im September 1922 tagte der internationale psychoanalytische Kongreß in Berlin. Die deutschen Analytiker unter Karl Abraham gaben sich alle Mühe. Die Amerikaner waren da. Die Wunden des Krieges begannen zu vernarben. Die Internationale Psychoanalytische Vereinigung war die einzige Organisation, die während des Krieges die internationalen Verbindungen, so gut es ging, gehalten hatte. Freud sprach über »Das Ich und das Es«. Es war nach *Jenseits des Lustprinzips*, das kurz vorher (1921) erschienen war, ein klinischer Genuß. Die Grundidee war folgende: Bisher haben wir uns nur um die verdrängten Triebe gekümmert. Sie waren uns leichter zugänglich als das Ich. Sehr merkwürdig, denn das Ich, sollte man meinen, läge dem Bewußten näher. Es ist sonderbarerweise weit schwerer zugänglich als die verdrängte Sexualität. Das läßt sich nur so erklären, daß das *Ich* selbst in wesentlichsten Stücken unbewußt, das heißt *verdrängt* ist. Nicht nur der verpönte sexuelle Wunsch, auch die Kräfte der Gegenbesetzung des Ichs sind unbewußt. Von daher folgerte Freud die Annahme eines »unbewußten Schuldgefühls«. Er setzte es noch nicht mit unbewußtem *Strafbedürfnis* gleich. Das war Alexander und besonders Reik später vorbehalten. Freud beschäftigte sich auch mit der merkwürdigen Erscheinung der sogenannten »negativen therapeutischen Reaktion«. Es war sonderbar, daß so viele Kranke auf die Sinndeutungen, statt, wie man erwartete, mit Besserungen zu reagieren, mit Verschlechterungen antworteten. Es müßte, meinte Freud, eine Kraft im unbewußten Ich vorhanden sein, die das Gesundwerden nicht zuläßt. Etwa acht Jahre später enthüllte sie sich mir als *physiologische Lustangst* und *organische Lustunfähigkeit.* Am selben Kongreß stellte Freud eine Preisaufgabe. Es sollte das gegenseitige Verhältnis von Theorie und Therapie genau untersucht werden. Inwiefern *fördert die Theorie die Therapie* und ermöglicht umgekehrt *bessere Technik bessere theoretische Formulierungen*? Man sieht, Freud war damals mit der therapeutischen Misere sehr beschäftigt. Es drängte ihn zu einer Lösung. In seinem Vortrag klangen bereits an: die spätere Todestrieblehre als zentraler klinischer Tatbestand, die so entscheidend wichtige Lehre von den verdrängten Ichabwehrfunktionen und die Einheit von Theorie und Praxis.

Diese theoretisch-technische Problemstellung durch Freud bestimmte meine klinische Arbeit in den folgenden fünf Jahren. Sie war einfach, klar und entsprach dem klinischen Bedürfnis. Zur Lösung der gestellten, mit einem Geldpreis zu krönenden Aufgabe hielten drei bekannte Psychoanalytiker bereits auf dem folgenden Kongreß 1924 in Salzburg die entsprechenden Vorträge. Sie trugen keiner einzigen praktischen Alltagsfrage Rechnung und verloren sich in metapsychologischen Spekulationen. Die Frage war *nicht* gelöst, und die Bewerber erhielten auch keinen Preis. Ich hatte, obgleich ich außerordentlich interessiert war, keine Preisarbeit eingereicht. Doch mehrere Unternehmungen waren in Gang gesetzt, um diese entscheidende Frage einmal gründlich zu lösen. *Die charakteranalytische Vegetotherapie* von 1940 ist *die* Antwort auf die Fragestellung der Psychoanalyse von 1922. Systematische Arbeit ein Jahrzent lang war nötig, um an die Lösung heranzukommen. Sie brachte weit mehr ein, als ich mir damals träumen ließ. Daß sie mich schließlich die Mitgliedschaft kostete, ärgerte sehr, doch der wissenschaftliche Lohn war groß.

Auf der Rückreise von Berlin nach Wien regte ich jüngere Kollegen, die noch nicht Mitglieder waren, sich jedoch schon in der Technik zu üben begannen, an, ein »Technisches Seminar« zu gründen. Wir wollten Fälle systematisch studieren, um technisch auf die Höhe zu kommen. Ich schlug ferner ein »Kinderseminar« vor, das heißt die regelmäßige Zusammenkunft der »Jungen« ohne die »Alten«. Hier sollte jeder seine theoretischen Sorgen und Zweifel vorbringen und vor allem frei sprechen lernen. Beides kam in Gang. In einer der Wiener Sitzungen nach dem Kongreß schlug ich die Gründung des Technischen Seminars offiziell vor. Freud stimmte erfreut zu. Vorerst kamen nur die aktiven Mitglieder zusammen. Hitschmann übernahm offiziell die Leitung. Er war Direktor des am 22. Mai 1922 gegründeten Wiener psychoanalytischen Ambulatoriums. Ich hatte nicht den Ehrgeiz, das Seminar zu führen. Dazu fühlte ich mich nicht erfahren genug. Ein Jahr später übernahm es Nunberg und erst im Herbst 1924 ich. Es stand unter meiner Lenkung bis zu meiner Übersiedlung nach Berlin im November 1930. Es wurde die Geburtsstätte der systematischen analytischen Therapie. Die Berliner gründeten später ein Technisches Seminar nach dem Wiener Muster. Aus den Wiener Seminaren ging die junge Wiener Analytikergeneration hervor, die die Anfänge der Charakteranalyse mitmachte und Stücke davon in die Praxis übernahm, ohne an ihrer späteren Entwicklung teilzunehmen. Sie stand ihr fremd und oft feindselig gegenüber. Ich muß die vielen klinischen Quellen darstellen, aus denen das später berühmt gewordene Technische Seminar seine Kraft bezog. In ihm formten sich diejenigen psychologischen Überzeugungen, die schließlich den Durchbruch ins Lebendige ermöglichten.

3. Psychiatrische und psychoanalytische Schwierigkeiten in der Erfassung der seelischen Erkrankung

Im Sommer 1922 promovierte ich an der Wiener Universität zum Doktor der Medizin. Ich analysierte bereits mehr als drei Jahre, war Mitglied der Vereinigung und in mehrere klinische Untersuchungen verwickelt.

Mein Interesse wandte sich vor allem der Schizophrenie zu. Die Psychiatrie beschrieb und klassifizierte nur. Behandlung gab es nicht. Die Kranken gesundeten entweder spontan, oder sie wurden der Anstalt für chronisch Kranke, dem Steinhof, übergeben. In Wien wurden nicht einmal die modern werdenden Methoden der Bleulerschen Klinik Burghölzli angewendet. Die Disziplin war sehr streng. Die Wärter hatten alle Hände voll zu tun, besonders auf der »schweren Abteilung«, in der ich ein Jahr lang ärztlichen Dienst versah. Wagner-Jauregg arbeitete

damals seine berühmt gewordene Malariatherapie gegen Paralyse aus, für die er später den Nobelpreis bekam. Er war zu den Patienten gut, als neurologischer Diagnostiker fabelhaft, doch von der Psychologie verstand er nichts, und er machte auch kein Hehl daraus. Man mußte für seine rauhe bäuerliche Freimütigkeit viel Sympathie haben. Ich kannte die psychotherapeutische Ambulanz der Klinik nur von wenigen Besuchen. Die neurotischen Patienten wurden mit Brom und Suggestion behandelt. Der Leiter rühmte sich, mehr als neunzig Prozent der Kranken zu »heilen«. Da ich genau wußte, daß er *keinen* wirklich heilte und nur suggestive Erfolge hatte, interessierte mich, was sich die Suggesteure unter »Heilung« vorstellen.
So kam die Frage nach der *Theorie der Psychotherapie* in das psychoanalytische Technische Seminar. Sie paßte ja auch gut zu meinen eigenen technischen Schwierigkeiten. Als »geheilt« pflegte man damals einen Kranken zu bezeichnen, wenn er sagte, daß es ihm besser ginge, oder wenn das Einzelsymptom, um dessentwillen er gekommen war, verschwand. Der psychoanalytische Begriff der Heilung war nicht definiert. Von der psychiatrischen Klinik sind nur diejenigen Eindrücke zu nennen, die dauernde Wirkungen in der Richtung der Sexualökonomie hatten. Damals waren sie nicht einzuordnen. Doch später paßten sie sehr gut in die Grundauffassung meiner Leib-Seele-Theorie. Ich arbeitete psychiatrisch zur Zeit, als Bleulers moderne Schizophrenielehre, basiert auf Freud, sich auszuwirken begann, Economo die große Arbeit über die Postenzephalitis lethargica publizierte und Paul Schilder seine glänzenden Beiträge zur Entfremdung, zu den Stellreflexen, den paralytischen Seelenstörungen etc. lieferte.
Schilder sammelte damals sein Material für die Abhandlung über das »Körperschema«. Er wies nach, daß der Körper psychisch in bestimmten einheitlichen Formempfindungen gegeben ist und daß dieses »psychische Schema« ungefähr den wirklichen Organfunktionen entspricht. Er versuchte auch, eine Beziehung herzustellen zwischen den vielen Ichidealen, die der Mensch bildet, und den organischen Störungen bei Aphasien und paralytischen Störungen. Pötzl hatte an Hirntumoren in ähnlicher Richtung gearbeitet. Schilder behauptete, daß das Freudsche Unbewußte doch in irgendeiner nebligen Form, sozusagen »im Hintergrunde des Bewußtseins«, wahrnehmbar wäre. Die Psychoanalytiker sprachen sich dagegen aus. Gegen die völlige Unbewußtheit von psychischen Vorstellungen sprachen auch philosophisch orientierte Ärzte wie Fröschels. In allen solchen Versuchen lag die Absicht, die Theorie des Unbewußten zu beseitigen. Man mußte sie angesichts der schwierigen Situation, die durch die Sexualablehnung der wissenschaftlichen Arbeiter gegeben war, abwehren. Diese Meinungsstrei-

tigkeiten sind wichtig. Der sexualökonomisch experimentellen Arbeit gelang es nämlich vor kurzem nachzuweisen, daß *das Freudsche »Unbewußte« in Gestalt der vegetativen Organempfindungen und Impulse real gegeben und faßbar ist.*
Meine heutige Auffassung von der gegensätzlichen funktionellen Identität der psychischen und körperlichen Erregungen bereitete sich wie folgt vor. Ein älteres Mädchen wurde mit einer kompletten Lähmung der Arme und muskulärer Atrophie eingeliefert. Die neurologische Untersuchung ergab keinen Ursachenbefund. Psychische Untersuchung war damals nicht üblich. Ich erfuhr von der Kranken, daß im Beginne der Armlähmung ein Schock stand. Ihr Bräutigam wollte sie umarmen, und sie hatte in heftigem Schreck die Arme »wie gelähmt« vorgestreckt. Sie konnte sie nachher nicht mehr bewegen. Allmählich begann Muskelschwund einzusetzen. Diese Episode habe ich, wenn ich mich recht erinnere, in die Krankengeschichte nicht eingetragen. Das war damals an einer offiziellen Klinik mit peinlichem Aufsehen verbunden. Die Leiter der Abteilungen lächelten entweder höhnisch, oder sie wurden böse. Wagner-Jauregg machte sich bei jeder Gelegenheit über die Sexualsymbolik lustig. Aus dem geschilderten Fall prägte sich mir die Tatsache ein, daß *ein psychisches Erlebnis einen körperlichen Erregungszustand herbeiführen kann, der das Organ dauernd verändert.* Später nannte ich diese Erscheinung *physiologische Verankerung* eines seelischen Erlebnisses. Sie unterscheidet sich von der hysterischen Konversion durch ihre psychologische Unbeeinflußbarkeit. In meiner späteren klinischen Arbeit war dieser Gesichtspunkt organischer Erkrankungen oft anzuwenden. Beim Magengeschwür, beim Asthma der Bronchien, beim Pylorospasmus, beim Rheumatismus und bei verschiedenen Hauterkrankungen. Auch die sexualökonomische Krebsforschung entwickelte sich aus der Idee der physiologischen Verankerung libidinöser Konflikte.
Großen Eindruck machte mir einmal ein Katatoner, der aus einem Stupor in Raserei umschwang. Es war eine großartige Entladung destruktiver Wut. Nach Abklingen des Raptus wurde er klar und zugänglich. Er versicherte mir, daß er die Tobsucht lustvoll erlebt hatte. Er wäre glücklich gewesen. Von der stumpfen Phase wußte er nichts. Es ist bekannt, daß stupuröse Katatone, die plötzlich erkranken und zu Wutausbrüchen fähig sind, sehr leicht wieder normal werden. Im Gegensatz dazu veröden die sich langsam entwickelnden Formen der Schizophrenie wie die Hebephrenie allmählich, aber sicher. Ich wußte keine Erklärung für diese Erscheinungen, doch später verstand ich es. Als ich nämlich lernte, affektgesperrten und gleichzeitig muskulär-hypertonen Neurotikern zu Wutausbrüchen zu verhelfen, erzielte ich regelmäßig starke

Besserung des Allgemeinzustandes. *Die muskuläre Panzerung greift in der stupurösen Katatonie restlos um sich. Die energetische Entladung wird immer mehr eingeengt. Im Raptus bricht aus dem vegetativen Zentrum, das noch beweglich ist, ein starker Impuls durch die Panzerung durch und löst so gebundene Muskelenergie.* Das muß seinem Wesen nach lustvoll sein. Es war eindrucksvoll und mit der psychoanalytischen Theorie über die Katatonie nicht zu erklären. Die *körperliche* Reaktion dabei war zu stark, als daß die Erklärung befriedigen konnte, der Katatone »regrediere komplett in den Mutterleib und in die Autoerotik«. Der psychische *Gehalt* der katatonen Phantasie konnte *nicht die Ursache* des organischen Prozesses sein. Er konnte durch einen merkwürdigen Allgemeinprozeß nur aktiviert sein und dann seinerseits den Zustand *festhalten.*

Die psychoanalytische Theorie befand sich nämlich in einem schweren Widerspruch. Freud postulierte für seine Psychologie des Unbewußten eine physiologische Basis, die erst zu finden war. Seine Trieblehre war der Beginn dazu. Man suchte auch Anschluß an die gewohnte medizinische Pathologie. Allmählich begann eine Tendenz sichtbar zu werden, die ich erst rund zehn Jahre später als »Psychologisierung des Körperlichen« kritisierte. Sie gipfelte in den unnaturwissenschaftlichen psychologistischen *Deutungen* körperlicher Prozesse mit Hilfe der Theorie des Unbewußten. Wenn eine Frau die Menstruation nicht bekam, ohne schwanger zu sein, drückte sie damit ihre Ablehnung gegen den Mann oder das Kind aus. So ziemlich alle körperlichen Erkrankungen entstammten nach dieser Auffassung unbewußten Wünschen oder Befürchtungen. Man schaffte sich einen Krebs an, »um zu ...«. Man ging an einer Tuberkulose zugrunde, weil man es unbewußt wünschte. Merkwürdigerweise gab es in der psychoanalytischen Klinik eine Fülle von Beobachtungen, die dem recht zu geben schienen. Sie waren nicht zu leugnen. Dennoch sträubte sich die korrekte Überlegung dagegen. Wie sollte ein unbewußter Wunsch ein Karzinom machen? Man wußte nichts vom Krebs und noch weniger von der realen Natur dieses merkwürdigen, zweifellos vorhandenen Unbewußten! Groddecks *Buch vom Es* ist voll von solchen Beispielen. Es war Metaphysik, doch auch die Mystik hat »irgendwo recht«. Und sie war nur mystisch, solange man nicht korrekt zu sagen wußte, wo sie recht hatte oder wo sie Richtiges falsch ausdrückte. Auf keinen Fall konnte ein »Wunsch« im damaligen Sinne tiefe organische Veränderungen setzen. Man mußte das »Wünschen« tiefer fassen, als es die analytische Psychologie vermochte. Alles deutete auf tiefes biologisches Geschehen, von dem der »unbewußte Wunsch« nur Ausdruck sein konnte.

Der Streit zwischen der psychoanalytischen Erklärung der seelischen Erkrankungen und der neurologischen, physiologischen war ebenso heftig. »Psychogen« und »somatogen« waren absolute Gegensätze. In ihnen mußte sich der junge psychiatrisch arbeitende Psychoanalytiker irgendwie zurechtfinden. Man tröstete sich mit der Auskunft, daß die seelischen Erkrankungen eben »mehrfach begründet« wären, über die Schwierigkeiten hinweg.
In den gleichen Problembereich fielen auch die postenzephalitische Lähmung und die Epilepsie. Im Winter 1918 wurde Wien von einer bösen Grippeepidemie heimgesucht, die zahlreiche Opfer forderte. Niemand wußte, weshalb sie so bösartig war. Noch schlimmer waren die Erkrankungen vieler, die am Leben blieben. Nach einigen Jahren trat eine allgemeine Lähmung der Lebenstätigkeit ein. Die Bewegungen verlangsamten sich, ein maskenhafter, starrer Ausdruck beherrschte das Gesicht, die Sprache verödete, jeder Willensimpuls schien wie durch eine Bremse festgehalten. Die innere psychische Tätigkeit war intakt. Die Krankheit wurde *Postenzephalitis lethargica* benannt. Sie war unheilbar. Unsere Abteilungen waren voll davon. Die Kranken boten einen tief deprimierenden Eindruck. Ich hatte einige zu betreuen. In meiner Ratlosigkeit verfiel ich auf die Idee, mit ihnen muskuläre Übungen zur Überwindung des extrapyramidalen Rigors zu machen. Zwar nahm man an, daß die Seitenstränge der Rückenmarksbahnen geschädigt waren, ebenso die vegetativen Zentren im Gehirn. Economo kam sogar zu Vermutungen über eine Beteiligung des »Schlafzentrums«. Wagner-Jauregg hielt meine Absicht für vernünftig. Ich besorgte einige Geräte und ließ die Kranken je nach der besonderen Situation üben. Dabei fiel mir der besondere Gesichtsausdruck bei den Kranken auf. Der eine verschärfte die Züge eines »Verbrechergesichts«. Dem entsprachen die Bewegungen an den Geräten. Ein Mittelschulprofessor hatte ein strenges »Lehrergesicht«. In den Ausführungen der Übungen war er irgendwie »professoral«. Es fiel auf, daß Puberile mit Postenzephalitis zu Hypermotorik neigten. Die Krankheit produzierte in der Pubertät mehr exaltierte, in höherem Alter mehr lethargische Formen. Ich habe darüber nichts publiziert, doch die Eindrücke hafteten. Damals wurden die Störungen der vegetativen Nervenfunktionen ganz nach dem Schema derjenigen des willkürlichen sensomotorischen Nervensystems beurteilt. Bestimmte Nervengebiete und -zentren wären von der Krankheit erfaßt. Impulse wären gestört oder neu geschaffen. Mechanische Nervenläsionen galten als die Ursachen der Störung. An die Möglichkeit einer *allgemeinen* Störung des vegetativen Funktionierens dachte niemand. Die Frage ist, wie ich glaube, auch heute nicht gelöst. Ich weiß nichts dazu zu sagen. Die

postenzephalitische Erkrankung ist wahrscheinlich eine *Störung der Gesamtkörperimpulsfunktion,* wobei die Nervenbahnen nur die Vermittlerrolle spielen. Nicht zu zweifeln ist an einer Beziehung zwischen der spezifischen Charakterstruktur und der besonderen Art der vegetativen Hemmung. Die Herkunft aus einer Infektion liegt außer Zweifel. »*Gesamtkörperimpuls*« und »*allgemeine vegetative Funktionshemmung*« waren also die beiden wesentlichen für die späteren Arbeiten entscheidenden Eindrücke, die haftenblieben. Über das Wesen vegetativer Impulse war nichts bekannt.

Unerschütterliche Überzeugung von der Korrektheit der Freudschen Aussagen über die sexuelle Verursachung der Neurosen und Psychosen vermittelte mir die Offenkundigkeit der Sexualstörung bei der Schizophrenie und verwandten Störungen des Ichs. Was man beim Zwangskranken mühselig in monatelanger Arbeit herausschälen und deuten muß, sprach der Geisteskranke unverblümt aus. Um so sonderbarer war das Verhalten der Psychiater, die davon einfach keine Kenntnis nahmen und einander in der Verhöhnung Freuds überboten. Es gibt keinen Fall von Schizophrenie, der nicht nach Herstellung geringfügigen Kontakts seine Sexualkonflikte unmißverständlich darböte. Der Inhalt kann sehr verschieden sein, doch das grob Sexuelle steht immer im Vordergrund. Die offizielle Psychiatrie klassifiziert nur und wird durch die Konfliktinhalte dabei gestört. Ihr ist wichtig, ob der Kranke nur örtlich oder ob er auch zeitlich desorientiert ist. Was ihn dazu brachte, so oder so desorientiert zu sein, ist ihr gleichgültig. *Die Geisteskranken werden von den sonst sehr sorgfältig verborgen gehaltenen, unbewußten oder nur halb zugestandenen sexuellen Vorstellungen überrannt.* Der Geschlechtsakt, perverse Handlungen, Verkehr mit der Mutter oder dem Vater, Kot an die Genitalien schmieren, die Frauen oder die Gattin des Freundes verführen oder von ihnen verführt zu werden, grobsinnliche Saugephantasien und dergleichen überschwemmen das bewußte Denken. Kein Wunder, daß der Mensch darauf mit innerer *Desorientiertheit* reagiert. Die fremdartige innere Situation ruft Angst hervor.

Wer die verpönte Sexualität unter Festhaltung der Abwehr zugelassen hat, muß die äußere Welt als sonderbar zu empfinden beginnen. Sie stellt ja auch ein solches Menschenexemplar als Sonderling außerhalb ihrer geordneten Reihen. Dem Geisteskranken rückt die Welt der sexuellen Empfindungen so unmittelbar nahe, daß er aus dem üblichen Denken und Leben herausfallen *muß*. Dabei durchschaut er oft glänzend die sexuelle Heuchelei der Umwelt. Er schreibt daher dem Arzt oder dem Verwandten das zu, was er selbst unmittelbar fühlt. Und er empfindet Wirklichkeiten, *keine Phantasien* über Wirklichkeiten. Die Menschen sind »polymorph pervers« und mit ihnen ihre Moral und ihre Einrichtungen. Gegen diese Flut von Unrat und Dissozialität sind strenge Dämme errichtet worden, die moralischen Anschauungen und Bremsungen innen, Sittenpolizei und öffentliche Meinung außen. Um existieren zu können, müssen also die Menschen sich selbst verleugnen, müssen sie künstliche Lebensformen und Anschauungen aufnehmen, die sie selbst geschaffen haben. Was ihnen fremd und dauernde Beschwernis ist, erleben sie nun als ureigen, als »ewig moralisches Wesen des Menschen«, als »das eigentliche Menschliche« gegenüber dem »Tier«. Aus diesem Zwiespalt erklären sich die vielen Phantasien über die Umkehr der Ordnung: Die Geisteskranken sperren ihre Wächter und Ärzte als die eigentlichen Kranken ein. Sie selbst sind ja im Recht und nicht die andern. Diese Vorstellung ist nicht so weit ab von der Wahrheit, wie man glauben möchte. Große vernünftige Menschen haben sich damit beschäftigt. So auch Ibsen im *Peer Gynt*. Jeder hat irgendwo recht. Auch die Geisteskranken müssen an einer bestimmten Stelle prinzipiell im Recht sein. Doch wo? Gewiß nicht so, wie sie es sagen. Doch wenn man mit Geisteskranken Kontakt gewinnt, vermögen sie sich über die so zahlreichen Merkwürdigkeiten des Lebens sehr vernünftig und ernst zu unterhalten.

Wer bisher aufmerksam folgte, wird einen Mißklang gefühlt haben. Er mußte sich fragen, ob denn die bizarren, perversen Sexualempfindungen der Geisteskranken tatsächlich den Durchbruch des »Natürlichen« in ihnen darstellen. Sind Kotessen, homosexuelle Phantasien, Sadismus etc. natürliche Lebensempfindungen? Das Bedenken ist korrekt. Beim Schizophrenen brechen zunächst *perverse* Triebe durch. Doch im Hintergrunde des schizophrenen Erlebens steht anderes, das durch das Perverse verdeckt ist. Der Schizophrene erlebt sein Organempfinden, die vegetative Strömung, in Begriffen und Vorstellungen, die er teils der Umwelt entlehnte, teils *in der Abwehr* seiner *natürlichen* Sexualität erwarb. Auch der durchschnittlich Normale denkt Sexualität in unnatürlichen oder perversen Begriffen. Das drücken Worte wie »vögeln« im Deutschen und »to fuck« im Englischen aus. Mit dem Untergang der natürlichen sexuellen Organempfindung gingen dem Menschen auch Wort und Begriff dafür verloren. Bräche beim Schizophrenen nur die Perversion durch, so gäbe es keine Phantasien von Weltuntergang und kosmischen Vorgängen, sondern nur Perversionen. *Das Spezifische an der Schizophrenie ist das Erlebnis des Lebendigen, Vegetativen im Körper*, allerdings unvorbereitet, verwirrend und in alltäglichen Vorstellungen von perverser Sexualität dargestellt. Der Neurotiker und der Perverse verhalten sich zum Schizophrenen in puncto Lebenserleben wie der geizige Kleinkrämer zum großzügigen Geldschrankknacker.

So gesellten sich zu den genannten Eindrücken der Postenzephalitis lethargica die von der Schizophrenie. Der Gedanke einer allmählichen oder raschen *»vegetativen Verödung«* und die Anschauung von der *»Zersplitterung des einheitlichen, geordneten vegetativen Funktionierens«* wurden wesentliche Quellen meiner späteren Untersuchungen. Schizophrene Zerfahrenheit und Ratlosigkeit, Verwirrung und Desorientiertheit, katatone Absperrung und hebephrene Verödung waren mir nur verschiedene Arten eines und desselben Prozesses, der *fortschreitenden Zersplitterung der normalerweise einheitlichen Funktion des Lebensapparats.* Klinisch faßbar wurde die Einheitlichkeit der Lebensfunktion erst zwölf Jahre später in Gestalt des *Orgasmusreflexes.*
Zweifelt man an der absoluten Vernünftigkeit und korrekten Denkart dieser wohlanständigen Welt, dann findet man leichter den Zugang zum Wesen der psychotisch Erkrankten. Ich beobachtete ein junges Mädchen, das viele Jahre in der Station im Bett lag und nichts tat als Beckenbewegungen ausführen und den Finger am Genitale reiben. Sie war völlig gesperrt. Manchmal lächelte sie still vor sich hin. Nur selten bekam man Kontakt mit ihr. Sie beantwortete keine Fragen, doch im Gesicht kam gelegentlich ein Ausdruck zustande, den man begreifen konnte. Wer die unerhörten Nöte von Kleinkindern, die dem Onanieverbot unterworfen sind, *wirklich kennt,* versteht auch solche Haltung von Geisteskranken. Sie geben die Welt auf und führen umnachtet durch, was ihnen eine irrational gelenkte Welt einst versagte. Sie rächen sich nicht, sie strafen nicht, sie tun nichts zuleide. Sie legen sich bloß ins Bett und holen sich die letzten krankhaft zersetzten Reste von Lust.
Von alldem begriff die Psychiatrie nichts. Sie durfte es nicht begreifen. Sie hätte sich selbst radikal umbauen müssen. Freud hatte einen Zugang zum Problem eröffnet, doch man lachte über seine »Deutungen«. Da ich die Geisteskranken dank der Theorie von der kindlichen Sexualität und der Verdrängung der Triebe besser verstand, schlug ich mich ganz zur Sache Freuds. Es war mir klar, daß die psychiatrische Wissenschaft einzig die Funktion hat, von der wirklichen Erhellung der sexuellen Seinsverhältnisse *abzulenken.* Sie hatte die Funktion, mit *allen* Mitteln zu »beweisen«, daß die Geisteskranken erblich vorbelastete, verrottete Menschen schon im Keimplasma sind. Sie hatte um jeden Preis zu beweisen, daß Störungen der Hirnfunktion oder der inneren Sekretion die Geisteskrankheiten verursachten. Man triumphierte darüber, daß die postsyphilitische Paralyse einige Symptome echter Schizophrenie oder Melancholie zeigt. »Seht, das kommt von der Unmoral«, war und ist auch heute noch vielfach die Haltung. Daß die Verwüstungen der Körperfunktionen, welcher

Art immer, ebensogut *Folgen* einer Allgemeinstörung des vegetativen Lebens sein können, fiel niemand ein.

Über die Beziehung von Körperlichem und Seelischem gab es drei Grundauffassungen:

1. *Jede seelische Erkrankung oder Erscheinung ist physisch bedingt.*

Das ist die Formel des *mechanistischen Materialismus.*

2. *Jede seelische Erkrankung oder Erscheinung ist ausschließlich seelisch bedingt;* für das religiöse Denken sind auch alle körperlichen Krankheiten seelischen Ursprungs.

Das ist die Formel des *metaphysischen Idealismus.* Sie deckt sich mit der Anschauung, daß der »Geist die Materie schaffe« und nicht umgekehrt.

3. Seelisches und Körperliches sind zwei parallel laufende Prozesse, die aufeinander gegenseitig einwirken: *»Psychophysischer Parallelismus«.*

Eine einheitlich-funktionelle Auffassung der Leib-Seele-Beziehung gab es nicht. In meiner klinischen Arbeit spielten philosophische Fragen keine Rolle. Ich kam nicht von der Philosophie zur Klinik, sondern durch die Klinik zur Entwicklung der Methode, die ich vorher unbewußt anwandte. Diese Methode forderte Klarheit über den Zusammenhang von Körperlichem und Seelischem.

Es hatten so viele so richtig beobachtet. Doch in der wissenschaftlichen Arbeit stand man einander als Gegner gegenüber, so etwa Adler mit seiner Lehre vom nervösen Charakter der Lehre Freuds von der sexuellen Ätiologie der Neurosen. Man möchte es nicht glauben, dennoch: »Charakter« und »Sexualität« bildeten zwei unvereinbare Pole des analytischen Denkens. Man liebte es in der analytischen Vereinigung nicht, wenn viel von Charakter gesprochen wurde. Ich verstand es. Über weniges wird so viel geredet wie über den »Charakter«. Die wenigsten hielten die *Wertung* des (»guten« oder »schlechten«) Charakters von seiner naturwissenschaftlichen *Erforschung* sauber geschieden. Charakterologie und Ethik waren und sind noch heute fast identisch. Auch in der Psychoanalyse war der Charakterbegriff von Wertung nicht frei. Ein »analer« Charakter zu sein war peinlich. Ein »oraler Charakter« weniger, doch man wurde als Säugling betrachtet. Freud hatte die Herkunft einiger typischer Charakterzüge aus frühkindlichen Trieben gezeigt. Abraham lieferte glänzende Untersuchungen über die charakterlichen Eigenheiten der Melancholie und des manisch-depressiven Wesens. Um so mehr verwirrte das Durcheinander von Wertungen und Tatsachenbeschreibungen. Man sagte zwar, die Wissenschaft hätte »objektiv« und »wertungsfrei« zu arbeiten, trotzdem war jeder Satz über charakterliches Verhalten ein Urteil, nicht etwa, was richtig gewesen wäre, ein

Urteil über »gesund« oder »krank«, sondern Urteile im Sinne von »gut« und »böse«. Es gab die Auffassung, daß es bestimmte »schlechte Charaktere« gäbe, die sich für die analytische Behandlung nicht eigneten. Sie erforderte, hieß es, eine gewisse Höhe der seelischen Organisation im Kranken. Bei vielen lohnte die Arbeit nicht die Mühe. Außerdem wären viele so »narzißtisch«, daß es der Behandlung nicht möglich wäre, diese Schranke zu durchbrechen. Auch geringe Intelligenz wurde als Hindernis der psychoanalytischen Behandlung ausgegeben. Die Arbeit war also recht eingeschränkt auf umschriebene neurotische Symptome bei intelligenten, zur Assoziation fähigen Menschen mit »korrekt entwickeltem« Charakter.
Diese feudale Auffassung der Psychotherapie, ihrem Wesen nach extrem individualistisch, geriet natürlich sofort in Widerspruch mit den Anforderungen der ärztlichen Arbeit, als das Wiener psychoanalytische Ambulatorium für Mittellose am 22. Mai 1922 eröffnet wurde. Freud hatte am Budapester Kongreß 1918 die Notwendigkeit der Begründung öffentlicher Behandlungsanstalten für Mittellose vertreten. Allerdings, das reine Gold der Psychoanalyse sollte, wie er meinte, »mit dem Kupfer der Suggestivbehandlung« gemischt werden. Das würde die Massenbehandlung erfordern.
In Berlin funktionierte eine Poliklinik für Mittellose unter Karl Abraham bereits seit 1920. Die Wiener Primarärzte, die das Behandlungsinstitut zu genehmigen hatten, machten ebenso wie das zuständige Staatsamt für Volksgesundheit größte Schwierigkeiten. Die Psychiater waren unter allerlei Ausflüchten dagegen, und die wirtschaftliche Organisation der Ärzte befürchtete eine Schädigung des medizinischen Erwerbs. Kurz, man fand die Sache höchst überflüssig. Endlich gelang es. Wir bezogen einige Räume in der Herzstation von Kaufmann und Meyer. Nach sechs Monaten kam wieder ein Verbot der Fortführung. So ging es hin und her, weil die Vertreter der offiziellen Medizin mit der Sache nichts anzufangen wußten. Es paßte auch gar nicht in den Rahmen ihres Denkens. Hitschmann, der Direktor des Ambulatoriums, schilderte die Schwierigkeiten in einer kleinen Schrift zur 10-Jahre-Feier der Poliklinik. Ich möchte zur Hauptsache zurück.
Das psychoanalytische Ambulatorium wurde eine Fundgrube von Einsichten in das Getriebe der Neurosen unbemittelter Menschen. Ich arbeitete dort vom ersten Tage an als erster Assistenzarzt, im ganzen acht Jahre, zuletzt als stellvertretender Direktor. Die Sprechstunden waren überfüllt. Es kamen Industriearbeiter, kleine Angestellte, Heimarbeiter, Studenten und Bauern vom Lande. Der Ansturm war so groß, daß wir uns nicht zu helfen wußten, besonders als die Poliklinik im Publikum bekannt wurde. Jeder Psychoanalytiker verpflich-

tete sich, eine Gratisstunde täglich zur Verfügung zu stellen. Doch das genügte nicht. Wir mußten die besser geeigneten Fälle von den schlechter geeigneten aussondern. Dadurch wurden wir gezwungen, nach Anhaltspunkten für die Beurteilung der Behandlungs*aussicht* zu suchen. Später setzte ich durch, daß die Analytiker monatliche Beiträge zur Verfügung stellten. Mit diesem Gelde wollte ich einen oder zwei bezahlte Ärzte anstellen. So durfte man hoffen, den Namen »Poliklinik« einmal zu rechtfertigen. Eine Behandlung erforderte nach damaligen Begriffen mindestens sechs Monate eine Stunde täglich. Es zeigte sich sofort: *Psychoanalyse ist keine Massentherapie.* Das Problem der *Neurosenverhütung* existierte nicht, man hätte dazu auch nichts zu sagen gewußt. Die poliklinische Arbeit stellte unvermittelt vor folgende Tatsachen:

Die Neurose ist eine Massenerkrankung, eine Seuche nach Art einer Endemie, und keine Marotte verwöhnter Damen, wie später im Kampf gegen die Psychoanalyse behauptet wurde.

Die Störungen der genitalen Geschlechtsfunktion überwogen als Anlaß des Besuchs der Poliklinik bei weitem andere Formen von seelischer Erkrankung.

Rechenschaftslegung über die Aussichten der psychotherapeutischen Behandlung bei den verschiedenen Fällen war unerläßlich, wenn man überhaupt weiterkommen wollte. *Wie lagen die prognostischen Kriterien der Therapie?* Man hatte vorher darüber nicht nachgedacht.

Ebenso war die Klärung der Frage, weshalb man in dem einen Falle heilte, in dem anderen nicht, von allergrößter Tragweite. Denn dann konnte man besser auswählen. Es gab zu der Zeit keine *Theorie der Therapie.*

Nach den sozialen Lebensverhältnissen der Kranken pflegte man weder in der Psychiatrie noch in der Psychoanalyse zu fragen. Daß es Armut und Not gab, wußte man. Aber das gehörte irgendwie nicht zur Sache. In der Poliklinik hatte man damit unausgesetzt zu ringen. Oft mußte zuerst soziale Hilfe geleistet werden. Breit klaffte mit einem Male der *Unterschied zwischen Privatpraxis und Ambulanzpraxis.*

Nach etwa zweijährigem Betrieb wurde klar, daß die *individuelle Psychotherapie nur sehr begrenzten Sinn hat.* Nur ein Bruchteil der seelisch Kranken konnte in Behandlung kommen. Von diesem Bruchteil verlor man wieder Hunderte Stunden Arbeit wegen der ungelösten technisch-therapeutischen Fragen in Mißerfolgen. Es blieb ein kleiner Rest übrig, der die Mühe lohnte. Die Psychoanalyse machte nie ein Hehl aus der Praxismisere.

Dazu kamen Fälle, die zu beobachten man in der Privatpraxis keine Gelegenheit hatte, Fälle, die schwerste seelische Zerrüttung völlig außerhalb der Gesellschaft stellte. Die psychiatrische Diagnose dafür pflegte »Psychopathie«, »moral insanity« oder »schizoid Degenerierte« zu lauten. Schwere »erbliche Belastung« galt als die einzig wesentliche Ursache. Ihre Symptome ließen sich in keine der bekannten Kategorien einordnen. Zwangshandlungen, hysterische Dämmerzustände, Mordphantasien und -impulse rissen sie völlig aus dem Arbeitsleben heraus. Doch diese bei Wohlhabenden sozial recht harmlosen Privatspleens hatten bei den Armen einen grotesken und gefährlichen Zug. Die moralischen Hemmungen waren infolge materieller Not derart zusammengebrochen, daß die kriminellen und perversen Impulse zur Tat drängten. Ich habe diesen Typus in meinem Buch *Der triebhafte Charakter* (1925) untersucht. Drei Jahre lang hatte ich überwiegend solche schweren Fälle ambulatorisch zu betreuen. In der Psychiatrie machte man kurzen Prozeß mit ihnen. Sie kamen auf die schwere Abteilung und blieben so lange, bis sie sich beruhigten. Dann wurden sie entlassen, oder sie kamen in die Irrenanstalt, sobald eine Psychose ausbrach. Sie stammten fast ausschließlich aus Arbeiter- und Angestelltenkreisen.

Eines Tages kam eine junge hübsche Arbeiterin mit zwei Jungen und einem Kleinkind ins Ambulatorium. Sie konnte nicht sprechen. Das Symptom heißt »hysterischer Mutismus«. Sie schrieb auf einem Zettel auf, daß sie einige Tage vorher plötzlich die Sprache verloren hatte. Eine Analyse war nicht möglich. Ich versuchte daher zunächst suggestive Beseitigung der Sprachstörung und hatte nach einigen hypnotischen Sitzungen Erfolg. Sie sprach nun ganz leise, heiser und ängstlich. Sie litt seit vielen Jahren am Zwangsimpuls, ihre Kinder umzubringen. Der Vater der Kinder hatte sie verlassen. Sie war allein geblieben und hungerte nun mitsamt den Kindern. Sie ernährte sich grausam elend mit Hausschneiderei. Da kam ihr der Gedanke an Mord. Sie war nahe daran, die Kinder ins Wasser zu stoßen, und bekam fürchterliche Angst. Von nun an quälte sie der Impuls, es der Polizei zu beichten, um die Kinder vor sich selbst zu schützen. Diese Absicht versetzte sie in Todesangst. Sie fürchtete, für die Tat *gehängt* zu werden. *Der Hals schnürte sich beim Gedanken daran zusammen.* Sie schützte sich vor Durchführung ihres Impulses mit Hilfe des Mutismus. *Die Stummheit war in Wirklichkeit der Halskrampf (Stimmbänderkrampf) bis zur letzten Konsequenz.* Es war nicht schwer festzustellen, welche kindliche Situation darin wirkte. Sie war ein Waisenkind und bei Fremden in Kost gewesen. Sie hatten zu sechst und mehr in einem Zimmer gelebt. Als kleines Mädchen war sie schweren sexuellen Attacken von seiten erwachsener Männer ausgesetzt. Sehnsucht nach einer schützenden Mutter quälte sie. In der Phantasie war sie ein geschützter Säugling. *Rachen und Hals waren stets Sitz der würgenden Angst und der Sehnsucht gewesen.* Nun war sie Mutter und

sah ihre Kinder in ähnlicher Situation wie sich selbst. Sie sollten nicht leben bleiben. Außerdem hatte sie den bitteren Haß gegen den Mann auf seine Kinder übertragen. Eine toll verwickelte Situation. Keiner verstand sie. Sie war total frigid, schlief jedoch mit vielen, trotz schwerer Genitalangst. Ich half ihr so weit durch, daß sie einige Schwierigkeiten meisterte. Die Jungen brachte ich in eine ordentliche Erziehungsanstalt. Sie raffte sich wieder zur Arbeit auf. Wir sammelten Geld für sie. In Wirklichkeit blieb das Elend, nur etwas gemildert. Die Hilflosigkeit solcher Menschen treibt sie zu Taten, die unberechenbar sind. Sie suchte mich nachts zu Hause auf und drohte mit Selbstmord und Kindesmord, wenn ich nicht dies oder jenes täte, sie hier und dort schützte etc. Ich besuchte sie in ihrer Wohnung. Da stand nicht mehr die hohe Frage der Neurosenätiologie vor mir, sondern die andere, wie ein menschlicher Organismus derartiges jahraus jahrein ertragen kann. Nichts — nichts, das dieses Leben irgendwie erhellte, nichts als Elend, Einsamkeit, Getratsche der Nachbarn, Sorgen ums tägliche Brot — und dazu: verbrecherische Schikanen von Hauseigentümer und Arbeitgeber. Ihre Arbeitskraft wohlgemerkt, bei schwerster seelischer Arbeitsstörung, war ausgepreßt bis zum letzten. Zehnstündige tägliche Arbeit brachte etwa zwei Schilling ein. Sie sollte also mit drei Kindern von etwa 60—80 Schilling monatlich leben! Das Merkwürdige war: Sie lebte davon!!! Wie sie es anstellte, konnte ich nie herausbringen. Sie war dabei körperlich gar nicht verwahrlost. Sie las sogar Bücher, auch solche, die sie von mir erbat. Wenn mir später Marxisten immer wieder entgegenhielten, daß die sexuelle Entstehung der seelischen Erkrankungen eine bürgerliche Marotte wäre, daß »nur die materielle Not« die Neurosen machte, dann hatte ich diese Fälle vor Augen. Als ob die *sexuelle* Not keine »materielle« wäre! Nicht die »materielle Not« im Sinne der Marxschen Ökonomie macht die Neurosen, sondern die Neurosen dieser Menschen ruinieren ihre Fähigkeit, in dieser Not etwas Vernünftiges anzufangen, sich besser durchzusetzen, die Konkurrenz am Arbeitsmarkt auszuhalten, sich mit anderen ähnlicher sozialer Lage zu verständigen, den Kopf fürs Denken überhaupt frei zu haben. Wer hier einwenden wollte, daß solche Fälle Ausnahmen wären, kann durch Tatsachen widerlegt werden, und sicher der, der die Neurose als eine »Erkrankung von Bourgeoisiedämchen« abtut.
Den Neurosen der arbeitenden Bevölkerung fehlt nur die kulturelle Finesse. Sie sind grobe, unverhüllte Rebellion gegen die seelischen Massaker, die alle beherrscht. Der wohlhabende Bürger trägt sie mit Würde, oder er lebt sie materiell so oder so aus. Beim Menschen aus dem arbeitenden Volke enthüllt sie sich als die tragische Groteske, die sie wirklich ist.

Eine andere Kranke litt an sognannter *Nymphomanie.* Sie konnte nie zur Befriedigung gelangen. Daher schlief sie mit allen erreichbaren Männern ohne Befriedigung. Daher masturbierte sie mit einem Messergriff oder sogar der Messerschneide in der Scheide, bis sie blutete. Nur wer die Qualen kennt, die eine unbefriedigbare, hochgetriebene sexuelle Erregung bereiten kann, hört auf, über die »Transzendenz der phänomenalen Geistigkeit« zu reden. Auch diese Kranke enthüllte restlos die vernichtende Funktion einer kinderreichen, armen, von Sorgen erdrückten Arbeiterfamilie. Solche Mütter haben keine Zeit und keine Möglichkeit zu sorgfältiger Kindererziehung. Wenn das Kind onaniert und die Mutter dies merkt, dann wirft sie eben ein Messer nach dem Kind. Und das Kind verknüpft das Messer mit der sexuellen Strafangst und dem Schuldgefühl, läßt die Befriedigung nicht zu und versucht dann später unter unbewußten Schuldgefühlen mit demselben Messer den Orgasmus zu erleben. Dieser Fall wurde im *Triebhaften Charakter* ausführlich geschildert.
Fälle wie die eben geschilderten lagen anders als einfache Neurosen oder Geisteskrankheiten. Die triebhaften Charaktere schienen eine *Übergangsstufe von der Neurose zur Psychose* darzustellen. Das Ich war noch in Ordnung, doch es war zerrissen zwischen Triebbejahung und Moralbejahung, Moralverneinung und Triebverneinung gleichzeitig. Es schien gegen das eigene Gewissen zu wüten, sich seiner entledigen zu wollen, indem es die triebhaften Handlungen übertrieb. Und das Gewissen ließ sich eindeutig als Einfluß einer widerspruchsvollen brutalen Erziehung feststellen. Die Zwangsneurotiker und Hysteriker waren von früh auf konsequent antisexuell erzogen. Diese Menschen waren in der frühen Kindheit sexuell ohne Aufsicht oder sogar verführt worden. Doch dann hatte mit einem Male und brutal jähe Strafe eingesetzt, die als sexuelles Schuldgefühl fortbestand. Das Ich erwehrte sich des überstarken Gewissens durch Verdrängung in der gleichen Weise wie sonst nur die Sexualwünsche.
Die Stauung der Sexualenergie war bei diesen Fällen bedeutend stärker und wirkungsvoller als bei den triebgehemmten Neurosen. In der Behandlung hatte ich an erster Stelle mit dem *Wesen,* dem *Charakter* der Kranken zu ringen. *Die Schwierigkeiten, die sie boten, schwankten genau mit dem Grade der sexuellen Spannung beziehungsweise der jeweils erzielten Sexualbefriedigung.* Jede Entlastung von sexuellen Spannungen durch genitale Befriedigung wirkte unmittelbar mildernd auf die krankhaften Triebdurchbrüche. Die Kenner der sexualökonomischen Grundideen merken, daß an diesen Kranken alles beisammen war, was später meine Grundtheorie bildete: der Charakterwiderstand, die heilende Rolle der genitalen Befrie-

digung, die steigernde Wirkung der Sexualstauung auf die asozialen und perversen Sexualtriebe. Einordnen konnte ich sie erst durch Erfahrungen gleicher Art an triebgehemmten Neurosen. Ich verfaßte eine acht Bogen starke Monographie, in der ich die Notwendigkeit der »charakteranalytischen Arbeit« am Kranken zum ersten Male begründete. Freud las das Manuskript innerhalb dreier Tage und schrieb mir einen anerkennenden Brief. Es wäre möglich, meinte er, daß sich fortab zwischen Ich und Über-Ich ähnliche Mechanismen erweisen würden wie zwischen Ich und Es bisher.

Die Steigerung perverser und asozialer Antriebe durch die Schädigung der normalen Geschlechtsfunktion war eine Neuheit. In der Psychoanalyse berief man sich bei solchen Fällen auf eine »konstitutionelle Triebstärke«. Bei den Zwangsneurosen, hieß es, wäre die anale Sexualität durch eine »starke erogene Anlage der Afterzone« bedingt. Abraham behauptete, daß bei der Melancholie eine »starke orale Disposition« bestünde, die von vornherein die Neigung zur depressiven Stimmungslage bedingte. Für die masochistische Schlagephantasie nahm man eine besonders »starke Hauterotik« an. Den Exhibitionismus dachte man sich begründet in einer besonders starken Erogenität des Auges. Beim Sadismus sollte eine »verstärkte Muskelerotik« verantwortlich sein. Diese Auffassungen sind entscheidend für das Verständnis der Klärungsarbeit, die ich zu leisten hatte, ehe ich die klinischen Erfahrungen über die Rolle der Genitalität einbauen konnte. Nicht zu verstehen war vorerst das Unverständnis, dem ich dabei begegnete.

Die *Abhängigkeit der Intensität asozialer Handlungen von der Störung der Genitalfunktion* war korrekt wahrgenommen. Sie widersprach der damaligen Auffassung der Psychoanalyse von den isolierten »Partialtrieben«. Obgleich Freud eine Entwicklung des Sexualtriebes von prägenitalen zu genitalen Stufen angenommen hatte, verlor sich diese Anschauung in mechanistischen Vorstellungen. Etwa so: Jede erogene Zone ist hereditär bestimmt. Jeder erogenen Zone (Mund, After, Auge, Haut etc.) entspricht ein besonderer Partialtrieb: die Saugelust, die Lust am Defäkieren, das Schauen, das Geschlagenwerden etc. Ferenczi glaubte sogar, daß sich die genitale Sexualität aus prägenitalen Qualitäten zusammensetzt. Freud hielt daran fest, daß es beim Mädchen nur eine Klitorissexualität gibt und daß es in der frühen Kindheit die *vaginale* Erotik nicht erlebt. Ich jonglierte auf Hunderten handgeschriebener Seiten herum. Es ging nicht. Meine Beobachtungen zeigten mir immer wieder, daß *die prägenitalen Sexualregungen sich mit der Impotenz steigerten und mit der Potenz abnahmen.* Bei diesen Einordnungsversuchen kam ich auf den Gedanken, daß es eine voll ausgebildete sexuelle Kind-Eltern-Bindung auf

allen Stufen der kindlichen Sexualentwicklung geben könnte. Der Junge konnte die Mutter auch mit fünf Jahren nur oral begehren, das Mädchen den Vater nur anal oder oral. Die Beziehungen der Kleinkinder zu den beiden Geschlechtern der Erwachsenen konnten nach allen Seiten kompliziert sein. Das Freudsche Schema: »Ich liebe den Vater beziehungsweise die Mutter und hasse die Mutter beziehungsweise den Vater«, war nur ein Anfang gewesen. Ich unterschied für mich privat die *prägenitalen* von den *genitalen* Kind-Eltern-Beziehungen. Die ersten zeigten klinisch weit tiefere Regressionen und psychische Schädigungen als die letzten. Die genitalen mußte ich als normal für die Entwicklung auffassen, die prägenitalen als pathologisch. Liebte ein Knabe die Mutter anal, das heißt pervers, dann war die Herstellung der genitalen Beziehung zur Frau später schwerer, als wenn er an der Mutter mit voller genitaler Kraft hing. Hier war nur die Fixierung zu lösen, dort hatte sich sein Gesamtwesen ins Passive und Weibliche verschoben. Desgleichen war es günstiger für die Heilung, wenn ein Mädchen am Vater vaginal oder anal hing, als wenn sie selbst die sadistische männliche Rolle übernahm. Darum waren die Hysterien mit ihrer genitalen Inzest-Fixierung leichter zu bewältigen als die Zwangsneurosen mit ihrer prägenitalen Struktur.
Es blieb noch unklar, *weshalb* die Lösung der genitalen Fixierung leichter fiel als die der prägenitalen. Ich wußte noch nichts vom prinzipiellen Unterschied zwischen der genitalen und der prägenitalen Sexualität. In der Psychoanalyse gab es keinen Unterschied, auch heute nicht. Die Genitalität schien ebenso sublimierbar wie die Analität oder Oralität. Die Befriedigung war hier wie dort »Befriedigung«. Die »kulturelle Unterdrückung« und »Verurteilung« galt hier wie dort.
Ich muß nun weiter ausholen. Die Behauptung der Psychoanalytiker, daß sie die Genitalitätstheorie in ihrer Neurosenlehre einbegriffen haben, ist unrichtig. Genaueste Abgrenzung ist deshalb geboten. Es ist richtig, daß meine Publikationen über das Thema seit 1922 teilweise ins analytische Denken eingingen, ohne jedoch das Verständnis für das Wesentliche zu wecken. Mit dieser Frage nach dem Unterschied von prägenitaler und genitaler Lust begann die selbständige Entwicklung der Sexualökonomie. Ohne sie steht kein Satz meiner Theorie. Ihre korrekte Beantwortung führt jeden von selbst Schritt um Schritt den Weg, den ich gehen mußte und nicht vermeiden konnte, ohne meine Arbeit preiszugeben.

V. Die Entwicklung der Orgasmustheorie

1. *Erste Erfahrungen*

Im Dezember 1920 schickte mir Freud einen jungen Studenten zur Behandlung. Er litt an Zwangsgrübeln, Zwangsrechnen, analen Zwangsphantasien, gehäufter Onanie in Verbindung mit schweren neurasthenischen Symptomen, Rücken- und Hinterhauptschmerzen, Zerstreutheit, Übelkeiten. Ich behandelte ihn mehrere Monate. Die Zwangsgrübelei ging sofort in zwangsmäßiges Assoziieren über. Es schien recht hoffnungslos. Da brach eine Inzestphantasie durch, und der Patient onanierte zum ersten Male *mit Befriedigung*. Die Symptome schwanden sämtlich mit einem Schlage. Im Verlaufe von acht Tagen kehrten sie allmählich wieder. Er onanierte ein zweites Mal. Die Symptome verschwanden wie das erste Mal und kehrten bald wieder. Das wiederholte sich mehrere Wochen lang. Schließlich gelang die Aufdeckung des Onanieschuldgefühls und die Korrektur einiger schädigender Verhaltensweisen. Sein Zustand besserte sich zusehends. Nach insgesamt neunmonatiger Behandlung entließ ich ihn bedeutend gebessert und arbeitsfähig. In meinem Protokoll ist verzeichnet, daß ich über seinen Zustand sechs Jahre lang Bescheid hatte. Später heiratete er und blieb gesund.

Gleichzeitig mit diesem Fall lief die Analyse des genannten Kellners mit der kompletten Erektionsunfähigkeit. Die Behandlung verlief klaglos. Im dritten Jahre gelang die einwandfreie Rekonstruktion der »Urszene«. Er war etwa zwei Jahre alt. Seine Mutter gebar ein Kind. Er konnte vom Nebenzimmer den Vorgang genau beobachten. Der Eindruck eines großen blutigen Loches zwischen den Beinen prägte sich scharf ein. Davon blieb im Bewußtsein nur das Empfinden einer »*Leere*« in den eigenen Genitalien. Nach dem damaligen Stande des psychoanalytischen Wissens verband ich nur die Erektionslosigkeit mit dem schwer traumatischen Eindruck vom »kastrierten« weiblichen Genitale zweifellos richtig. Erst vor wenigen Jahren begann ich das »Gefühl der Leere in den Genitalien« bei meinen Patienten zu beachten und zu begreifen. *Es entspricht einem Entzug biologischer Energie.* Ich beurteilte damals das Gesamtwesen meines Kranken falsch. Er war sehr ruhig, geordnet, »brav« und tat alles, was man von ihm forderte. Er regte sich nie auf. Im Verlaufe der drei Behandlungsjahre hatte er nicht *einmal* Wut produziert oder Kritik geübt. Er war also nach üblichen Begriffen ein völlig »geordneter«, »angepaßter« Charakter mit einem einzigen schweren Symptom (»Monosymptomatische Neurose«). Ich berichtete über den Fall im Technischen Seminar. Man lobte die korrekte Aufhellung der traumatischen Urszene. Das Symptom der Erektionslosigkeit hatte ich theoretisch völlig aufgeklärt. Da der Patient arbeitsam und eingeordnet war, »realitätsangepaßt«, wie man sagte, fiel keinem von uns auf, daß gerade diese Stille im Affektleben, diese unerschütterliche Ausgeglichenheit der schwerkranke charakterliche Boden war, auf dem sich die erektive Impotenz halten konnte. Die älteren Kollegen faßten die analytische Arbeit, die ich geleistet hatte, als komplett und korrekt auf. Ich ging dagegen von der Sitzung unbefriedigt weg. Wenn alles so sehr in Ordnung war, weshalb rührte sich nichts an der Impotenz? Hier mußte eine Lücke klaffen, die niemand von uns verstand. Ich entließ den Kranken einige Monate später ungeheilt. Er trug es mit ebenso stoischer Ruhe, wie er die ganze Zeit über alles ruhig hingenommen hatte. An diesem Kranken prägte sich mir der wichtige charakteranalytische Begriff der »*Affektsperre*«. Ich war auf den so umfassenden Zusammenhang von heutiger menschlicher Charakterbildung durch Gefühlserkaltung und genitalem Abgestorbensein gestoßen.

Es war die Zeit, in der die Psychoanalyse immer längere Behandlungszeiten forderte. Als ich begann, galten sechs Monate bereits als lang. 1923 war ein Jahr Behandlung bereits selbstverständlich. Die Anschauung griff um sich, daß zwei und mehr Jahre Behandlung gar nicht schlecht wären. Die Neurosen wären eben komplizierte und schwere Erkrankungen. Freud hatte die berühmt gewordene »Geschichte einer infantilen Neurose« aus einem Fall geschöpft, den er *fünf* Jahre behandelt hatte. Freilich, Freud hatte daraus die Erkenntnis einer ganzen kindlichen Erlebniswelt geschöpft. Die Psychoanalytiker machten dagegen aus der Not eine Tugend. Abraham behauptete, daß man zum Verständnis einer chronischen Depression Jahre brauchte. Die »passive Technik« wäre die einzig wahre. Unter der Hand spaßten die Kollegen über ihre Schlafbedürftigkeit während der Behandlung. Brachte ein Patient stundenlang keine Assoziationen, dann mußte man viel rauchen, um nicht einzuschlafen. Es gab Analytiker, die sogar großartige Theorien daraus ableiteten. Schwieg der Kranke, so schwiegen sie im Sinne »vollendeter Technik« ebenso stunden- und wochenlang. Ich spürte von Anbeginn, daß dies grundfalsch war. Doch ich versuchte selbst, diese »Technik« zu befolgen. Es kam dabei nichts heraus. Die Kranken entwickelten nur tiefe Hilflosigkeit, schlechtes Gewissen und dementsprechenden Trotz. Mit Witzen, wie den über den Analytiker, der während einer Sitzung aus tiefem Schlaf erwachte und das Sofa leer fand, konnte man wenig anfangen. Ebensowenig mit tiefschürfenden Erklärungen wie der, daß der Analytiker ruhig einnicken könnte. Sein Unbewußtes wachte ja doch in tiefer Sorge um den Patienten. Mehr, es hätte sogar die Eigenschaft, beim Erwachen aus dem Schlaf während einer Behandlung genau wieder dort anzuknüpfen, wo das Unbewußte des Patienten gerade fortsetzte. Es war deprimierend und hoffnungslos. Freud warnte auf der anderen Seite vor therapeutischem Ehrgeiz. Ich verstand ihn viele Jahre später. Die Behauptungen der Psychotherapeuten waren unwahr. Freud selbst hatte ursprünglich nach Entdeckung der unbewußten Mechanismen die feste Hoffnung gehegt, nun den Weg zu einer sicheren kausalen Psychotherapie zu beschreiten. Er hatte sich getäuscht. Die Enttäuschung muß groß gewesen sein. Sein Schluß, daß man vor allem weiterforschen müsse, war korrekt. Vorschneller Heilungsehrgeiz ist der Erkenntnis neuer Tatsachen nicht förderlich. Ich ahnte ebensowenig wie sonst jemand etwas vom Charakter der Gegend, in die diese notwendige Forschung führen mußte. Ich ahnte auch nicht, daß es die Angst der Psychoanalytiker vor den sozialen Konsequenzen der Psychoanalyse war, die zu den bizarren Verhaltungsweisen in der Therapiefrage trieb. Es ging um folgende Fragen:

1. *Ist die Freudsche Lehre von der Entstehung der Neurosen vollständig?*
2. *Ist eine naturwissenschaftliche Theorie der Technik und Therapie möglich?*
3. *Ist die Freudsche Trieblehre korrekt, vollständig, und wo mangelhaft?*
4. *Woher stammt die Notwendigkeit der Sexualverdrängung, also der Neurosenseuche?*

In diesen Fragen war keimhaft alles enthalten, was sich später *Sexualökonomie* nannte. Diese ordnenden Fragen kann ich heute rückblickend stellen für eine Zeit, in der jede dieser Fragen, wäre sie bewußt formuliert gewesen, mich für immer von irgendwelcher Forschung abgehalten hätte. Ich bin glücklich, daß ich damals ahnungslos war, nichts von den Konsequenzen dieser Fragen ahnte, harmlos psychoanalytische Klinik betrieb und am Ausbau des psychoanalytischen Lehrgebäudes arbeitete, im Glauben, im Namen Freuds und für *seine* Lebensarbeit zu wirken. Ich bedauere es in tiefer Verbundenheit mit meiner eigenen Lebensarbeit heute keinen Augenblick, daß diese nicht sehr selbstbewußte Haltung mir später viel Leiden einbrachte. Sie war *die* Voraussetzung meiner späteren Entdekkungen.

2. *Ergänzung der Freudschen Theorie der Angstneurose*

Ich bringe in Erinnerung, daß ich von der Sexuologie zu Freud gekommen war. Es ist daher nicht weiter verwunderlich, daß ich seine Theorie der »*Aktualneurosen*«, von mir »*Sexualstauungsneurosen*« genannt, weit sympathischer und naturwissenschaftlicher empfand als die »Deutung« des »Sinnes« der Symptome bei den »Psychoneurosen«. Als Aktualneurosen bezeichnete Freud Erkrankungen, die durch aktuelle Störungen des Geschlechtslebens entstanden. Nach seiner Auffassung waren die *Angstneurose* und die *Neurasthenie* Erkrankungen, denen eine »psychische Ätiologie« fehlte. Sie wären, meinte er, *unmittelbarer* Ausdruck gestauter Sexualität. Sie wirkten wie toxische Störungen. Freud nahm »*chemische Sexualstoffe*« an, die, nicht korrekt »abgebaut«, nervöses Herzklopfen, Herzschlagunregelmäßigkeiten, akute Angstanfälle, Schweißausbrüche und andere Symptome am vegetativen Lebensapparat auslösen. Freud stand einer Verknüpfung der Angstneurose mit dem vegetativen System fern. Die Angstneurose, behauptete er auf Grund klinischer Erfahrung, entstünde durch sexuelle Abstinenz oder Unterbrechung des Geschlechtsaktes. Sie wäre von der Neurasthenie abzugrenzen, die im Gegensatz dazu durch »sexuellen Abusus«, das heißt ungeordnete Sexualität, etwa durch zu häufige Masturbation, entstehe. Ihre Symptome wären Rücken- und Kreuzschmerzen, Kopfschmerzen, allgemeine Reizbarkeit, Gedächtnisstörungen, Aufmerksamkeitsstörungen und so fort. Freud teilte also von der offiziellen Neurologie und Psychiatrie unverstandene Krankheitserscheinungen *nach ihrer Entstehung* ein. Er wurde seinerzeit vom Psychiater Löwenfeld deshalb angegriffen. Dieser leugnete wie Hunderte anderer Psychiater überhaupt die sexuelle Ätiologie der Neurosen. Freud lehnte sich an die offizielle klinische Terminologie an. Er meinte, die genannten Symptome verrieten keinen psychischen Inhalt wie etwa die *Psychoneurosen*, im besonderen die *Hysterie* und die *Zwangsneurose*. Diese Erkrankungen zeigten im Symptom einen konkret faßbaren, *immer auch sexuellen* Inhalt. Nur mußte der Begriff der Sexualität weit genug und vernünftig gefaßt werden. Die Inzestphantasie stand im Zentrum jeder Psychoneurose, ebenso die Angst, am Genitale beschädigt zu werden. Es waren wohlgemerkt *kindliche* und *unbewußte* Sexualvorstellungen, die sich im psychoneurotischen Symptom äußerten. Die Scheidung von Aktualneurosen und Psychoneurosen ist bei Freud sehr scharf. Im Vordergrund der psychoanalytisch-klinischen Arbeit standen begreiflicherweise die Psychoneurosen. Die Aktualneurosen waren nach Freud durch Abstellung der schädigenden sexuellen Handlungen zu heilen. Also etwa die Angstneurose durch

Abstellung der Abstinenz oder des Koitus interruptus, die Neurasthenie durch Abstellung der exzessiven Onanie. Die Psychoneurosen dagegen, so forderte Freud, müssen psychoanalytisch behandelt werden. Trotz dieser scharfen Trennung ließ er eine Verbindung beider Gruppen zu. Er meinte, daß sich wohl jede Psychoneurose »um einen aktualneurotischen Kern« herum gruppiere. Am letzten sehr einleuchtenden Satz knüpften meine Untersuchungen der Stauungsangst an. Freud hat darüber später nichts mehr publiziert.

In der Freudschen Aktualneurose wird die sexuelle Energie biologisch falsch gelenkt. Der Zugang zur Bewußtheit und Motorik ist ihr gesperrt. Die Aktualangst und die unmittelbar physiologisch bedingten nervösen Symptome sind sozusagen Wucherungen böser Art, die von der nicht abgeführten sexuellen Erregung gespeist werden. Doch auch die sonderbaren seelischen Gebilde der Zwangsneurosen und Hysterien sahen wie biologisch sinnlose bösartige Wucherungen aus. *Woher bezogen sie ihre Energie?* Doch zweifellos aus dem »aktualneurotischen Kern« gestauter Sexualerregung. Diese mußte also auch die *Energiequelle* für die Psychoneurosen sein. Anders war die Andeutung Freuds nicht zu interpretieren. Nur diese Auskunft konnte die richtige sein. Störend wirkte der Einwand, den die meisten Psychoanalytiker gegen die Lehre von den Aktualneurosen erhoben. Sie behaupteten, daß es *Aktualneurosen gar nicht gäbe.* Auch diese Erkrankung wäre »seelisch bedingt«. Es ließen sich auch in der sogenannten »frei flottierenden Angst« unbewußte seelische Inhalte nachweisen. Der Wortführer dieser Argumentation war Stekel. Alle Arten von Angst und nervösen Störungen wären *seelisch* bedingt, und *nicht somatisch,* wie für die Aktualneurosen behauptet war. Stekel, wie andere, sah nicht den fundamentalen Unterschied zwischen der psychosomatischen Erregung und dem seelischen Inhalt eines Symptoms. Freud klärte den Widerspruch nicht auf, doch er hielt an seiner Unterscheidung fest. Ich dagegen sah die organischen Symptome haufenweise im psychoanalytischen Ambulatorium. Es war allerdings nicht zu leugnen, daß auch die Symptome der Aktualneurosen einen psychischen *Überbau* hatten. Es gab selten *reine* Aktualneurosen. Die Grenze war nicht so scharf, wie Freud angenommen hatte. Solche Fragen der spezialisierten Wissenschaft mögen dem Laien unwichtig erscheinen. Es wird sich zeigen, daß sich in ihnen ganz entscheidende Probleme der menschlichen Gesundheit verbargen. *Die Psychoneurose hatte also bestimmt einen stauungsneurotischen Kern und die Stauungsneurose einen psychoneurotischen Überbau.* Hatte die Unterscheidung überhaupt noch einen Sinn? Handelte es sich nicht nur um quantitative Fragen?

Während nun die meisten Analytiker alles den psychischen Inhalten der neurotischen Symptome zuschrieben, leugneten führende Psychopathologen wie etwa Jaspers in seiner *Psychopathologie* den naturwissenschaftlichen Charakter der psychologischen Sinndeutung überhaupt und damit den der Psychoanalyse. Der »Sinn« einer seelischen Haltung oder Aktion wäre nur »geisteswissenschaftlich« und nicht naturwissenschaftlich zu fassen. Die Naturwissenschaften hätten nur mit *Quantitäten* und Energien, die Geisteswissenschaften hätten mit seelischen *Qualitäten* zu tun. Eine Brücke zwischen Quantitativem und Qualitativem gäbe es nicht. Es ging um eine schlechthin entscheidende Frage, um den *naturwissenschaftlichen Charakter der Psychoanalyse und ihrer Methode.* Mit anderen Worten: *Kann es überhaupt eine naturwissenschaftliche Psychologie im strengen Sinne des Wortes geben?* Kann die Psychoanalyse den Anspruch darauf erheben? Oder ist sie nur eine der vielen geisteswissenschaftlichen Richtungen? Freud kümmerte sich um diese methodischen Fragen nicht und publizierte unbekümmert seine klinischen Beobachtungen. Er liebte philosophische Diskussionen nicht. Doch ich hatte gegen derartige Argumente uneinsichtiger Gegner zu kämpfen. Man wollte uns zu den Geistersehern stecken und damit abtun. Wir aber wußten, daß wir zum ersten Male in der Geschichte der Psychologie *Naturwissenschaft* betrieben. Wir wollten ernst genommen werden. Im schweren Kampfe um die Klärung dieser Fragen in der Diskussion mit den Gegnern entstanden erst die scharfen Waffen, mit denen ich für meinen Teil später Freuds Sache verteidigte. Wenn nur die experimentelle Psychologie der Wundtschen Richtung »Naturwissenschaft« ist, weil sie Reaktionen quantitativ mißt — wenn die Psychoanalyse keine Naturforschung betreibt, weil sie nicht quantitativ mißt, sondern nur Sinnzusammenhänge zwischen auseinandergerissenen psychischen Erscheinungen beschreibt und konstruiert, dann, dachte ich, ist die Naturwissenschaft falsch. Denn Wundt und seine Schüler wußten vom Menschen in seiner lebendigen Wirklichkeit nichts. Sie beurteilten ihn danach, wie viele Sekunden er zur Beantwortung des Reizwortes »Hund« braucht. Das tun sie noch heute. Doch wir beurteilten einen Menschen nach der Art, wie er seine Konflikte im Leben regelte, nach welchen Motiven er handelte. Im Hintergrunde dieser Argumente stand für mich die Frage, ob es möglich sein könnte, den Freudschen Begriff *»psychische Energie«* konkreter zu fassen oder gar dem allgemeinen Energiebegriff einzuordnen.

Gegen philosophische Argumente läßt sich mit Tatsachen nicht aufkommen. Der Wiener Philosoph und Physiologe Allers weigerte sich, auf die Frage des unbewußten Seelenlebens einzugehen, denn die Annahme eines »Unbewußten« wäre »von vornherein philosophisch falsch«. Ich höre heute ähnliche Einwände. Wenn ich behaupte, daß hochsterilisierte Stoffe leben können, sagt man, nein, der Objektträger wäre schmutzig gewesen, und im übrigen wäre es »Brownsche Bewegung«. Daß man Schmutz am Objektträger sehr leicht von den Bionen und die Brownsche Bewegung von vegetativer Bewegung unterscheiden kann, gilt nicht. Kurz, »objektive Wissenschaft« ist an sich Problem.

In dem Wirrwarr kamen mir unerwartet einige Beobachtungen im klinischen Alltag wie die an den zwei genannten Kranken zu Hilfe. Es wurde allmählich klar, daß die *psychische Vorstellung ihrer Stärke nach von der momentanen körperlichen Erregung abhängt, mit der sie verknüpft ist. Der Affekt stammt aus Trieben, mithin aus dem Körperlichen.* Die Vorstellung dagegen ist ein extrem »psychisches«, unkörperliches Gebilde. *Wie hängt also die »unkörperliche« Vorstellung mit der »körperlichen« Erregung zusammen?* Die Vorstellung vom Geschlechtsakt ist bei voller sexueller Erregung lebhaft und drängend. Nach der Befriedigung dagegen kann man sie eine Zeitlang nicht reproduzieren, sie ist matt, farblos und irgendwie verschwommen. Hier mußte das Rätsel der Beziehung der *physiogenen* Angstneurose zur *psychogenen* Psychoneurose verborgen liegen. Mein Patient hatte alle psychischen Zwangssymptome nach der Sexualbefriedigung momentan verloren. Kam die Erregung wieder, so kamen auch die Symptome bis zur nächsten Befriedigung wieder. Der zweite Patient dagegen hatte im Bereiche des Seelischen alles genau durchgearbeitet, doch seine sexuelle Erregung war weggeblieben. Die unbewußten Vorstellungen, die seine Erektionsunfähigkeit bedingten, waren von der Behandlung unbeeinflußt. Die Sache bekam Leben. Ich verstand nun, daß eine psychische Vorstellung, mit einem sehr geringen Erregungsbetrag ausgestattet, eine Steigerung der Erregung provozieren kann. Diese provozierte Erregung macht nun ihrerseits die Vorstellung drängend und lebhaft. Fällt die Erregung weg, so sinkt auch die Vorstellung in sich zusammen. Kommt die bewußte Vorstellung vom Sexualakt nicht zustande, wie bei der Stauungsneurose, weil die moralische Hemmung wirkt, dann heftet sich die Erregung an andere Vorstellungen, die freier gedacht werden können. Daraus folgerte ich: Die Stauungsneurose ist eine *körperliche* Störung, hervorgerufen durch falsch gelenkte, weil unbefriedigte sexuelle Erregung. *Doch ohne eine seelische Hemmung könnte die Sexualerregung nie falsch gelenkt werden.* Ich wunderte mich, daß Freud diesen Umstand übersehen hatte. Hat einmal eine Hemmung die Sexualstauung erzeugt, so kann es leicht geschehen, daß sie die Hemmung verstärkt und kindliche Vorstellungen an Stelle der normalen wieder aktiviert. Es könnten sozusagen kindliche Erlebnisse, die an sich nichts

Krankhaftes haben, infolge einer *aktuellen* Hemmung ein Zuviel an sexueller Energie erhalten. Ist dies einmal geschehen, dann werden sie drängend, treten in Widerspruch zur erwachsenen seelischen Organisation und müssen mit Hilfe der Verdrängung nunmehr niedergehalten werden. So entsteht die chronische Psychoneurose mit ihren infantilen Sexualinhalten auf der Grundlage einer aktuell bedingten, zunächst »harmlosen« Sexualhemmung. Das ist das Wesen der von Freud beschriebenen neurotischen »Regression zu kindlichen Mechanismen«. Alle Fälle, die ich behandelte, zeigten den beschriebenen Mechanismus. Bestand die Neurose nicht von Kindheit auf, war sie spät ausgebrochen, so hatte regelmäßig eine »normale« Sexualhemmung oder Schwierigkeit des Geschlechtslebens eine Streuung erzeugt, und diese Stauung hatte die kindlichen Inzestwünsche und Sexualängste aktiviert.
Die nächste Frage war: Sind die am Beginne der chronischen Erkrankung stehende Sexualhemmung und die übliche Ableugnung der Sexualität »neurotisch« oder »normal«? Niemand sprach davon. Es schien, als ob die Sexualhemmung eines wohlerzogenen bürgerlichen Mädchens völlig selbstverständlich wäre. Ich dachte ebenso. Das heißt, ich dachte vorerst gar nicht darüber nach. Hatte eine in unbefriedigender Ehe lebende junge und lebensfreudige Frau eine Stauungsneurose, etwas nervöse Herzangst, bekommen, so fragte niemand nach der Hemmung, die sie behinderte, ihre sexuelle Befriedigung dennoch durchzusetzen. Mit der Zeit konnte sich eine richtige Hysterie oder Zwangsneurose entwickeln. Ihr erster *Anlaß* war die moralische *Hemmung,* ihre *Triebkraft* die *unbefriedigte Sexualität.*
An dieser Stelle zweigten viele Problemlösungen ab. Eine rasche und energische Inangriffnahme war jedoch schwer behindert. Sieben Jahre lang glaubte ich, ganz im Sinne der Freudschen Richtung zu arbeiten. Niemand ahnte, daß mit diesen Fragestellungen eine unheilvolle Verflechtung im Grunde unvereinbarer wissenschaftlicher Anschauungen einsetzte.

3. *Die orgastische Potenz*

Der ungeheilte Kellner stellte die Korrektheit der Freudschen Formel der Therapie in Frage. Der andere Fall enthüllte den eigentlichen Heilungsmechanismus. Ich versuchte lange, Gegensätzliches zu vereinen. Freud berichtet in seiner *History of the Psychoanalytic Movement,* wie er einmal Charcot einem Kollegen die Geschichte einer jungen Frau, die unter schwerwiegenden Symptomen litt, erzählen hörte. Ihr Mann war impotent oder sehr plump beim Sexualverkehr. Da der Kollege offensichtlich den Zusammenhang nicht verstand, rief Charcot plötzlich außerordentlich lebhaft aus: »*Mais, dans des cas pareils, c'est toujours la chose génitale, toujours! toujours! toujours!*« »Ich weiß«, schreibt Freud, »daß ich für einen Augenblick vor Erstaunen fast gelähmt war und mich fragte: Aber wenn er das weiß, warum spricht er es dann nicht aus?« Ein Jahr nach diesem Erlebnis mit Charcot überwies der Wiener Arzt Chrobak eine Patientin an Freud. Sie litt unter schweren Angstanfällen und war, nachdem sie achtzehn Jahre zuvor einen impotenten Mann geheiratet hatte, noch immer Jungfrau. Chrobak gab folgenden Kommentar: »Wir kennen nur zu gut das einzige Rezept für solche Fälle, aber wir können es nicht verschreiben. Es lautet: ›Recipe. Penis normalis, dosim. Repetatur!‹« Das heißt: Die Hysterie krankt daran, daß sie keine genitale Befriedigung hat. Freud wurde dadurch auf die sexuelle Ätiologie der Hysterie hingelenkt, doch er mied die volle Konsequenz des Charcotschen Satzes. Es ist banal und klingt nach Volksmund. Ich behaupte, daß jeder Mensch, der sich ein Stück Natürlichkeit bewahren konnte, weiß, daß den seelisch Erkrankten nur eines fehlt: *wiederholte volle sexuelle Befriedigung.* Statt nun dies einfach durchzuuntersuchen, zu beweisen, auszusprechen und den Kampf sofort aufzunehmen, verstrickte ich mich jahrelang in die psychoanalytischen Theoriebildungen, *die davon ablenkten.* Die meisten dieser Theorien der Psychoanalytiker seit Erscheinen von Freuds *Das Ich und das Es* hatten nur *eine* Funktion: den Charcotschen Satz »In diesen Fällen ist es immer eine Frage der Genitalität, immer, immer, immer« in Vergessenheit zu bringen. Daß die Geschlechtsorgane der Menschen nicht normal funktionieren, die Befriedigung daher für beide Geschlechter unmöglich ist, daß daraus das meiste seelische Elend folgt und sogar Schlüsse auf die Krebssuche gezogen werden können, war zu einfach, um wahrgenommen zu werden.

Sehen wir zu, ob ich monoman übertreibe.

Tatsachen der ärztlichen Erfahrung bestätigen sich immer wieder an den drei Stellen, an denen ich arbeitete, in meiner Privatpraxis, im psychoanalytischen Ambulatorium und an der Psychiatrisch-neurologischen Klinik.

Die Schwere jeder Art seelischer Erkrankung steht in direktem Verhältnis zur Schwere der Genitalstörung.

Die Heilungsaussicht und die Heilerfolge hängen direkt von der Möglichkeit ab, die volle genitale Befriedigungsfähigkeit herzustellen.

Unter Hunderten von Fällen, die ich im Verlaufe einiger Jahre umfangreicher und intensiver Arbeit beobachtete und zu heilen hatte, gab es *keine einzige* Frau, die nicht vaginal orgastisch gestört gewesen wäre. Unter den männlichen Kranken waren etwa 60–70 % grob genital gestört, entweder erektionsunfähig beim Akt oder mit verfrühtem Samenerguß behaftet. Die Störung der Fähigkeit zu Genitalbefriedigung, also zum Natürlichsten des Natürlichen, erwies sich als ein Krankheitssymptom, das bei Frauen niemals, bei Männern im genannten Ausmaß fehlte. Über den Rest der 30—40 % scheinbar genital gesunder, jedoch sonst neurotischer Männer dachte ich zunächst nicht weiter nach. Diese Fahrlässigkeit der klinischen Überlegung lag ganz in der Linie der psychoanalytischen Anschauung, daß die Impotenz beziehungsweise Frigidität »nur ein Symptom *unter vielen anderen*« wäre.

Im November 1922 hatte ich die »Grenzen der Erinnerungstätigkeit in der psychoanalytischen Kur« in der Wiener Vereinigung zur Diskussion gestellt. Der Vortrag weckte große Zustimmung, denn alle Therapeuten quälten sich mit der Grundregel ab, die die Kranken nicht befolgten, und mit den Erinnerungen, die dieselben Kranken bringen sollten und nicht brachten. Die Urszene blieb in schlechten analytischen Händen eine nicht überzeugende Rekonstruktion willkürlicher Art. Ich betone, daß an der Freudschen Formulierung über die Existenz von traumatischen Urerlebnissen bei Kindern im Alter zwischen dem ersten und viertem Lebensjahr nicht zu zweifeln ist. Um so wichtiger war es, die Mängel der Methode zu erforschen.

Im Januar 1923 brachte ich die Krankengeschichte eines Falles von psychogenem Tic vor. Eine ältere Frau mit Zwerchfelltic, die ich durch Freilegung der genitalen Onanie gebessert hatte. Ich fand Lob und Zustimmung.

Im Oktober 1923 schilderte ich in der Vereinigung die »Introspektion bei einer Schizophrenie«. Ich hatte durch ein halbes Jahr eine Schizophrenie studiert, die besonders klare Einsichten in die Mechanismen ihrer Verfolgungsideen hatte. Sie bestätigte den Fund von Tausk über die Rolle des genitalen Beeinflussungsapparates.

Am 28. November 1923 hielt ich meinen ersten größeren Vortrag »Über Genitalität, vom Standpunkt der psychoanalytischen Prognose und Therapie«. Er erschien 1924 in der Zeitschrift für Psychoanalyse. Drei Jahre lang hatte ich beobachtet.

Während ich vortrug, merkte ich eine Vereisung der Atmosphäre in der Versammlung. Ich pflegte gut zu sprechen. Man hatte mir bis dahin immer interessiert zugehört. Als ich endete, herrschte eisige Stille im Raum. Nach einer Pause begann die Diskussion. Meine Behauptung, daß die Genitalstörung ein wichtiges, vielleicht das wichtigste Symptom der Neurose wäre, sei falsch; ebenso die Behauptung, daß sich aus der Beurteilung der Genitalität prognostische und therapeutische Handhaben ergäben. Zwei Analytiker behaupteten strikt, daß sie Haufen weiblicher Patienten »mit völlig gesundem Genitalleben« kannten. Sie schienen mir aufgeregter als ihrer gewohnten wissenschaftlichen Reserviertheit entsprach.

Meine Stellung in diesem Streit war unvorteilhaft. Hatte ich doch selbst einräumen müssen, daß unter den männlichen Kranken sich viele mit anscheinend ungestörter Genitalität befanden. Bei den weiblichen Kranken war die Sache dagegen zweifelsfrei. Ich war auf der Suche nach der *Energiequelle der Neurose,* ihrem somatischen Kern. Dieser Kern konnte nichts anderes als gestaute Sexualenergie sein. Doch ich konnte mir nicht erklären, wo die Stauung sich herleiten solle, wenn die Potenz in Ordnung war. Zwei Ansichten, die die Psychoanalyse beherrschen, führten irre. Man nannte einen Mann »potent«, wenn er den Geschlechtsakt ausführen konnte. Sehr potent, hieß es, wäre man, wenn man im Laufe einer Nacht den Akt mehrmals durchführen konnte. Die Gespräche unter Männern aller Kreise drehen sich ja mit Vorliebe um die Frage, wer öfter in einer Nacht mit einer Frau schlafen kann. Der Psychoanalytiker Roheim definierte die Potenz sogar als die Fähigkeit eines Mannes, eine Frau so zu umarmen, daß sie in der Scheide eine Entzündung bekommt.

Die zweite irreführende Ansicht war, daß ein Partialtrieb, etwa der Trieb, an der Mutterbrust zu saugen, für sich allein gestaut sein könnte. Derart, meinte man, ließe sich die Existenz neurotischer Symptome bei »voll intakter Potenz« erklären. Diese Anschauung entsprach durchaus der Vorstellung der von einander unabhängigen sexuellen Körperzonen. Außerdem leugneten die Psychoanalytiker meine Behauptung, daß es keine einzige genital intakte weibliche Kranke gäbe. Eine Frau wurde als genital gesund betrachtet, wenn sie Klitorisorgasmus haben konnte. Die sexualökonomische Unterscheidung zwischen Klitoris- und Vaginalerregung war unbekannt. Kurz, niemand ahnte etwas von der natürlichen *Orgasmusfunktion.* Es blieb ein fraglicher Rest genital gesunder Männer, der alle Annahmen über die prognostische und therapeutische Rolle der Genitalität über den Haufen warf. Denn es war klar: *Sollte meine Annahme zutreffen, die Genitalstörung also die Energiequelle für die neurotischen Symptome bilden, dann durfte sich kein einziger Fall von Neurose mit intakter Genitalität finden.*

Es ging mir dabei wie immer bei wissenschaftlichen Eroberungen. Aus einer Reihe von klinischen Beobachtungen leitete sich eine umfassende Annahme ab. Sie war hier und dort lückenhaft, Einwänden ausgesetzt, die berechtigt schienen. Und die Gegner versäumen selten, derartige Lücken aufzuspüren und daraus die Ablehnung des Ganzen abzuleiten. Wie Du Teil einmal sagte: »Die wissenschaftliche Objektivität ist nicht von dieser Welt und vielleicht von keiner.« Sachliche Zusammenarbeit an einem Problem ist nicht zu erhoffen. Die Kritiker haben mir oft, ohne es zu beabsichtigen, gerade durch die »prinzipiellen« Einwände weitergeholfen. So auch damals. Der Einwand, daß es genital gesunde Neurotiker haufenweise gäbe, veranlaßte mich, mir die »genitale Gesundheit« näher anzuschauen. Es ist nicht glaubhaft, doch wahr, daß die genaue Analyse des genitalen Verhaltens jenseits der Worte wie »Ich habe mit einer Frau beziehungsweise einem Mann geschlafen« in der Psychoanalyse streng verpönt ist.

Je genauer meine Kranken das Verhalten und Erleben im Geschlechtsakt beschrieben, desto fester umriß sich die klinische Überzeugung, daß *ausnahmslos alle schwer* gestört sind. Das traf vor allem auf die Männer zu, die am lautesten großsprecherisch aufzutreten pflegen, möglichst viele Frauen besitzen oder erobern, die in einer Nacht wieder und wieder »können«. Es wurde eindeutig klar: Sie sind erektiv sehr potent, doch sie erleben beim Samenerguß keine Lust, geringe Lust oder sogar das Gegenteil davon, Ekel und Unlust. Die genaue Analyse der Phantasien während des Aktes ergab meist sadistische oder eitle Einstellung bei den Männern, Angst, Zurückhaltung oder Männlichkeitserleben bei den Frauen. Der Akt bedeutete für den angeblich potenten Mann Durchbohren, Bewältigen oder Erobern der Frau. Sie wollten ihre Potenz just beweisen oder wegen der erektiven Ausdauer bewundert werden. Diese »Potenz« ließ sich durch Aufdeckung der Motive leicht zerstören. Dahinter kamen schwere Störungen der Erektion und der Ejakulation zum Vorschein. Bei keinem dieser Fälle gab es auch nur eine Spur von *Unwillkürlichkeit oder Verlust der Aufmerksamkeit im Akt*. Nur langsam vorwärtstastend lernte ich Stück um Stück die Kennzeichen der *orgastischen Impotenz* kennen. Es dauerte ein Jahrzehnt, ehe ich diese Störung voll begriff, sie beschreiben und technisch korrekt beheben lernte.

Ihre Erforschung blieb das klinische Zentralgebiet der Sexualökonomie und ist noch lange nicht abgeschlossen. Sie spielt für die Sexualökonomie eine ähnliche Rolle wie der Ödipuskomplex für die Psychoanalyse. Wer sie nicht genau versteht, muß auf Anerkennung als Sexualökonom verzichten. Er wird nie wirklich begreifen, was an Konsequenzen daraus folgt. Er wird weder den Unterschied von gesund und krank noch die Lustangst der Menschen, weder die pathologische Natur des Kind-Eltern-Konflikts noch die Ehemisere verstehen. Er wird vielleicht Sexualreform betreiben, doch nie an der sexuellen Misere wirklich rühren. Er wird die Bionexperimente bewundern, vielleicht sogar nachmachen, doch nie sexualökonomische Lebensforschung ausüben. Er wird nie die religiöse Ekstase und gewiß nicht den faschistischen Irrationalismus fassen. Er wird notwendigerweise, weil ihm die wichtigste Grundlage fehlt, an der Gegensätzlichkeit von Natur und Kultur, Trieb und Moral, Sexualität und Leistung festhalten. Er wird keine einzige Frage der Pädagogik wirklich lösen können. Er wird die Identität von Sexualprozeß und Lebensprozeß nie fassen und daher ebensowenig die sexualökonomische Theorie der Krebserkrankung. Er wird für gesund halten, was krank, und für krank, was gesund ist. Er wird schließlich die Glückssehnsucht der Menschen mißdeuten und die Glücks*angst* übersehen. Kurz, er wird alles sein können, nur kein Sexualökonom, der weiß, daß der Mensch die einzige biologische Art ist, die die natürliche Sexualfunktion in sich vernichtete und daran krankt.

Ich muß die Orgasmustheorie so darstellen, wie sie sich entwickelt hat, also nicht systematisch. Dadurch wird ihre innere Logik leichter faßbar werden. Man wird erkennen, daß kein menschliches Hirn sich diese Zusammenhänge ausdenken konnte. Bis 1923, dem Geburtsjahr der Orgasmustheorie, kannte man in der Sexuologie und Psychoanalyse nur die *ejakulative* und *erektive* Potenz. Der Begriff der sexuellen Potenz hat ohne Einbeziehung des energetischen, ökonomischen und erlebnismäßigen Anteils keinen Sinn. Die erektive und die ejakulative Potenz sind bloß unerläßliche Vorbedingungen für die *orgastische Potenz.* Sie ist die *Fähigkeit zur Hingabe an das Strömen der biologischen Energie ohne jede Hemmung, die Fähigkeit zur Entladung der hochgestauten sexuellen Erregung durch unwillkürliche lustvolle Körperzuckung.* Kein einziger Neurotiker hat diese Fähigkeit, und die überwiegende Mehrzahl der Menschen ist charakterneurotisch krank.

Die Intensität der Lust im Orgasmus ist (beim angst-, unlust- und phantasiefreien Geschlechtsakt) *abhängig von der Größe der auf das Genitale konzentrierten Sexualspannung;* sie ist um so intensiver, je größer und steiler das »Gefälle« der Erregung ist.

Die folgende Beschreibung des orgastisch befriedigenden Geschlechtsaktes betrifft nur den Ablauf einiger typischer, naturgesetzlich bestimmter Phasen und Verhaltungsweisen. Ich berücksichtige die biologischen Erregungsspiele nicht, die von den verschiedenen individuellen Bedürfnissen bestimmt werden und keine allgemeine Gesetzmäßigkeit aufweisen.

A *Phase der willkürlichen Beherrschung der Luststeigerung*

1) Die arabischen Zahlen im Text entsprechen den arabischen Zahlen im Text des Schemas.

Die Erektion ist nicht schmerzhaft, sondern an sich lustvoll. Das Genitale ist nicht übererregt wie nach langer Abstinenz oder wie in Fällen von Ejaculatio praecox. Das Genitale der Frau wird blutreich und durch reichliche Sekretion der genitalen Drüsen in typischer Weise feucht. Führend ist die Erregung der Schleimhaut der Scheide. Ein wichtiges Kennzeichen der orgastischen Potenz des Mannes ist der *Drang* zum Eindringen. Es können nämlich Erektionen zustande kommen, ohne diesen Drang zu erzeugen; das ist zum Beispiel bei manchen erektiv potenten narzißtischen Charakteren und bei der Satyriasis der Fall.

2) Mann und Frau sind ohne widersprechende Regungen zärtlich. Als pathologische Abweichungen von diesem Verhalten sind anzusehen: Aggressivität, die sadistischen Impulsen entstammt, wie bei manchen Zwangsneurotikern mit erektiver Potenz, und die Inaktivität des passiv-femininen Charakters. Beim »onanistischen Koitus« mit einem ungeliebten Objekt fehlt die Zärtlichkeit. Die Aktivität der Frau unterscheidet sich normalerweise in nichts von der des Mannes. Die weitverbreitete Passivität der Frau ist krankhaft, meist Folge masochistischer Vergewaltigungsphantasien.

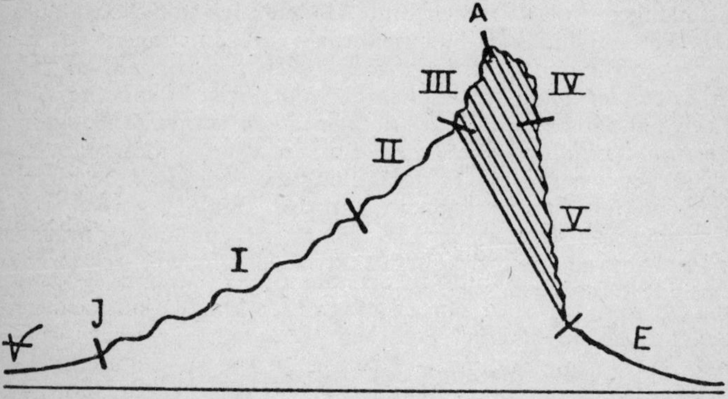

Schema der typischen Phasen des Geschlechtaktes mit orgastischer Potenz bei beiden Geschlechtern.

V = Vorlust (1, 2). J = Immissio (3). I (4, 5) = Phase der willkürlichen Beherrschung der Reizsteigerung und der noch unschädlichen Protrahierung. II (6a–d) = Phase der unwillkürlichen Muskelkontraktionen und der automatischen Luststeigerung. III (7) = Plötzlicher und steiler Anstieg zur Akme (A). IV (8) = Orgasmus. Der gestrichelte Teil stellt die Phase der *unwillkürlichen Körperzuckungen* dar. V (9–10) = Steiles Sinken der Erregung. E = Wohlige Ermattung. Dauer ca. 5–20 Minuten.

3) Die Lust, die sich während der Vorlustakte auf ungefähr gleichem Niveau gehalten hat, steigert sich bei Mann und Frau in gleicher Weise plötzlich bei der Einführung des Gliedes. Das

Gefühl des Mannes, »hineingesogen« zu werden, entspricht dem der Frau, daß sie das Glied »einsauge«.

4) Der Drang des Mannes, recht tief einzudringen, steigert sich, ohne jedoch die Form sadistischen »Durchbohrenwollens« anzunehmen wie bei zwangsneurotischen Charakteren. Die Erregung konzentriert sich durch die *beiderseitige, langsame, spontane* und *nicht angestrengte* Friktion auf die *Penisoberfläche und Glans,* beziehungsweise die *hinteren Teile der Scheidenschleimhaut.* Die charakteristische Empfindung, die das Vordringen des Samens ankündigt und dann begleitet, fehlt noch vollkommen, im Gegensatz zur verfrühten Ejakulation. Der Körper ist noch weniger erregt als das Genitale. Das Bewußtsein ist völlig auf die Aufnahme der strömenden Lustempfindungen eingestellt; das Ich ist dabei insofern aktiv beteiligt, als es versucht, alle Lustmöglichkeiten auszuschöpfen und eine recht hohe Spannung zu erzielen, ehe der Orgasmus einsetzt. Das geschieht selbstverständlich nicht mittels bewußter Überlegungen, sondern spontan aufgrund der vorangegangenen Erfahrungen individuell verschieden, durch Abänderung der Lage, die Art der Friktion, ihres Rhythmus usw. Nach übereinstimmenden Mitteilungen potenter Männer und Frauen sind die Lustempfindungen um so stärker, je langsamer und linder die Friktionen und je besser sie aufeinander abgestimmt sind. Das setzt auch ein hohes Maß an Fähigkeit voraus, sich mit dem Partner zu identifizieren. Ein pathologisches Gegenstück dazu ist der Drang zu heftigen Friktionen mit Penisanästhesie (ausgesprochen bei sadistischen zwangsneurotischen Charakteren, die an der Unfähigkeit, den Samen zu ergießen, leiden) und die nervöse Hast der an verfrühter Ejakulation Leidenden. Orgastisch potente Menschen lachen und sprechen während des Geschlechtsaktes – zärtliche Worte ausgenommen – nie. Beides, Sprechen und Lachen, deutet auf schwere Störungen des Vermögens zur Hingabe hin, die ungeteiltes Versinken in der strömenden Lustempfindung voraussetzt. Männer, die die Hingabe als »weiblich« empfinden, sind immer orgastisch gestört.

5) In dieser Phase ist die Unterbrechung der Friktion an sich lustvoll wegen der besonderen Lustempfindungen, die sich in der Ruhe einstellen, und ohne seelischen Aufwand durchzuführen; dadurch wird der Akt verlängert. In der Ruhe sinkt die Erregung wieder ein wenig ab, ohne jedoch, wie in pathologischen Fällen, ganz zu vergehen. Das Unterbrechen des Geschlechtsaktes durch Zurückziehen des Gliedes ist nicht unlustbetont, sofern es nach einer Ruhepause geschieht. Bei fortgesetzter Friktion steigert sich die Erregung stetig über das Niveau vor der Unterbrechung hinaus, erfaßt allmählich immer mehr und mehr *den ganzen Körper,* während das Genitale selbst

mehr oder weniger gleichmäßig erregt bleibt. Schließlich setzt infolge neuerlicher, gewöhnlich plötzlicher Steigerung der genitalen Erregung die

B *Phase der unwillkürlichen Muskelkontraktionen* ein.

6) *In dieser ist die willkürliche Beherrschung des Ablaufs der Erregung nicht mehr möglich.* Sie zeigt folgende Eigentümlichkeiten:

a) Die Steigerung der Erregung kann nicht mehr reguliert werden; sie beherrscht vielmehr die gesamte Persönlichkeit und bedingt Pulsbeschleunigung und *tiefes Ausatmen.*

b) Die körperliche Erregung konzentriert sich immer mehr auf das Genitale; es setzt ein süßliches Empfinden ein, das man am besten als *Abströmen der Erregung vom Genitale* beschreiben kann.

c) Diese Erregung bedingt zunächst unwillkürliche Kontraktionen der gesamten Genital- und Beckenbodenmuskulatur. Sie laufen wellenförmig ab: Die Wellenberge fallen mit dem völligen Eindringen des Gliedes, die Wellentäler mit der Rückziehung zusammen. Sobald aber die Rückziehung eine gewisse Grenze überschreitet, setzen sofort krampfartige Kontraktionen ein, die den Samenerguß beschleunigen. Bei der Frau kontrahiert sich in diesem Falle die glatte Muskulatur der Scheide.

d) In diesem Stadium ist die Unterbrechung des Aktes für Mann und Weib absolut unlustvoll: Die Muskelkontraktionen, die den Orgasmus sowie die Ejakulation beim Manne vermitteln, laufen bei Unterbrechung krampfhaft anstatt rhythmisch ab; das bereitet heftigste Unlust und gelegentlich auch Schmerzempfindungen am Beckenboden und im Kreuz; überdies erfolgt der Samenerguß infolge des Krampfes früher als bei ungestörter Rhythmik. Die willkürliche Verlängerung der ersten Phase des Geschlechtsaktes (1—5 im Schema) bis zu einem gewissen Grade ist unschädlich und wirkt luststeigernd; dagegen ist das Unterbrechen oder willkürliche Abändern des Ablaufs der Erregung in der zweiten Phase schädlich, weil in ihr der Ablauf bereits reflektorisch erfolgt.

7) Durch weitere Verstärkung der unwillkürlichen Muskelkontraktionen und durch die Erhöhung ihrer Frequenz steigt die Erregung rasch und steil zur *Akme* an (III bis A in der Kurve); diese fällt normalerweise mit der ersten samenfördernden Muskelkontraktion beim Mann zusammen; jetzt setzt

8) eine mehr oder weniger starke Trübung des Bewußtseins ein; die Friktionen *verstärken sich spontan,* nachdem sie im Augenblick der »spitzen« Akme kurz ausgesetzt hatten, und der Drang, »ganz« einzudringen, wird mit jeder samenfördernden Muskelkontraktion intensiver. Bei der Frau laufen die Muskelkontraktionen in der gleichen Weise ab wie beim Mann;

nur besteht psychisch der Unterschied, daß die gesunde Frau während und knapp nach der Akme »ganz aufnehmen« will.

9) Die orgastische Erregung teilt sich dem ganzen Körper mit und bedingt lebhafte *Zuckungen der gesamten Körpermuskulatur.* Selbstbeobachtungen von gesunden Personen beiderlei Geschlechts wie auch die Analyse gewisser Störungen des Orgasmus zeigen, daß das, was wir die Lösung der Spannungen nennen und als motorische Entladung empfinden (absteigender Schenkel des Orgasmus), vorwiegend ein Erfolg des *Rückströmens der Erregung auf den Körper* ist. Dieses Rückströmen wird als *plötzliches Sinken* der Spannung empfunden.

Die Akme stellte somit den Wendepunkt vom genitalwärts gerichteten zum entgegengesetzten Ablauf der Erregung dar. *Der komplette Rücklauf der Erregung macht allein die Befriedigung aus, die zweierlei bedeutet: Umsetzung der Erregung im Körper und Entlastung des Genitalapparats.*

10) Ehe der Nullpunkt erreicht ist, klingt die Erregung in sanfter Kurve aus und wird unmittelbar von *wohliger körperlicher und seelischer Entspannung* abgelöst; zumeist stellt sich auch ein *starkes Schlafbedürfnis* ein. Die sinnlichen Beziehungen sind erloschen, doch besteht eine *»gesättigte« zärtliche Beziehung zum Partner* fort, der sich das Gefühl der Dankbarkeit hinzugesellt.

Im Gegensatz dazu empfindet der orgastisch Impotente bleierne Müdigkeit, Ekel, Abscheu, Überdruß oder Gleichgültigkeit und gelegentlich Haß gegen den Partner. Bei Satyriasis und Nymphomanie schwindet die sexuelle Erregtheit nicht. Orgastisch impotente *Schlaflosigkeit* ist eines der wesentlichen Kennzeichen des Unbefriedigtseins. Hingegen darf man nicht ohne weiteres auf Befriedigtheit schließen, wenn der Kranke berichtet, daß er nach dem Akt sofort einschläft.

Überblicken wir noch einmal die zwei Phasen des Geschlechtsaktes, so zeigt sich, daß die erste überwiegend durch das *sensorische,* die zweite durch das *motorische* Lusterlebnis gekennzeichnet ist.

Die unwillkürliche bioenergetische Zuckung des Organismus und der *komplette Abbau der Erregung* sind die wichtigsten Kennzeichen der orgastischen Potenz. Der gestrichelte Teil der Orgasmuskurve deutet die *unwillkürliche* vegetative Entspannung an. Es gibt Teillösungen der Erregung, die orgasmus*ähnlich* sind; sie wurden bisher für die eigentliche Auslösung gehalten. Die klinische Erfahrung lehrt, daß die Menschen infolge der allgemeinen Sexualunterdrückung die Fähigkeit zur letzten *vegetativ unwillkürlichen* Hingabe verloren haben. Ich verstehe unter »orgastischer Potenz« gerade dieses letzte, bisher unbekannt gebliebene Stück der Erregbarkeit und Span-

nungslösung. Die orgastische Potenz bildet die biologische Ur- und Grundfunktion, die der Mensch mit allem Lebendigen gemeinsam hat. Sämtliche Naturempfindungen leiten sich von dieser Funktion oder der Sehnsucht nach ihr ab.
Der Ablauf der weiblichen Erregung unterscheidet sich in nichts von dem der männlichen.
Der Orgasmus fällt bei beiden Geschlechtern intensiver aus, wenn die Höhepunkte der genitalen Erregung zusammenfallen. Das kommt bei Menschen, die die Zärtlichkeit und Sinnlichkeit auf *einen* Partner konzentrieren können und entsprechenden Widerhall finden, sehr häufig vor und ist die Regel, wenn die Liebesbeziehung weder innerlich noch äußerlich gestört ist. In solchen Fällen ist zumindest die *bewußte Phantasietätigkeit* restlos ausgeschaltet; das Ich erfaßt die Lustempfindungen, auf die es ungeteilt eingestellt ist. *Die Fähigkeit, sich trotz mancher Widersprüche mit der gesamten affektiven Persönlichkeit auf das orgastische Erleben einzustellen, ist eine weitere Eigenschaft der orgastischen Potenz.*
Ob auch die unbewußte Phantasietätigkeit ruht, läßt sich nicht ohne weiteres entscheiden. Gewisse Anzeichen sprechen dafür. Phantasien, die nicht bewußt werden *dürfen*, können nur stören. Unter den Phantasien, die den Geschlechtsakt begleiten können, muß man diejenigen unterscheiden, die im Einklang stehen mit dem Sexualerleben, und die, die ihm widersprechen. War der Partner imstande, alle sexuellen Interessen wenigstens momentan an sich zu ziehen, so erübrigt sich auch die unbewußte Phantasie; diese steht wesensgemäß im Gegensatz zum realen Erleben, weil man nur das phantasiert, was man real nicht haben kann. Es gibt eine *echte Übertragung* vom Urobjekt auf den Partner. Er konnte das Objekt der Phantasie ersetzen, weil er sich in den Grundzügen mit ihm deckt. Erfolgt hingegen die Übertragung der sexuellen Interessen, *obgleich* sich der Partner mit dem Phantasierten in den Grundeigenschaften *nicht* deckt, bloß aufgrund neurotischen Suchens nach dem Urobjekt ohne die innere Fähigkeit zur *echten* Übertragung, so vermag keine Illusion das leise Gefühl der Unechtheit in der Beziehung zu übertönen. Dort fehlt die Enttäuschung nach dem Akte, hier ist sie unausweichlich; hier hat, so dürfen wir annehmen, die Phantasietätigkeit während des Aktes nicht geruht, sondern vielmehr der Erhaltung der Illusion gedient; dort verlor das Urobjekt an Interesse und damit auch die phantasieerzeugende Kraft; erstand es doch neu im Partner. Bei der echten Übertragung bleibt die Überschätzung des Sexualpartners weg; die Eigenschaften, die dem Urobjekt widersprechen, werden richtig eingeschätzt und toleriert; bei der unechten Übertragung ist die Idealisierung übermäßig groß und die Illusionen herrschen vor; die negativen Eigenschaften

werden nicht wahrgenommen und die Phantasietätigkeit darf nicht aussetzen, sonst ginge die Illusion verloren.

Je angestrengter die Phantasie, die den Partner dem Ideal angleicht, arbeiten muß, desto mehr büßt der Sexualgenuß an Intensität und sexualökonomischem Wert ein. Es kommt ganz auf die Art der Unstimmigkeiten an, die jedes länger dauernde Verhältnis zwischen Menschen zu begleiten pflegen, ob und in welchem Ausmaße sie die Intensität des Sexualerlebens herabsetzen. Die Herabsetzung wird um so eher zu einer krankhaften Störung, je stärker die Fixierung an das Urobjekt und die Unfähigkeit zur echten Übertragung ist, je größer ferner der Energieaufwand ist, dessen es bedarf, um die Ablehnung des Partners zu überwinden.

4. *Die Sexualstauung — Energiequelle der Neurose*

Ich hatte bei den Ambulanzfällen seit der ersten klinischen Beobachtung 1920 die genitalen Störungen sorgfältig erhoben und notiert. Im Verlaufe von etwa zwei Jahren hatte ich genügend Material beisammen, um den Schluß ziehen zu können: *Die Störung der Genitalität* ist nicht, wie man bis dahin glaubte, *ein* Symptom unter anderen, sondern es ist das *Symptom der Neurose.* Allmählich faßten sich alle Argumente zusammen, die sagten: Die seelische Erkrankung ist nicht nur eine Folge *sexueller* Störung im weiten Sinne Freuds. Sie ist vielmehr noch eindeutiger zu fassen als Folge der Störung der *genitalen* Funktion, im strengen Sinne der *orgastischen Impotenz.*

Hätte ich die Sexualität wieder auf die genitale allein eingeschränkt, so wäre ich hinter Freud in die alte falsche Sexualauffassung zurückgesunken, sexuell sei nur, was genital ist. Indem ich den Begriff der Genitalfunktion durch den der orgastischen Potenz erweiterte und energetisch definierte, setzte ich die psychoanalytische Sexual- und Libidotheorie vielmehr in gerader Richtung fort. Die Argumente waren die:

1. Wenn jede seelische Erkrankung einen Kern gestauter Sexualerregung hat, dann kann nur die Störung der orgastischen Befriedigungsfähigkeit ihn bedingen. *Impotenz und Frigidität sind somit der Schlüssel zum Verständnis der Ökonomie der Neurosen.*

2. *Die Energiequelle der Neurose wird hergestellt durch die Differenz zwischen sexuellem Energieaufbau und Energieabbau.*

Die neurotische seelische Apparatur unterscheidet sich von der gesunden durch stets vorhandene unbefriedigte Sexualerregung. Das gilt nicht nur für die Stauungsneurosen (die Aktualneurosen Freuds), sondern für alle seelischen Erkrankungen mit und ohne Symptombildung.

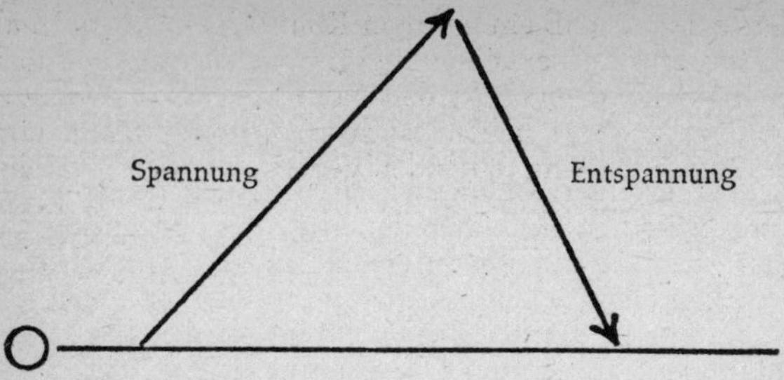

1. Sexualökonomischer Energieablauf

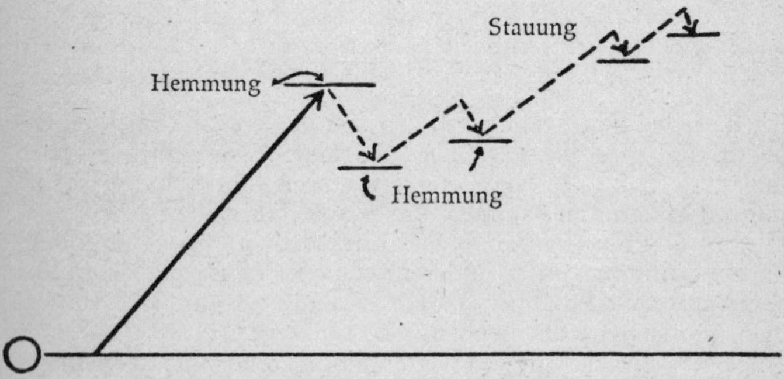

2. Hemmung. Gestörte Sexualökonomie (Stauung)

3. Freuds Formel der Heilung der Neurose ist korrekt, doch unvollständig. Erste Voraussetzung ist die Bewußtwerdung der verdrängten Sexualität. Doch dies allein heilt nicht; sie *muß* nicht, sie *kann* bloß heilen. Und sie heilt dann, wenn sie auch die *Energiequelle der Neurose,* die Sexualstauung, beseitigt. Mit anderen Worten, *wenn die Bewußtheit der Triebansprüche auch die Fähigkeit zur vollen orgastischen Befriedigung herstellt.* Dadurch wird den krankhaften seelischen Wucherungen die Energie an der Quelle entzogen (*Prinzip des Energieentzugs*).
4. Das vornehmste und wichtigste Ziel der kausalen analytischen Therapie der Neurosen ist also ohne Zweifel die Herstellung der orgastischen Potenz, der Fähigkeit, ebensoviel an Sexualenergie abzubauen wie aufgebaut wurde.
5. Die Sexualerregung ist ein ausgesprochen *körperlicher* Vorgang. Die Konflikte der Neurose sind *seelischer* Art. Es kann

nicht anders sein, als daß ein geringer Konflikt, an sich normal, eine *kleine* Störung des sexuellen Energieausgleichs herbeiführt. Diese kleine Stauung verstärkt den Konflikt, und dieser wieder die Stauung. Derart heben psychischer Konflikt und körperliche Erregungsstauung einander gegenseitig in die Höhe. Der zentrale psychische Konflikt ist die sexuelle Kind-Eltern-Beziehung. Er fehlt in keiner Neurose. Er ist das *historische* Erlebnis*material*, von dem sich die Neurose *inhaltlich nährt*. Alle neurotischen Phantasien leiten sich aus der kindlich-sexuellen Frühbeziehung zu den Eltern ab. Doch der Kind-Eltern-Konflikt allein könnte keine dauernde Störung des seelischen Gleichgewichts herbeiführen, wenn er nicht ständig durch die aktuelle Erregungsstauung gespeist wäre, die er selbst im Beginn erzeugt hat. Die Erregungsstauung ist somit der stets *aktuelle* Krankheitsfaktor, der die Neurose nicht inhaltlich, sondern *energetisch* speist. Die krankhaften inzestuösen Bindungen an Eltern und Geschwister verlieren ihre Kraft, wenn die aktuelle Energiestauung behoben wird, mit anderen Worten, wenn in der aktuellen Gegenwart volle orgastische Befriedigung erlebt wird. *Die Pathogenität des Ödipuskomplexes hängt vom Grade der Abfuhr der Sexualenergie ab.* So ver-

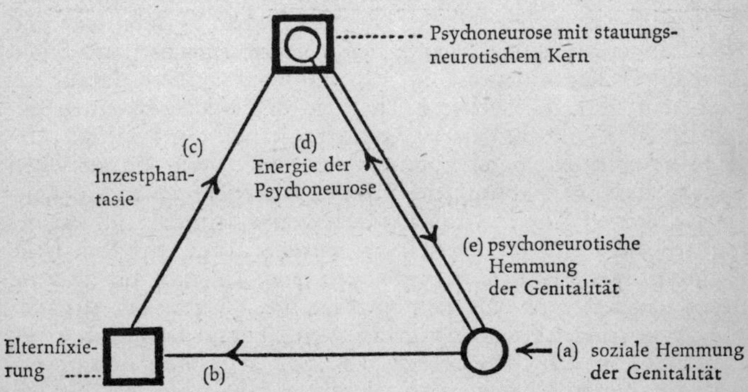

Schema der Beziehung zwischen kindlichem Erlebnisinhalt und Sexualstauung

a) Soziale Sexualhemmung (o)
b) Stauung bewirkt Fixierung an Eltern (historischer Inhalt □)
c) Inzestphantasie
d) Energiequelle der Neurose
e) Neurose hält Stauung aufrecht (aktuelle Energiestauung)

flechten sich Aktualneurose und Psychoneurose; sie sind ohne einander nicht zu denken.

6. Die prägenitale (orale, anale, muskuläre etc.) *Sexualität* ist grundsätzlich anders in der Dynamik als die *genitale*. Werden nichtgenitale Sexualbetätigungen festgehalten, so wird die Genitalfunktion gestört. Diese Störung treibt prägenitale Phantasien und Handlungen hoch. Die prägenitalen Sexualphantasien und -betätigungen, die wir bei den Neurosen und Perversionen antreffen, sind nicht nur Ursache der Genitalstörung, sondern mindest ebensosehr ihre Folge. Man merkt, daß sich hier die Unterscheidung der *natürlichen* von den *sekundären* Trieben vom Jahre 1936 vorbereitete. Der Satz: *Die allgemeine Sexualstörung ist eine Folge der Genitalstörung*, einfach der Impotenz, war hinsichtlich der Triebtheorie und Kulturtheorie am entscheidendsten: Ich verstand unter *genitaler Sexualität* eine Funktion, die unbekannt war und sich mit den üblichen Vorstellungen über die Geschlechtsbetätigungen der Menschen nicht deckte. Sowenig wie »sexuell« und »genital« dasselbe sind, sowenig sind es »genital« im Sinne der Sexualökonomie und »genital« im Sinne des üblichen Wortgebrauchs.

7. Überdies löste sich auf einfache Weise eine Frage der Neurosenlehre, die Freud in den folgenden Jahren gequält hatte. Die seelischen Erkrankungen bieten überall nur Qualitäten dar. Dennoch scheinen sie immer vom sogenannten »quantitativen« Faktor abzuhängen, von der *Stärke* und *Kraft*, die *Energiebesetzung* der seelischen Erlebnisse und Handlungen. In einer Sitzung des engeren Kreises hatte Freud einmal zur Vorsicht gemahnt. Wir müßten, sagte er, darauf gefaßt sein, daß die seelische Therapie der Neurosen einen gefährlichen Konkurrenten zu erwarten habe, die künftige *Organotherapie*. Niemand könnte noch ahnen, wie sie aussehen werde, doch man könnte die Schritte ihrer Träger bereits hinter sich hören. Die Psychoanalyse erwarte, einmal auf ein organisches Fundament gestellt zu werden. Eine echt Freudsche Ahnung. Als Freud dies sagte, verstand ich, daß die Lösung des Quantitätsproblems der Neurose die Lösung der organotherapeutischen Frage inbegriff. Den Zugang konnte nur die Handhabung der physiologischen Sexualstauung öffnen. Ich war auf diesen Weg geraten. Vor fünf Jahren errang die Lösung der Frage ihre ersten Erfolge, kämpfte die Charakteranalyse um die ersten Grundsätze der Technik der *Vegetotherapie* der Neurosen. Dazwischen lagen 15 Jahre schwerer Arbeit und harter Kämpfe.

In den Jahren 1922 bis 1926 formierte und festigte sich Stück um Stück der Orgasmustheorie und im Anschluß daran die Technik der Charakteranalyse. Jede weitere Erfahrung, Erfolge ebensogut wie Mißerfolge in der ärztlichen Arbeit, bestätigten die Theorie, die sich mir aufgrund der ersten entscheidenden Beobachtungen von selbst gebildet hatte. Für meine Arbeit zweigten sich die Probleme rasch und klar auf.

Die klinische Arbeit am Kranken führte *eine* Richtung gerade bis zum heutigen Stande der sexualökonomischen Experimentalarbeit fort.

Eine *zweite* Richtung zweigte mit der Frage ab: *»Woher stammt und welche Funktion hat die soziale Unterdrückung des Geschlechtslebens?«*

Die erste Problemlinie gab viel später, erst ab 1933, einen biologischen Seitenzweig der Sexualökonomie ab, die *Bionforschung*, die sexualökonomische *Krebsforschung* und die Untersuchungen an den Erscheinungen der *Orgonstrahlung*.

Die zweite Linie spaltete sich rund sieben Jahre später wieder auf in die eigentliche *Sexualsoziologie* auf der einen und die *politische Psychologie* auf der andern Seite[1].

Die Orgasmustheorie bestimmt den psychologischen, psychotherapeutischen, physiologisch-biologischen und soziologischen Sektor der Sexualökonomie. Ich maße mir nicht die Behauptung an, daß dieses Gebäude der Sexualökonomie die spezialisierten Fächer obiger Art ersetzen könnte. Doch sie erhebt heute den Anspruch, eine einheitliche naturwissenschaftliche Sexualtheorie zu sein, von der aus alle Seiten des menschlichen Lebens Erneuerung und Befruchtung erwarten können. Dies verpflichtet zu ausführlicher Darlegung des Gerüsts in allen Zweiggebieten. Da der Lebensprozeß der Sexualprozeß schlechthin ist, versteht sich die Aufsplitterung logischerweise von selbst: *In allem, was lebt, wirkt sexuelle, vegetative Energie.* Dieser Satz ist sehr gefährlich, gerade weil er einfach und absolut korrekt ist. Um ihn richtig anzuwenden, muß verhindert werden, daß er zu einer dummen Banalität oder zu einem Schema absinkt. Nachfahren pflegten sich die Sache leichtzumachen. Sie übernehmen mühsam erarbeiteten Stoff und operieren damit aufs bequemste. Sie nehmen sich keine Mühe, alle methodischen Feinheiten immer neu anzuwenden. Sie erstarren, und die Problematik mit ihnen. Ich hoffe, daß es mir gelingen wird, dieses Schicksal von der Sexualökonomie abzuwenden.

1 Vgl. meine Bücher *Die Sexualität im Kulturkampf*, *Der Einbruch der Sexualmoral* und *Die Massenpsychologie des Faschismus*.

VI. Die Entwicklung der charakteranalytischen Technik

1. *Schwierigkeiten und Widersprüche*

Die psychoanalytische Technik bediente sich der Gedankenassoziation, um die unbewußten Phantasien aufspüren und deuten zu können. Es hatte sich gezeigt, daß die heilende Wirkung der Deutung begrenzt ist. Patienten mit der Fähigkeit zu freiem, unwillkürlichem Gedankeneinfall gab es kaum. Die Besserungen, die man erzielte, waren Erfolge von genitalen Durchbrüchen. Sie waren meist durch die Auflockerung des seelischen Apparats infolge der freien Einfälle *zufällig* hervorgerufen. Ich konnte sehen, daß genitale Lösungen große Heilwirkungen erzielten, doch ich hatte ihre Lenkung und Durchsetzung nicht in meiner Macht. Man wußte nie recht anzugeben, welchen Vorgängen im Kranken der zufällige Durchbruch zuzuschreiben war. Daraus folgte die Notwendigkeit, Orientierung in den Gesetzmäßigkeiten der analytischen Technik zu gewinnen.

Ich beschrieb bereits die Trostlosigkeit der damaligen technischen Situation. Als ich das Wiener Technische Seminar im Herbst 1924 übernahm, hatte ich ein Bild von der notwendigen Arbeit. In den vorausgegangenen zwei Jahren hatte sich die *Systemlosigkeit* in den Berichten über Krankheitsfälle störend gezeigt. Ich entwarf ein Schema für *geordneten* Bericht. Die Fälle bieten eine verwirrende Fülle von Erlebnissen. Ich schlug daher vor, aus dieser Fülle nur dasjenige vorzubringen, das zur technischen Problemstellung erforderlich war. In der Diskussion würde sich das übrige von selbst einstellen. Früher pflegte man die Kindheitsgeschichte des Falles völlig ohne Bezug auf das therapeutische Problem darzustellen und am Schluß unzusammenhängende Ratschläge zu erteilen. Das schien mir sinnlos. Wenn die Psychoanalyse eine kausale wissenschaftliche Therapie war, dann mußte die jeweils notwendige technische Maßnahme sich aus der Struktur des Falles von selbst ergeben. Die Struktur der Neurose konnte nur von den Fixierungen in kindlichen Situationen bestimmt sein. Es hatte sich ferner gezeigt, daß man die Widerstände umging, teils weil man sie nicht erkannte, teils weil man glaubte, daß der Widerstand ein Hindernis der Arbeit und daher möglichst zu vermeiden wäre. Im ersten Jahre meiner Tätigkeit als Seminarleiter wurden daher ausschließlich Widerstandssituationen besprochen. Im Anfang waren wir völlig hilflos. Doch wir lernten bald sehr viel und in rascher Folge hinzu. Das wichtigste Ergebnis des ersten Jahres seminaristischer Arbeit war die entscheidende Einsicht, daß die Analytiker unter »Übertragung« nur die positive und nicht die negative verstanden, obgleich die Unterscheidung von Freud theoretisch längst getroffen war. Die Analytiker scheuten sich, ablehnende Meinungen und peinliche Kritik des Patienten herauszuarbeiten, anzuhören, zu bestätigen oder zu entkräften. Man fühlte sich kurzerhand menschlich und persönlich unsicher wegen des sexuellen Stoffes und der so problematischen menschlichen Natur. Es zeigte sich ferner, daß es unbewußte feindselige Einstellungen des Patienten gab, die Pfeiler der Gesamtneurose waren. Jede Deutung von Zusammenhängen unbewußten Materials prallte an dieser *geheimen Feindseligkeit* ab. Folgerichtig durfte nichts Unbewußtes gedeutet werden, ehe die geheimen ablehnenden Haltungen aufgedeckt und beseitigt waren. Das lag zwar in der Linie bekannter Grundsätze der praktischen Arbeit. Doch es mußte erst geübt werden.

Die praktischen Fragestellungen räumten mit vielen unrichtigen und bequemen Haltungen der Therapeuten auf. So mit dem sogenannten »Abwarten«. Abwarten sollte einen Sinn haben. Meist war es Hilflosigkeit. Wir verurteilten die Gewohnheit vieler, dem Kranken, wenn er Widerstände gegen die Behandlung zeigte, einfach Vorwürfe zu machen. Es lag ganz im Sinne der psychoanalytischen Grundsätze, daß wir den Widerstand zu begreifen und mit *analytischen* Mitteln zu beseitigen versuchten. Man pflegte damals, wenn die Behandlungen verödeten, Termine zu setzen. Der Patient sollte sich bis zu einem bestimmten Datum entschließen, den »Widerstand gegen die Gesundung aufzugeben«. Konnte er es nicht, dann hatte er eben *»unüberwindliche* Widerstände«. Wir vergessen nicht, daß das Ambulatorium fortdauernd hohe Anforderungen an unser Können stellte. Von der physiologischen Verankerung solcher Widerstände ahnte niemand etwas.

Es gab eine Reihe falscher technischer Maßnahmen, die beseitigt werden mußten. Da ich selbst diese Fehler fünf Jahre lang mit größten Mißerfolgen begangen hatte, kannte ich sie gut und erkannte sie beim anderen. So die unsystematische Arbeit am Gedankenmaterial, das der Patient brachte. Man deutete das Material »so, wie es kam«, ohne Rücksicht auf seine Tiefe, auf die gegen echtes Verständnis vorgebauten Widerstände. Das führte oft zu grotesken Situationen. Die Kranken hatten sehr bald heraus, was der Psychoanalytiker theoretisch erwartete, und lieferten die betreffenden »Assoziationen«. Sie brachten Material dem Analytiker zuliebe. Waren sie listige Charaktere, so führten sie halb bewußt irre, träumten zum Beispiel äußerst verworren, so daß sich niemand auskannte. Gerade die ständige Verworrenheit der Träume war das entscheidende Problem, nicht deren Inhalt. Oder sie produzierten Symbolik über Symbolik. Die sexuellen Bedeutungen hatten sie bald heraus und konnten nun leicht mit *Begriffen* operieren. Sie sprachen vom »Ödipuskomplex« ohne eine Spur von Affekt. Innerlich glaubten sie nicht an die Deutungen der gelieferten Einfälle, die der Analytiker für bare Münze zu nehmen pflegte. Fast alle Behandlungen waren *chaotisch*. Es gab keine Ordnung im Material, keinen Aufbau in der Behandlung und daher auch keine Abwicklung eines Prozesses. Die meisten Fälle versandeten nach zwei oder drei Jahren Behandlung. Es gab hier und dort Besserungen, doch niemand wußte weshalb. So prägten sich uns die Begriffe von *geordneter* und *systematischer Arbeit an den Widerständen*. Die Neurose zerfällt in der Behandlung sozusagen in Einzelwiderstände, die man säuberlich auseinanderhalten und *gesondert* beseitigen muß, immer vom Oberflächlichsten, dem bewußten Empfinden des Kranken Nächstliegenden her. Das war nicht neu, nur konsequente Durchführung der Freudschen Auffassung. Ich riet ab, den Patienten »überzeugen« zu wollen, daß eine Deutung richtig wäre. Ist der entsprechende Widerstand gegen eine unbewußte Regung begriffen und beseitigt, dann greift der Kranke von selbst dazu. Im Widerstand ist ja dasjenige Triebelement, wogegen er sich richtet, enthalten. Erkennt er den Sinn der Abwehr, dann ist er auch schon dabei, das Abgewehrte zu erfassen. Doch das erfordert genaue und konsequente Aufdeckung jeder leisesten Regung von Mißtrauen und Ablehnung im Patienten. Es gab keinen ohne tiefes Mißtrauen gegen die Behandlung. Sie verbargen es nur verschieden. Ich brachte einmal einen Fall vor, der das geheime Mißtrauen in geschicktester Weise durch Überhöflichkeit und Zustimmung zu allem verbarg. Hinter dem Mißtrauen wirkte die eigentliche Angstquelle. Deshalb opferte er alles, doch ohne sich in Wirklichkeit mit seinen Aggressionen zu verraten. Die Sachlage forderte, daß ich seine sehr klaren Träume von Inzest mit der Mutter nicht deutete, ehe er die Aggression gegen mich herausbrachte. Das widersprach völlig der damaligen Praxis des Deutens jedes einzelnen Traumstückes oder Einfalls. Doch es entsprach den Grundsätzen der Widerstandsanalyse.

Ich spürte sehr bald, daß ich in einen Konflikt geriet. Da die Praxis der Theorie nicht entsprach, mußten sich manche Analytiker empören. Sie sollten ihre Praxis der Theorie anpassen, das heißt technisch umlernen. Das war eine Zumutung. Wir waren nämlich, ohne es zu ahnen, mit der Eigentümlichkeit des heutigen menschlichen Charakters zusammengestoßen, *echte* sexuelle und aggressive Regungen mit *unechten*, verkrampften, irreführenden Haltungen abzuwehren. Die Anpassung der Technik an diese charakterliche Heuchelei der Kranken hatte

Konsequenzen, die keiner ahnte und alle unbewußt fürchteten: Es ging um die *wirkliche Entbindung der Aggression und der Sexualität* im Kranken. Es ging um die persönliche Struktur der Behandelnden, die solches zu ertragen und zu lenken hatten. Doch wir Analytiker waren Kinder unserer Zeit. Wir operierten mit einem Stoff, den wir theoretisch anerkannten und praktisch scheuten. Wir wollten ihn nicht *erleben*. Wir waren in formeller akademischer Konvention wie festgebunden. Die analytischen Situationen forderten Konventionslosigkeit und ein hohes Maß an freiheitlicher Stellung zur Sexualität. Von der Herstellung der Orgasmusfähigkeit war in den ersten Jahren des Seminars noch keine Rede. Ich vermied das Thema instinktiv. Man liebte es nicht und geriet in Affekt dabei. Ich war selbst nicht ganz fest darin. Es war auch gar nicht einfach, die Klosettgewohnheiten und geschlechtlichen Merkwürdigkeiten der Kranken unter Wahrung ihrer sozialen oder akademischen Würden korrekt zu fassen. Daher sprach man lieber über »anale Fixierung« oder »orale Begehrlichkeiten«. Das Tier war und blieb unberührt.

Die Situation war auch sonst schwierig. Ich hatte eine Reihe von klinischen Beobachtungen zu einer Hypothese über die Therapie der Neurosen zusammengefaßt. Das forderte von der technischen Geschicklichkeit viel, wenn man das gesetzte Ziel in der Praxis durchsetzen wollte. Es war wie der anstrengende Marsch zu einem bestimmten Ziel, das deutlich sichtbar ist und dennoch bei jedem Schritt weiterrückt. Je häufiger mir die klinische Erfahrung bestätigte, daß Neurosen bei Ermöglichung der genitalen Befriedigung rasch heilen, desto mehr Schwierigkeiten boten die anderen Fälle, bei denen es nicht oder unvollständig gelang. Das spornte zu energischem Studium der Hindernisse und der vielen Stationen zum Ziele an. Es ist nicht leicht, dies übersichtlich darzustellen. Doch ich will versuchen, ein möglichst lebendiges Bild davon zu geben, wie allmählich die Genitalitätslehre der Neurosentherapie sich immer enger mit dem Ausbau der charakteranalytischen Technik verflocht. Sie wurden im Laufe einiger Jahre zu einer untrennbaren Einheit. Je klarer und fester das Fundament dieser Arbeit wurde, desto mehr wuchsen die Konflikte mit den Psychoanalytikern alter Schule an.

In den ersten zwei Jahren ging es ohne Konflikt. Doch dann begann eine Opposition von seiten der älteren Kollegen störend einzusetzen. Sie kamen einfach nicht mit, fürchteten für ihre Reputation als »erfahrene Autoritäten«. Sie mußten daher zu neuen Dingen, die wir erarbeiteten, entweder sagen: »Das ist ja alles banal, steht schon bei Freud«, oder sie erklärten, es wäre »falsch«. Auf die Dauer ließ sich nämlich die Rolle der Genitalbefriedigung in der Neurosentherapie nicht ver-

heimlichen. Sie drängte sich in der Diskussion jedes Falles unabweisbar auf. Das stärkte meine Position, doch es schaffte mir Feinde. Das Ziel »orgastische genitale Befriedbarkeit« bestimmte die Technik in folgender Weise: Die Kranken sind sämtlich genital gestört. Sie müssen genital gesunden. Es müssen daher alle krankhaften Haltungen aufgesucht und zerstört werden, die die Herstellung der orgastischen Potenz verhindern. Das war eine technische Aufgabe für eine Generation von analytischen Therapeuten. Denn die Hindernisse der Genitalität waren unzählbar und unendlich formenreich. Sie waren sozial nicht minder verankert als psychisch, und in erster Linie physiologisch, wie sich erst viel später herausstellte. Ich legte vorerst das Hauptgewicht der Arbeit auf das Studium der prägenitalen Fixierungen, der abwegigen sexuellen Befriedigungsarten und der *sozialen* Schwierigkeiten, die einem befriedigenden Geschlechtsleben im Wege stehen. Ohne daß ich es beabsichtigte, traten allmählich Fragen der Ehe, der Pubertät, der sozialen Hemmungen der Sexualität in den Vordergrund der Diskussionen. Das schien alles noch durchaus im Rahmen der psychoanalytischen Forschungsarbeit zu liegen. Die jungen Kollegen bezeugten viel Arbeitswillen und große Arbeitsfreude. Sie machten aus ihrer Liebe zu meinem Seminar kein Hehl. Ihr recht unärztliches und unwissenschaftliches Verhalten später, als es zum Bruch kam, vermag die Anerkennung ihrer Leistungen im Seminar nicht zu beeinträchtigen.
1923 erschien Freuds *Das Ich und das Es*. Es wirkte auf die tägliche Praxis, die unausgesetzt mit den Sexualschwierigkeiten der Kranken zu tun hat, zunächst verwirrend. Mit dem »Über-Ich« und den »unbewußten Schuldgefühlen«, die theoretische Formulierungen über noch sehr dunkle Tatsachen waren, wußte man in der Praxis nichts anzufangen. Eine Technik dazu war nicht angegeben. Man operierte lieber mit der Onanieangst und dem sexuellen Schuldgefühl. 1920 war *Jenseits des Lustprinzips* erschienen, in dem zunächst hypothetisch der Todestrieb als dem Sexualtrieb gleichberechtigt, ja sogar noch tiefere Triebkraft eingeführt wurde. Diejenigen Analytiker, die keine Praxis ausübten, und diejenigen, die die Sexualtheorie strukturell nicht begriffen, fingen an, die neue Ichlehre anzuwenden. Es war sehr schlimm. Statt Sexualität sagte man nun »Eros«. Das Über-Ich, das als theoretische Hilfsvorstellung für die seelische Struktur aufgestellt war, konnten die schlechten Praktiker »mit Händen fassen«. Sie operierten damit wie mit realen Tatsachen. Das Es war »bösartig«, das Über-Ich saß da mit langem Bart und war »streng«, und das arme Ich versuchte zu »vermitteln«. An die Stelle der lebendigen fließenden Tatsachenbeschreibung trat ein mechanisches Schema, das einem jedes weitere Nachdenken ersparte. Die klinischen Diskussionen

verloren sich immer mehr und mehr, und die Spekulation begann. Es kamen bald Fremde, die nie analysiert hatten, und hielten gedankensprühende Vorträge über das Ich und Über-Ich oder Schizophrenien, die sie nie gesehen hatten. Beim Bruch 1934 fungierten sie offiziell als »geistig transzendierte« Vertreter der Psychoanalyse gegen das sexualökonomische Prinzip der Tiefenpsychologie. Die Klinik verödete. Die Sexualität wurde wesenlos, der Begriff der »libido« verlor jeden sexuellen Gehalt und wurde zu einer Redensart. Der Ernst der psychoanalytischen Mitteilungen verlor sich. Er machte immer mehr einer Pathetik Platz, die an die von Ethikern erinnerte. Man begann die Neurosenlehre in die Sprache der »Ichpsychologie« zu übersetzen. Die Atmosphäre »reinigte« sich!
Sie reinigte sich langsam, aber sicher von allen Errungenschaften, die Freuds Tat kennzeichneten. Die Anpassung an die Welt, die vor kurzem noch mit Vernichtung gedroht hatte, vollzog sich zunächst unauffällig. Man sprach noch von Sexualität, doch man meinte sie nicht mehr. Man hatte gleichzeitig ein Stück alten Pionierstolzes behalten. Daher bekam man schlechtes Gewissen und usurpierte meine neuartigen Befunde als altgewohnte Bestandteile der Psychoanalyse, in der Absicht, sie zu vernichten. Das Formale überwucherte den Inhalt, die Organisation ihre eigene Aufgabe. Es begann der Verfallsprozeß, der bisher alle großen sozialen Bewegungen der Geschichte vernichtete: Wie sich das Urchristentum Jesus zur Kirche verwandelte und die Marxsche Wissenschaft zur faschistischen Diktatur, so wurden bald viele Psychoanalytiker die schlimmsten Feinde der eigenen Sache. Der Sprung innerhalb der Bewegung war nicht mehr zu reparieren. Das ist heute, 15 Jahre nachher, jedem evident geworden. Ich erfaßte es klar erst 1934. Zu spät. Bis dahin kämpfte ich gegen meine innere Überzeugung für *meine* Sache im Rahmen der IPV, offiziell und vor mir selbst im Namen der *Psychoanalyse*.
Etwa 1935 entstand eine Schere in der psychoanalytischen Theoriebildung, die den Vertretern zunächst unzugänglich war, doch heute sich völlig klar abzeichnet. Wenn die Vertretung der Sache an Boden verliert, so gewinnt ihn im gleichen Maße die *persönliche* Intrige. Was äußerlich als sachliches Interesse ausgegeben wird, ist von nun an Kulissenpolitik, Taktik, Diplomatie. Ich verdanke dem schmerzhaften Erleben dieser Entwicklung der IPV die vielleicht wichtigste Frucht meiner Mühen: die Erkenntnis des Mechanismus jeder Art von Politik, der großen ebenso wie der kleinen.
Die Schilderung dieser Tatsachen ist keineswegs abwegig. Ich habe zu zeigen, daß gerade die kritische Auseinandersetzung mit diesen Zersetzungserscheinungen der psychoanalytischen Bewegung, wie etwa der Todestrieblehre, unerläßliche Voraus-

setzungen des Durchbruchs ins Gebiet des vegetativen Lebens waren, der mir einige Jahre später glückte.
Reik hatte ein Buch *Geständniszwang und Strafbedürfnis* herausgegeben, in dem die ganze ursprüngliche Auffassung der seelischen Erkrankung auf den Kopf gestellt war. Daß es Beifall fand, war um so schlimmer. Auf die einfachste Formel gebracht, läßt sich seine Neuerung als Streichung der *Strafangst* für sexuelle Vergehen beim Kind beschreiben. Freud hatte in *Jenseits des Lustprinzips* und in *Das Ich und das Es* ein unbewußtes Strafbedürfnis angenommen, das den Widerstand gegen das Gesundwerden begründen sollte. Gleichzeitig war der »Todestrieb« in die Theorie eingeführt worden. Freud nahm an, daß die lebende Substanz von zwei entgegengesetzten Triebrichtungen gesteuert werde; einerseits von den *Lebenstrieben*, die er dem Sexualtrieb (Eros) gleichsetzte, und von dem Todestrieb (Thanatos). Sie hatten nach ihm die Aufgabe, die lebende Substanz aus dem anorganischen Ruhezustand herauszuholen, Spannung zu erzeugen, das Leben zu immer größeren Einheiten zusammenzufassen. Sie wären laut, lärmend und bedingten das Getose des Lebens. Doch hinter ihnen wirkte der »stumme«, doch »weit gewichtigere« *Todestrieb* (Thanatos), die Tendenz, das Lebendige zum leblosen Zustand, zum Nichts, zum Nirwana zurückzuführen. Das Leben war nach dieser Auffassung eigentlich nur eine Störung des ewigen Schweigens, des Nichts. In der Neurose wirkte nach dieser Auffassung den vorwärtstreibenden Lebens- beziehungsweise Sexualtrieben der Todestrieb entgegen. Den Todestrieb selbst könnte man zwar nicht wahrnehmen. Doch seine Äußerungen wären zu deutlich, um übersehen zu werden. Die Menschen zeigten überall die Tendenz zur *Selbstvernichtung*. Der Todestrieb äußerte sich in den masochistischen Strebungen. Die Heilung von der Neurose würde deshalb abgelehnt. Diese speisten das unbewußte Schuldgefühl, das man auch Straf*bedürfnis* nennen könnte. Die Kranken wollten einfach nicht gesund werden, weil dieses Strafbedürfnis, das in der Neurose Befriedigung findet, es ihnen verbiete.
Wo Freud fehlzugehen begann, erkannte ich erst bei Reik. Reik übertrieb richtige Einsichten, zum Beispiel die, daß Verbrecher sich leicht selbst verraten oder viele Menschen eine Erleichterung empfinden, wenn sie ein Verbrechen gestehen können.
Bis dahin galt die Neurose als Resultat eines Konfliktes zwischen Sexualanspruch und *Angst* vor der Strafe. Nun hieß es, die Neurose wäre ein Konflikt zwischen Sexualanspruch und *Strafanspruch*, also dem geraden Gegenteil der Angst vor Strafe für sexuelle Handlungen. Das war die komplette Liquidierung der psychoanalytischen Neurosenlehre. Es widersprach

jeder klinischen Einsicht. Diese ließ keinen Zweifel darüber, daß Freuds erste Formulierungen recht hatten. Die Kranken waren an der *Angst vor Strafe für sexuelle Betätigung* gescheitert und *nicht* am *Wunsch*, für Sexuelles gestraft zu werden. Allerdings, manche Fälle entwickelten *nachträglich*, aus den komplizierten Verwicklungen, in die sie durch die Bremsung ihrer Sexualität gerieten, die masochistische *Haltung, gestraft werden zu wollen*, sich selbst zu schädigen oder an der Krankheit festzuhalten. Es war unzweifelhaft die Aufgabe der Behandlung, ihnen diese Wünsche nach Selbstbestrafung als *neurotische* seelische Neubildungen zu zersetzen, ihre Angst vor Strafe zu beseitigen und die Sexualität zu befreien; und nicht die, die Selbstschädigungen als Äußerungen tiefer biologischer Strebungen zu *bestätigen*. Die Vertreter des Todestriebs, die sich immer reichlicher und würdevoller einfanden, da sie nunmehr von »Thanatos« statt von Sexualität reden konnten, führten die neurotische Selbstschädigungsabsicht des kranken seelischen Organismus auf einen biologischen Urtrieb der lebenden Substanz zurück. Davon hat sich die Psychoanalyse nie mehr erholt.

Reik folgte dann Alexander. Dieser untersuchte einige Kriminelle und fand heraus, daß das Verbrechen ganz allgemein Folge eines zur verbrecherischen Tat drängenden unbewußten Strafbedürfnisses wäre. Er fragte nicht nach der Herkunft dieses lebenswidrigen Verhaltens. Er nannte mit keinem Worte die gewaltige soziale Grundlage der Verbrechen. Das ersparte alles weitere Nachdenken. Wenn man nicht heilte, war der Todestrieb daran schuld. Wenn Menschen mordeten, so taten sie es, um ins Gefängnis zu kommen. Kinder stahlen, um sich von einem quälenden Gewissensdruck zu befreien. Ich staune heute über die Energie, die damals auf die Diskussion solcher Meinungen angewendet wurde. Dennoch hatte Freud etwas gemeint, das großer Mühen wert war. Das werde ich später darstellen. Die Bequemlichkeit jedoch klammerte sich daran und verdarb die Mühen von Jahrzehnten.

Die *»negative therapeutische Reaktion«* der Kranken erwies sich später als einfaches Ergebnis der technischen und theoretischen Unfähigkeit, die orgastische Potenz herzustellen, mit anderen Worten, die Lustangst der Kranken zu bewältigen.

Mit diesen Sorgen ging ich eines Tages zu Freud. Ich fragte ihn, ob er den Todestrieb als eine *klinische Theorie* eingeführt haben wollte. Er selbst hatte ja geleugnet, daß der Todestrieb klinisch faßbar wäre. Freud beruhigte mich. Es handelte sich »nur um eine Hypothese«. Sie könnte ebensogut wegbleiben. Am Grundriß des psychoanalytischen Lehrgebäudes änderte sich dadurch gar nichts. Er hätte eben einmal eine Spekulation zugelassen. Er wüßte genau, daß man seine Spekulation miß-

brauchte. Ich sollte mich darum nicht kümmern, sondern ruhig klinisch weiterarbeiten. Ich ging erleichtert weg. Doch ich war entschlossen, in meinem Arbeitsbereich das Gerede vom Todestrieb scharf zu bekämpfen.
Meine abweisende Besprechung des Reikschen Buches und der Artikel gegen Alexander erschienen 1927. In meinem Technischen Seminar hörte man nur wenig vom Todestrieb und vom unbewußten Strafbedürfnis als den Ursachen der therapeutischen Mißerfolge. Das ließ die peinlich genaue klinische Darstellung der Fälle nicht zu. Nur gelegentlich versuchte der eine oder der andere Todestriebtheoretiker seine Meinung anzubringen. Ich vermied sorgfältig jeden direkten Angriff auf diese Irrlehre. Sie sollte, das war klar, durch die klinische Arbeit selbst lebensunfähig gemacht werden. Je genauer wir die Mechanismen der Erkrankungen studieren würden, desto sicherer mußten wir siegen. In der Vereinigung dagegen blühte die falsche Auslegung der Ich-Theorie immer mehr. Die Spannung wurde immer größer. Man entdeckte mit einemmal, daß ich sehr aggressiv wäre, »nur mein Steckenpferd ritte« und die Bedeutung der Genitalität allzu einseitig übertriebe.
Auf dem Salzburger Kongreß der Psychoanalytiker im April 1924 hatte ich die ersten Formulierungen über die therapeutische Bedeutung der Genitalität durch die Einführung der »orgastischen Potenz« ergänzt. Der Vortrag behandelte zwei grundsätzliche Tatsachen:
1. *Die Neurose ist Ausdruck einer Störung der Genitalität,* und nicht nur der Sexualität im allgemeinen.
2. *Der Rückfall in die Neurose nach einer analytischen Heilung wird in dem Maße vermieden, in dem die orgastische Befriedigung im Geschlechtsakt gesichert ist.* Ich hatte viel Erfolg. Abraham beglückwünschte mich zur gelungenen Formulierung des *ökonomischen Faktors der Neurose.*
Um die orgastische Potenz bei den Kranken herzustellen, genügte es nicht, die vorhandenen genitalen Erregungen von den Hemmungen und Verdrängungen zu befreien. Die sexuelle Energie wird in den Symptomen *gebunden.* Jede Symptomauflösung *ent*bindet daher einen Betrag an seelischer Energie. Die beiden Begriffe »seelische Energie« und »sexuelle Energie« waren damals durchaus nicht identisch. Die frei gewordene Energiemenge übertrug sich spontan auf das genitale System: *Die Potenz besserte sich.* Die Kranken wagten sich an einen Partner heran, gaben die Abstinenz auf, oder sie erlebten tiefer in den geschlechtlichen Umarmungen. Doch die Erwartung, daß dadurch auch die orgastische Funktion sich einstellen würde, wurde nur in wenigen Fällen erfüllt. Die Überlegung sagte: Offenbar ist nicht genügend Energie aus neurotischen Bindungen befreit. Die Kranken verloren zwar Symptome,

konnten recht und schlecht Arbeit leisten, doch im ganzen blieben sie gesperrt. So drängte sich von selbst die Frage auf: *Wo noch, außer in den neurotischen Symptomen, ist sexuelle Energie gebunden?* Diese Frage war damals in der Psychoanalyse neu, doch sie trat nicht aus ihrem Rahmen. Im Gegenteil, sie bedeutete nur eine folgerichtige Anwendung der analytischen Denkmethode über das neurotische Einzelsymptom hinaus. Ich wußte vorerst keine Antwort auf diese Frage. Klinische und therapeutische Fragen lassen sich nie durch Nachdenken lösen. Sie beantworten sich von selbst im Gang der Bewältigung praktischer Aufgaben. Das gilt wohl allgemein für jede Art von wissenschaftlicher Arbeit. Eine aus der Praxis abgeleitete korrekte Fragestellung zieht weitere Fragen konsequent nach sich, die sich allmählich zu einem einheitlichen Bilde vom Gesamtproblem verdichten.

Aufgrund der psychoanalytischen Neurosenlehre lag es nahe, die fehlende Energie für die Herstellung der vollen Orgasmusfähigkeit in den *nicht*genitalen, also *frühkindlich* prägenitalen Betätigungen und Phantasien zu suchen. Ist das sexuelle Interesse in hohem Maße auf Saugen, Beißen, Nur-Geliebtwerden, anale Gewohnheiten etc. gerichtet, so leidet darunter die genitale Erlebnisfähigkeit. Dadurch verschärfte sich die Anschauung, daß die einzelnen sexuellen Triebe nicht gesondert voneinander funktionieren, sondern wie eine Flüssigkeit in kommunizierenden Röhren eine *Einheit* bilden. Es kann nur *eine einheitliche Sexualenergie geben, die sich an verschiedenen erogenen Zonen und seelischen Vorstellungen zu befriedigen versucht.* Es widersprach Anschauungen, die gerade um diese Zeit zu blühen begannen. Ferenczi publizierte seine Genitalitätstheorie, nach der sich die genitale Erregungsfunktion aus prägenitalen Erregungen, analen, oralen und aggressiven, zusammensetzt. Das widersprach meiner klinischen Erfahrung. Ich sah, daß gerade umgekehrt jede Beimengung nichtgenitaler Erregungen beim Geschlechtsakt oder bei der Onanie die orgastische Potenz *schwächt.* Eine Frau, die ihre Vagina unbewußt dem After gleichsetzt, fürchtet etwa, während der Erregung einen Flatus zu lassen und sich dadurch zu blamieren. Eine solche Haltung vermag die gesamte Lebenstätigkeit zu lähmen. Ein Mann, der seinen Penis unbewußt als Messer ansieht oder als Beweis der Potenz gebraucht, ist unfähig zu restloser Hingabe im Akt. Helene Deutsch publizierte ein Buch über die weibliche Sexualität, in dem sie behauptete, daß der Höhepunkt der sexuellen Befriedigung für das Weib im Geburtsakt liege. Ihrer Auffassung nach gibt es keine originäre vaginale Erregung. Diese setzte sich aus Erregungen zusammen, die vom Mund und vom After auf die Scheide verschoben würden. Otto Rank publizierte zur selben Zeit sein *Trau-*

ma der Geburt, in dem er behauptete, daß der Geschlechtsakt einer »Rückkehr in den Mutterleib« entspräche. Ich stand mit diesen Psychoanalytikern sehr gut, schätzte ihre Ansichten, doch meine Erfahrungen und Anschauungen gerieten mit den ihren in scharfen Konflikt. Allmählich wurde klar, daß es *grundsätzlich falsch ist, das Erlebnis im Geschlechtsakt psychisch deuten zu wollen*, darin einen Sinn wie etwa in einem neurotischen Symptom zu suchen. Im Gegenteil: *Jede seelische Vorstellung während des Aktes kann nur das Versinken in der Erregung behindern.* Überdies bedeuteten solche Deutungen der Genitalität Leugnung ihrer biologischen Funktion. Indem man sie aus nichtgenitalen Erregungen zusammensetzt, leugnet man ihre Existenz. Ich hatte dagegen gerade in der *Orgasmus*funktion den *qualitativen* Grundunterschied zwischen Genitalität und Prägenitalität erkannt. *Nur der genitale Apparat kann Orgasmus vermitteln und biologische Energie voll entladen. Die Prägenitalität kann vegetative Spannungen nur erhöhen.* Man merkt die tiefe Kluft, die sich hier in der psychoanalytischen Anschauung von der Triebfunktion bildete.
Die therapeutischen Konsequenzen aus den beiden Anschauungen waren miteinander unvereinbar. Ist die genitale Erregung bloß eine Vermengung nichtgenitaler Erregungen, dann müßte die Heilung in einer Verschiebung der Anal- oder Oralerotik auf das Genitale bestehen. War aber meine Anschauung richtig, dann mußte die genitale Erregung von den Vermengungen mit prägenitalen Erregungen befreit und gereinigt, sozusagen *»herauskristallisiert«* werden. Bei Freud fand sich kein Anhaltspunkt für die Entscheidung der Frage. Er meinte, die libidinöse Entwicklung schreite beim Kinde von der oralen zur analen und von da zur *phallischen* Stufe fort. Die phallische Genitalposition schrieb er beiden Geschlechtern zu. Die phallische Erotik des Mädchens hafte sich an die Klitoris wie beim Knaben an den Penis. Erst in der Pubertät würden, sagte Freud, alle infantilen Sexualregungen dem »Primat der Genitales« unterstellt. *Diese trete nunmehr »in den Dienst der Fortpflanzung«*. Mit dieser Formulierung war die alte Geichsetzung von Genitalität und Fortpflanzung festgehalten, die Genitallust galt weiter als eine Funktion der Fortpflanzung. Das hatte ich in den ersten Jahren übersehen. Ich wurde darauf erst durch einen Berliner Psychoanalytiker aufmerksam gemacht, als der Konflikt kraß zutage trat. Ich konnte in der IPV mit meiner Genitalitätstheorie nur deshalb so lange bleiben, weil ich mich ständig auf Freud berief. Ich tat damit meiner Theorie unrecht und erschwerte meinen Mitarbeitern die Loslösung von der Organisation der Psychoanalytiker.
Heute erscheinen derartige Ansichten unmöglich. Ich muß staunen, wie ernst man damals darüber diskutierte, ob es eine ori-

ginäre genitale Funktion gibt oder nicht. Niemand ahnte die soziale Begründung dieser wissenschaftlichen Naivität. Die weitere Entwicklung der Genitalitätstheorie enthüllte sie kraß genug.

2. *Sexualökonomie der neurotischen Angst*

Die scharfen Widersprüche in der psychoanalytischen Theoriebildung ab 1922 lassen sich auch am Zentralproblem der Angst darstellen. Die ursprüngliche Annahme lautete: *Ist der körperlichen Sexualerregung der Weg zur Wahrnehmung und Abfuhr gesperrt, so verwandelt sie sich in Angst.* Über das *wie* dieser »Verwandlung« war nichts gesagt. Da ich unausgesetzt die Aufgabe hatte, sexuelle Energie aus den neurotischen Bindungen zu lösen, drängte diese Frage nach Klärung. Stauungsangst war nicht abgeführte sexuelle Erregung. Um sie in sexuelle Erregung rückzuwandeln, mußte man wissen, wie die *erste* Verwandlung in Angst vor sich geht. In der Poliklinik hatte ich 1924 zwei weibliche Fälle mit Herzangstneurose zu behandeln. Als die genitale Erregung bei ihnen auftrat, ließ die Herzangst nach. In dem einen dieser Fälle konnte ich wochenlang den Wechsel von Herzangst und genitaler Erregung beobachten. Jede Bremsung der vaginalen Erregtheit rief unmittelbar Beklemmung und Angst »in der Herzgegend« hervor. Das bestätigte sehr schön die ursprüngliche Freudsche Auffassung von der Libido-Angst-Beziehung. Doch die Beobachtung sagte noch mehr. Ich konnte nun den Sitz der Angst*empfindung* lokalisieren: *Es war die Herz- und Zwerchfellgegend.* In dem anderen Falle gab es die gleiche Wechselfunktion, aber auch eine Urtikaria. Hatte die Kranke Angst, ihre vaginale Erregung zuzulassen, so traten *entweder* Herzangst *oder* große juckende Quaddeln an verschiedenen Stellen der Haut auf. Die Sexualerregung und die Angst hatten also etwas mit den Funktionen des vegetativen Nervensystems zu tun. Dazu paßte die Herzlokalisation sehr gut. Ich korrigierte die Freudsche Formulierung so: Es liegt keine *»Verwandlung«* von Sexualerregung vor. *Dieselbe Erregung, die am Genitale als Lustempfindung zum Vorschein kommt, meldet sich, wenn sie das Herzsystem erfaßt, als Angst,* mithin als *das genaue Gegenteil der Lust.* Das vasovegetative Erregungssystem kann das eine Mal im Sinne der Sexualerregung, das andere Mal, wenn diese gebremst ist, in dem der Angst funktionieren. Der Gedanke erwies sich als sehr glücklich. Von da ab führte eine gerade Linie der Entwicklung zu meiner heutigen Anschauung, daß *Sexualität und Angst zwei entgegengesetzten Richtungen vegetativer Erregungsempfindung* entsprechen. Bis zur Klarstellung

der bioelektrischen Natur dieser Empfindungen und Erregungen vergingen etwa zehn Jahre.
Freud hatte das vegetative Nervensystem im Zusammenhang seiner Angsttheorie nicht genannt. Ich zweifelte keinen Augenblick, daß ihm die Ergänzung einleuchten würde. Doch als ich meine Auffassung Ende 1926 in einer Sitzung in seiner Wohnung vortrug, lehnte er die Beziehung der Angst zum vasovegetativen System ab. Ich habe nie begriffen, weshalb.
Es wurde immer klarer, daß die Überladung des vasovegetativen Systems mit nicht abgeführter Sexualerregung der Kernmechanismus der Angst und damit auch der Neurose ist. Jeder neue Fall ergänzte die ersten Beobachtungen. Angst muß immer dann entstehen, dachte ich, wenn das vasovegetative System in einer *bestimmten* Weise übererregt wird. Herzangst gibt es bei der Angina pectoris, beim Asthma bronchiale, bei der Nikotinvergiftung und beim Basedow. Angst entsteht also immer dann, wenn irgendeine abnormale Erregung am Herzsystem wirkt. Die sexuelle Stauungsangst ordnete sich so dem Angstproblem ganz allgemein ein. Nur wirkte in diesem Falle auf das Herzsystem überlastend die Sexualerregung wie in anderen Fällen Nikotin oder toxische Stoffe. Es blieb das Problem, welcher Art diese Übererregung ist. Über den Gegensatz von Vagus und Sympathicus wußte ich in diesem Zusammenhang noch nichts.
Ich unterschied für meinen klinischen Bedarf den Begriff der *Angst* von dem der *Befürchtung* oder *Erwartungsangst.* »Ich habe ›Angst‹, geschlagen, gestraft oder kastriert zu werden«, ist etwas anderes als die »Angst«, die man im Augenblick einer realen Gefahr erlebt. Die *»Furcht«* oder *»Erwartungsangst«* wird zum affektiven *»Angsterlebnis«* erst dann, wenn die körperliche Erregungsstauung am autonomen System hinzukommt. Es gab Kranke, die Kastrations»angst« ohne irgendeinen Angst*affekt* hatten. Und es gab Angstaffekte ohne irgendwelche Gefahrvorstellungen wie bei den sexuell Abstinenten. Man mußte also die Angst als *Ergebnis* einer Erregungsstauung von der Angst unterscheiden, die die *Ursache* einer Sexualverdrängung wurde. Die erste beherrschte die Stauungsneurosen, die letzte die Psychoneurosen. Doch beide Arten der Angst waren in beiden Fällen *gleichzeitig* wirksam. Zuerst schafft die Angst vor Strafe oder vor sozialer Ächtung die gestaute Sexualerregung. Diese Erregung wird vom genitalsensiblen System auf das Herzsystem verschoben und macht dort die Stauungsangst. Auch die Angst im Schrecken kann, dachte ich, nichts anderes als auf das Herzsystem plötzlich zurückflutende und akut gestaute Sexualerregung sein. Zum Erlebnis der Erwartungsfurcht bedarf es einer *geringen* Menge von Stauungsangst. Sie ergibt sich schon bei der lebhaften Vorstellung einer

möglichen Gefahr. Man nimmt dann körperlich sozusagen die Gefahrsituation vorweg, indem man sie phantasiert. Das paßt sehr gut zur früheren Überlegung, daß die Stärke einer seelischen Vorstellung, sei sie nun Lust oder Angst, von der Stärke der aktuell wirksamen Erregungsmenge im Körper bestimmt ist. In der Vorstellung oder Erwartung einer Gefahr benimmt sich der Organismus so, als ob die Gefahr bereits eingetreten wäre. Möglicherweise beruht das Vorstellen ganz allgemein auf solchen Reaktionen des Lebensapparats.

Ich schrieb in jenen Jahren an meinem Buch *Die Funktion des Orgasmus*. In besonderen Abschnitten über die »vasomotorische Neurose« und »Angst und vasovegetatives System« legte ich die hier geschilderten Zusammenhänge dar.

Im Spätherbst 1926 erschien Freuds *Hemmung, Symptom und Angst*. Dort war vieles von den ursprünglichen Formulierungen über die Aktualangst zurückgenommen. Die neurotische Angst wurde als »Signal« des Ichs definiert. Die Angst wäre ein Alarmsignal des Ichs bei Regung eines verpönten Triebes ebenso wie bei realer äußerer Gefahr. Eine Beziehung der Aktualangst zur neurotischen Angst ließe sich *nicht* herstellen. Das wäre ein bedauerlicher Mißstand, doch ... mit »non liquet« schließt Freud seine Überlegungen darüber. *Die Angst wäre nicht mehr als Folge der Sexualverdrängung, sondern als ihre eigentliche Ursache aufzufassen*. Die Frage, aus welchem Stoffe die Angst fabriziert ist, wäre uninteressant. Die Behauptung, daß es die Libido sei, die in Angst verwandelt wird, verlöre an Bedeutung. Freud übersah, daß die Angst als ein biologisches Phänomen im Ich nicht auftreten kann, ohne in der biologischen Tiefe vorbereitet zu sein.

Das war für meine Arbeit am Angstproblem ein harter Schlag. War mir doch gerade die Auflösung des Widerspruchs der Angst als Ursache zur Angst als Folge der Verdrängung ein großes Stück weit gelungen. Von nun wurde es noch schwerer, die aus der Sexualstauung sich ableitende Stauungsangst zu vertreten. Freuds Formulierungen hatten natürlich großes Gewicht. Anderer Meinung zu sein, war nicht sehr leicht, bestimmt nicht in zentralen Fragen. Ich ging im Orgasmus-Buch über diese Schwierigkeit mit einer harmlosen Fußnote hinweg. Die Anschauungen stimmten darin überein, daß die Angst in der Neurose *Ursache* der Sexualverdrängung ist. Ich hielt gleichzeitig daran fest, daß sie *Folge* der Sexualstauung wäre. Das hob nun Freud auf.

Die Kluft vertiefte sich besorgniserregend und rasch. Ich behielt leider recht. Seit »Hemmung, Symptom und Angst« gibt es in der Psychoanalyse keine Angsttheorie mehr, die den klinischen Bedürfnissen entspräche. Ich war tief überzeugt von der Korrektheit meiner Fortführung der ursprünglichen Freudschen

Angstauffassung. Daß ich mich ihrer *physiologischen* Funktion immer besser näherte, war zwar erfreulich, doch gleichzeitig bedeutete es weitere Verschärfung des Konflikts.

In meiner klinischen Arbeit nahm die Übung, die Stauungsangst in Genitalerregung zurückzuverwandeln, ständig zu. Wo es gelang, waren die Erfolge gut und sicher. Doch es gelang mir nicht, die Herzangst in allen Fällen freizulegen und ihre Oszillation mit der Genitalerregung herbeizuführen. Die nächste Frage war also: *Wodurch wird die biologische Erregung verhindert, sich als Herzangst zu äußern, sobald die Genitalerregung gebremst ist? Weshalb tritt nicht in allen Fällen von Psychoneurose Stauungsangst auf?* Auch hier kamen ursprüngliche Formulierungen der Psychoanalyse zu Hilfe. Freud hatte gezeigt, daß die Angst in der Neurose einer *Bindung* zum Opfer fällt. Der Kranke erspart sich Angst, wenn er zum Beispiel ein Zwangssymptom entwickelt. Stört man die Funktion des Zwanges, so entsteht sofort Angst. Doch nicht immer. Sehr viele Fälle von alter Zwangsneurose und chronischer gleichmäßiger Depression ließen sich nicht stören. Sie waren irgendwie unzugänglich. Besonders hart hatte ich mit den *affektgesperrten* Zwangscharakteren zu ringen. Sie assoziierten brav, doch keine Spur von Affekt war je zu haben. Alle Bemühungen prallten wie an einer »dichten, harten Mauer« ab. Sie waren »*gepanzert*« gegen jeden Angriff. Keine technische Maßnahme, dieses verhärtete Wesen zu erschüttern, war in der Literatur bekannt. Es war der *gesamte Charakter*, der widerstand. Damit stand ich am Eingang zur *Charakteranalyse. Die charakterliche Panzerung war offenbar der Mechanismus, der alle Energie band.* Sie war es auch, die so viele Psychoanalytiker behaupten ließ, daß es keine Stauungsangst gäbe.

3. *Charakterliche Panzerung und dynamische Schichtung der Abwehrmechanismen*

Die Theorie der »charakterlichen Panzerung« war das Ergebnis einer vorerst tastenden Arbeit, die die Widerstände der Kranken sauber herauskristallisieren wollte. Zwischen 1922, der Erfassung der therapeutischen Rolle der Genitalität, und 1927, der Publikation der »Funktion des Orgasmus«, ergaben sich die unzähligen kleinen und großen Erfahrungen, die sämtlich in *eine* Richtung wiesen: *Die Schwierigkeit der Genesung wird vom »Gesamtwesen« oder »Charakter« des Kranken gebildet. Die »charakterliche Panzerung«* äußert sich in der Behandlung als »*Charakterwiderstand*«.

Ich muß die Hauptzüge der Vorarbeiten schildern. Dadurch wird vielen das Verständnis der sexualökonomischen Charak-

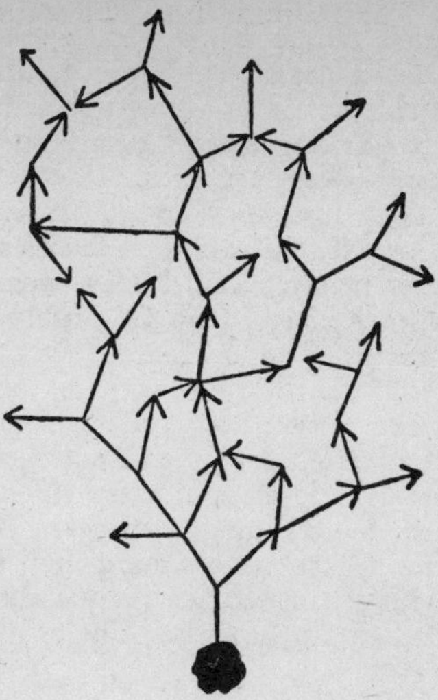

Schema der Panzerstruktur als eines Resultats
des dynamischen Kräftespiels

ter- und Strukturtheorie leichter fallen als durch die systematische Darstellung, die ich in meinem Buche *Charakteranalyse* gab. Hier mag die analytische Charakterlehre noch als eine Erweiterung der Freudschen Neurosenlehre erscheinen. Doch sie trat bald in Gegensatz zu ihr. Sie entwickelte sich im Kampfe gegen die mechanistischen Auffassungen der Psychoanalyse.

Die psychoanalytische Therapie hatte Widerstände aufzudekken und zu beseitigen. Sie hatte nicht Unbewußtes direkt zu deuten. Sie mußte daher prinzipiell von der seelischen *Abwehr* der unbewußten Triebe durch das moralische *Ich* ausgehen. Doch es war nicht etwa nur *eine* Schicht von Ich-Abwehr zu durchbrechen, hinter der das große Reich des Unbewußten lag. *Triebwünsche und Ichabwehrfunktionen durchsetzten in Wirklichkeit ineinander verwoben die gesamte seelische Struktur.*

Dies ist die eigentliche Schwierigkeit. Das Freudsche Schema vom Verhältnis des »Unbewußten«, »Vorbewußten« und »Bewußten« zueinander und sein Schema des seelischen Aufbaus aus »Es«, »Ich« und »Über-Ich« deckten einander nicht. Oft widersprachen sie einander. Das »Unbewußte« Freuds ist nicht identisch mit dem »Es«. Das letztere ist weiter. Jenes umfaßt die verdrängten Wünsche und wichtige Stücke des moralischen Über-Ich. Da sich das Über-Ich aus der inzestuösen Kind-Eltern-Beziehung ableitet, trägt es dessen archaische Züge. Es ist selbst mit großer Triebintensität ausgestattet, besonders aggressiver und destruktiver Art. Das »Ich« ist nicht identisch mit dem System »Bewußtsein«. Die Ich-Abwehr verbotener sexueller Wünsche ist selbst verdrängt. Überdies ist das Ich nur ein besonders differenzierter Teil des Es, wenn es auch später unter dem Einfluß des Über-Ich in Gegensatz zum Es, seinem eigenen Ursprung, tritt. Versteht man Freud richtig, so ist auch nicht etwa das Frühinfantile ohne weiteres »Es« oder »Unbewußtes« und das Erwachsene »Ich« oder »Über-Ich«. Ich wollte nur einige Schwierigkeiten der psychoanalytischen Theorie zeigen, ohne sie hier diskutieren oder entscheiden zu wollen. Das überlasse ich gern den psychoanalytischen Theoretikern. Die sexualökonomische Charakterforschung hat jedenfalls einige wichtige Entscheidungen in solchen Fragen gebracht. Ihre Auffassung des seelischen Apparats ist nicht psychologischer, sondern *biologischer* Art.

Für die klinische Arbeit spielte die Unterscheidung von *verdrängt* und *bewußtseinsfähig* die Hauptrolle. Ebenso die Unterscheidung der einzelnen kindlichen Entwicklungsstufen der Sexualität. Damit konnte man praktisch operieren. Nicht zu operieren war damals mit dem Es, das nicht faßbar war, und mit dem Über-Ich, das nur eine Konstruktion war und sich praktisch als *Gewissensangst* äußerte. Nicht zu operieren war auch mit dem Unbewußten im strengen Sinne, denn es ist ja, wie Freud richtig sagte, nur in seinen Abkömmlingen, also bereits bewußten Erscheinungen, zu haben. Das »Unbewußte« war für Freud nie mehr als eine »unerläßliche Annahme«. Unmittelbar faßbar waren praktisch die prägenitalen Triebäußerungen der Kranken und die verschiedenen Formen der moralischen oder ängstlichen Triebabwehr. Daß die Psychoanalytiker sich damals in theoretischen Arbeiten keinerlei Rechenschaft über die Unterschiede zwischen Theorie, hypothetischer Konstruktion und praktisch sichtbarer und veränderbarer Tatsache gaben, daß sie das Unbewußte praktisch zu fassen glaubten, trug zur Verwirrung viel bei. Es sperrte die Erforschung der vegetativen Natur des Es und damit den Zugang zum biologischen Fundament der seelischen Funktionen.

Die *Schichtung* des seelischen Apparats erlebte ich zum ersten Male in dem bereits genannten Falle eines passiv-femininen jungen Mannes mit hysterischen Symptomen, Arbeitsunfähigkeit und asketischer Impotenz. Er war sehr höflich und im geheimen aus Angst sehr schlau. Er gab daher in allem nach. Die Höflichkeit stellte die äußerst sichtbare Schicht seiner Struktur

dar. Er brachte überreichlich Mitteilungen über seine sexuelle Bindung an die Mutter. Er »opferte« ohne jede innere Überzeugung. Ich ging darauf nicht ein, sondern wies nur ständig auf seine Höflichkeit als Abwehr der wirklich affektiven Einsicht hin. In Träumen nahm der versteckte Haß zu. Als die Höflichkeit abnahm, wurde er beleidigend. *Die Höflichkeit hatte also den Haß abgewehrt.* Ich ließ ihn voll hervortreten, indem ich jede seiner Bremsungen zerstörte. Der Haß war bis dahin unbewußtes Verhalten. Haß und Höflichkeit waren Gegensätze. Gleichzeitig war die Überhöflichkeit eine verhüllte Äußerung von Haß. Überhöfliche Menschen sind gewöhnlich am rücksichtslosesten und gefährlichsten.
Der freigelegte Haß wehrte seinerseits schwere Angst vor dem Vater ab. Er war also gleichzeitig ein verdrängtes Stück Trieb und unbewußte Ich-Abwehr von Angst gewesen. Je klarer der Haß hervorkam, desto deutlicher wurden auch die Angsterscheinungen. Schließlich wich der Haß neuer Angst. Jener war keineswegs die ursprüngliche kindliche Aggression gewesen, sondern eine Neubildung aus späterer Zeit. Die hervorgebrochene neue Angst war Äußerung eines Schutzes vor einer *tieferen* Schicht destruktiven Hasses. Der erste hatte sich mit Spott und Herabsetzung befriedigt. Die tiefere destruktive Haltung setzte sich aus Mordimpulsen gegen den Vater zusammen. Sie kam in Gefühlen und Phantasien zum Ausdruck, als die Angst vor ihr (»*Destruktionsangst*«) abgebaut war. Sie war also das Verdrängte gegenüber der Angst, durch die sie niedergehalten wurde. *Doch sie war gleichzeitig identisch mit dieser Destruktionsangst.* Denn sie konnte sich nicht rühren, ohne Angst zu erzeugen, und die Destruktionsangst konnte nicht zum Vorschein kommen, ohne gleichzeitig die destruktive Aggression zu verraten. So enthüllte sich mir die erst acht Jahre später publizierte gegensätzliche *funktionelle Einheit von Abwehr und Abgewehrtem,* woraus ein bedeutsames Schema hervorging.
Die triebhafte Destruktion gegen den Vater war selbst wieder Schutz des Ichs vor Destruktion *durch* den Vater. Als ich sie abzubauen begann und als Schutz entlarvte, kam Genitalangst zum Vorschein. Die destruktiven Absichten gegen den Vater hatten also die Aufgabe, sich vor der Kastration durch ihn zu schützen. Die Angst, kastriert zu werden, die gebunden war durch den destruktiven Haß gegen den Vater, war selbst Abwehr einer noch tieferen Schicht von destruktiver Aggression, nämlich der, den Vater des Gliedes zu berauben und derart sich seiner als Rivalen bei der Mutter zu entledigen. Die zweite Schicht von Destruktion war *nur zerstörerisch.* Die dritte war zerstörerisch mit *sexuellem* Sinn. Sie war selbst durch die Angst vor Kastration in Schach gehalten, doch sie wehrte eine

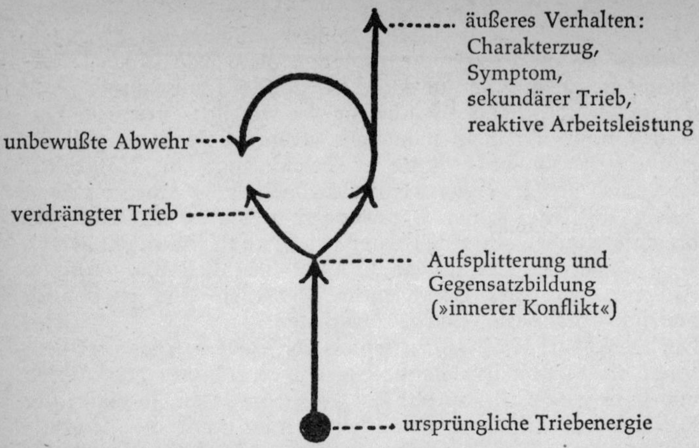

Schema der gegensätzlich-funktionellen Einheit von Trieb und Abwehr. Der »innnere Widerstand« ist infolge der heutigen Art der Strukturbildung stets zwischen biologischem Antrieb und Handlung eingeschaltet: Der Mensch handelt »reaktiv« und innerlich unter Widerspruch.

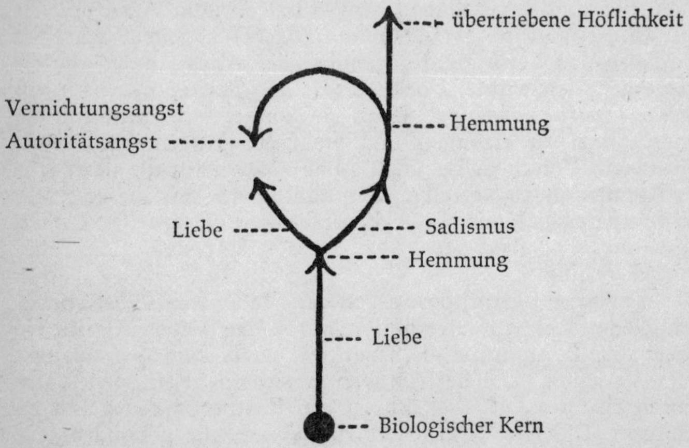

Das gleiche Schema zur Veranschaulichung mit Begriffen spezifischer Antriebe.

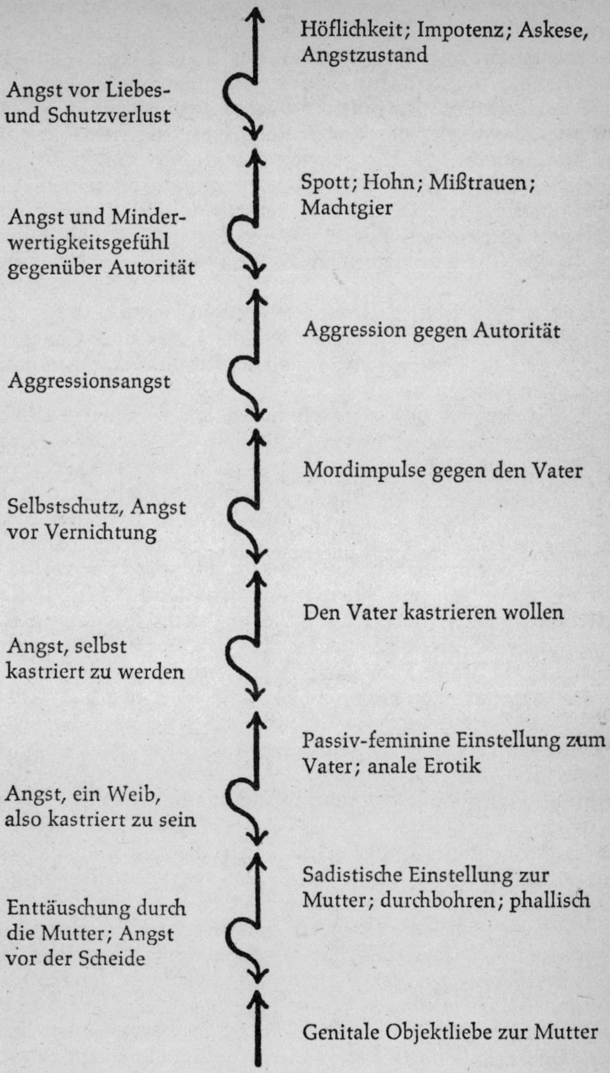

Schema der Abwehrkräfte und Schichten der neurotischen Struktur

sehr tiefe und starke Schicht von passiver, liebender weiblicher Haltung zum Vater ab. Weibsein dem Vater gegenüber war gleichbedeutend mit Kastriertsein, das heißt Keinen-Penis-Haben. Deshalb mußte sich das Ich des kleinen Jungen vor dieser Liebe mit starker destruktiver Aggression *gegen* den Vater schützen. Es war der gesunde kleine *Mann*, der sich so wehrte. Und dieser kleine Mann begehrte seine Mutter sehr kräftig. Als seine abgewehrte Weiblichkeit, die gleiche, die in seinem Charakter oberflächlich sichtbar war, zersetzt wurde, kam der genitale Inzestwunsch zum Vorschein, und damit seine volle genitale Erregbarkeit. Er wurde zum ersten Male erektiv potent, doch er war noch orgastisch gestört.

Es war das erste Mal, daß mir eine systematische und geordnete, schichtenweise vorgehende Widerstands- und Charakteranalyse gelang. Der Fall ist in meinem Buche *Charakteranalyse* ausführlich publiziert.

Durch den Begriff der »Panzerschichtung« eröffneten sich für die klinische Arbeit viele Möglichkeiten. Die seelischen Kräfte und Widersprüche boten kein Chaos mehr, sondern ein geordnetes, historisch und strukturell begreifbares Gewebe dar. Die Neurose jedes einzelnen Falles enthüllte eine besondere Struktur. Es gab einen Aufbau der Neurose entsprechend der Entwicklung. Was in der Kindheit zeitlich am spätesten verdrängt worden war, lag am oberflächlichsten. Doch frühkindliche Fixierungen, die spätere Konfliktstadien deckten, waren gleichzeitig dynamisch tief *und* oberflächlich. Die orale Bindung einer Frau an ihren Mann zum Beispiel, die sich aus tiefer Fixierung an die Mutterbrust herleitete, konnte der oberflächlichsten Schicht angehören, wenn sie Genitalangst gegenüber dem Mann abzuwehren hatte. Die Ich-Abwehr ist selbst energetisch nichts anderes als ein verdrängter Trieb in seiner rückgewendeten Funktion. Das gilt für alle moralischen Haltungen des heutigen Menschen.

Gewöhnlich entsprach der Aufbau der Neurose der Entwicklung in umgekehrter Reihenfolge. Die »gegensätzlich-funktionelle Einheit von Trieb und Abwehr« ließ das *aktuelle* und das *frühkindliche* Erleben *gleichzeitig* erfassen. Es bestand kein Gegensatz mehr zwischen Historischem und Aktuellem. Die *gesamte Erlebniswelt der Vergangenheit lebte in der Form der charakterlichen Haltungen in der Gegenwart. Das Wesen eines Menschen ist die funktionelle Summe aller vergangenen Erlebnisse.* Diese akademisch klingenden Auseinandersetzungen sind für das Verständnis der Umstrukturierung von Menschen schlechthin entscheidend.

Diese Struktur war kein Schema, das ich den Kranken aufzwang. Die Logik, mit der sich Schicht um Schicht der Abwehrmechanismen bei korrekter Widerstandslösung enthüllte und aufhob, sagte mir, daß die Schichtung real und objektiv unabhängig von mir vorhanden ist. Ich verglich die charakterlichen Schichtungen mit geologischen Schichtenablagerungen, die ebenfalls erstarrte Geschichte sind. Ein Konflikt, der in einem bestimmten Lebensalter ausgekämpft wurde, läßt regelmäßig eine Spur im Wesen zurück. Diese Spur verrät sich als *Charakterverhärtung.* Sie funktioniert automatisch und läßt sich schwer beseitigen. Der Kranke empfindet sie nicht als fremd, doch oft als *Erstarrung* oder als Verlust an Lebendigkeit. Jede derartige Schicht der charakterlichen Struktur ist ein Stück Lebensgeschichte, *in anderer Form* aktuell erhalten und wirksam. Die Praxis zeigte, daß sich durch ihre Auflockerung der alte Konflikt mehr oder minder leicht wiederbeleben ließ. Waren die erstarrten Konfliktschichten besonders zahlreich und automatisiert, bildeten sie eine kompakte Einheit, die man schwer durchdringen konnte, so fühlte man sie wie einen »*Panzer*«, der den lebendigen Organismus umgab. Er konnte »oberflächlich« oder »tief« liegen, »weichschwammig« oder »bretthart« sein. In jedem Falle hatte er die Funktion, vor Unlust zu schützen. Dadurch büßte der Organismus auch an Lustfähigkeit ein. Den latenten Inhalt der Panzerung bildeten die schweren Konflikterlebnisse.

Die Energie, die den Panzer zusammenhielt, war meist gebundene Destruktivität. Das zeigte sich dadurch, daß sofort Aggression frei zu werden begann, wenn man den Panzer erschütterte. Woher stammte die dabei auftretende destruktive und haßvolle Aggression? Welche Funktion hatte sie? War sie ursprüngliche, *biologische* Destruktion? Es dauerte viele Jahre, bis sich solche Fragen lösten. Ich sah, daß Menschen jeder Erschütterung ihres neurotischen Gleichgewichts der Panzerung mit tiefem Haß begegnen – eine der größten Schwierigkeiten der charakterlichen Strukturforschung. Die Destruktivität selbst war ja nie frei. Sie war überdeckt von gegenteiligen charakterlichen Haltungen. Wo eigentlich Aggression, Tat, Entscheidung, Stellungnahme im Leben notwendig waren, da herrschten Rücksicht, Höflichkeit, Zurückhaltung, falsche Bescheidenheit, kurz lauter Tugenden, die in hohem Ansehen stehen. Doch es war nicht zu zweifeln: *Sie lähmten jede rationale Reaktion, jede lebendige tätige Regung im Menschen.*

War einmal natürliche Aggression in Handlungen zu sehen, so war sie zerfahren, nicht zielgerichtet, verbarg ein tiefes Gefühl der Schwäche oder eine krankhafte Selbstsucht. Es war also *kranke,* nicht gesunde, zielstrebige Aggression.

Ich begann die *latente Haßhaltung* der Kranken, die nie fehlte, allmählich zu begreifen. Blieb man nicht in der affektlosen Assoziation stecken, begnügte man sich nicht mit Traumdeutungen, ging man an die charakterliche Abwehrhaltung des Kranken heran, dann wurde er *böse.* Es war vorerst nicht zu verstehen. Er klagte über Öde im Erleben. Zeigte man ihm jedoch dieselbe Öde in der Art seiner Mitteilungen, in seiner Kühle, in seinem hochtrabenden oder unechten Wesen, ärgerte er sich. Das Symptom, einen Kopfschmerz oder einen Tic, empfand er als fremd. *Sein Wesen dagegen war er selbst.* Er fühlte sich beunruhigt, wenn man es ihm zeigte. Weshalb durfte der Mensch sein eigenes Wesen nicht wahrnehmen? Er ist es doch selbst! Allmählich begriff ich, daß dieses Wesen eben die kompakte zähe Masse bildet, die den analytischen Bemühungen im Wege stand. Das Gesamtwesen, der *Charakter,* die ganze Eigenart widerstrebte. Doch weshalb? *Sie mußten wohl eine geheime Abwehr- und Schutzfunktion erfüllen.* Ich kannte Adlers Lehre vom Charakter gut. Sollte ich auf den Abweg Adlers geraten sein? Ich sah die Selbstbehauptung, das Minderwertigkeitsgefühl, den Machtwillen, die es nicht vertrugen, bei Licht betrachtet zu werden. Auch die Eitelkeit und die Verhüllung von Schwächen waren da. Also hatte Adler recht. Doch er hatte behauptet, »der Charakter«, und »*nicht* die *Sexualität*«, wäre die Ursache der seelischen Erkrankung. Wo war also der Zusammenhang zwischen *Charakter*mechanismen und *Sexual*mechanismen? Denn ich zweifelte keinen Augenblick, daß Freuds und nicht Adlers Neurosentheorie die richtige war.

Jahre vergingen, ehe ich Klarheit hatte: *Die im Charakter gebundene Destruktivität ist nichts als Wut über die Versagung im Leben und den Mangel an sexueller Befriedigung.* Ging man in die Tiefe vor, so wich jede destruktive Regung einer sexuellen. Die Destruktionslust war nur die *Reaktion* auf Enttäuschung in der Liebe oder auf Liebesverlust. Wenn man Liebe oder Befriedigung drängender Sexualität anstrebt und auf unüberwindliche Hindernisse stößt, dann beginnt man zu hassen. Doch der Haß kann nicht ausgelebt, er muß gebunden werden, um die Lebensangst zu vermeiden, die er veranlaßt. Versagte Liebe macht also Angst. Ebenso macht gebremste Aggression Angst; und Angst bremst Haß- *und* Liebesansprüche. Ich verstand nun theoretisch im Aufbau, was ich beim Abbau der Neurose analytisch erlebte: das gleiche in umgekehrter Ordnung, und buchte das wichtigste Ergebnis: *Der orgastisch unbefriedigte Mensch entwickelt ein unechtes Wesen und Angst vor automatischen, lebendigen Reaktionen, also auch vor der vegetativen Selbstwahrnehmung.*

Um diese Zeit begann die Lehre von den Destruktionstrieben in der Psychoanalyse in den Vordergrund zu treten. In seiner Abhandlung über den primären Masochismus hatte Freud eine wichtige Änderung einer früheren Auffassung vorgenommen. Ursprünglich hieß es, der Haß wäre eine biologische Triebkraft parallel der Liebe. Die Destruktivität wäre zunächst gegen die

Außenwelt gerichtet. Unter deren Einfluß wendete sie sich gegen die eigene Person und würde derart zum Masochismus, also zum *Wunsch nach Leiden.* Nun erschien die Sache umgekehrt. Ursprünglich wäre eigentlich der »primäre Masochismus« respektive »Todestrieb«. Er säße schon in den Zellen. Durch seine Wendung gegen die Welt entstünde die destruktive Aggression, die ihrerseits wieder gegen das Ich als sekundärer Masochismus rückgewendet werden könnte. Die geheime negative Einstellung der Kranken wurde angeblich vom Masochismus gespeist. Nach Freud auch die »negative therapeutische Reaktion« und das »unbewußte Schuldgefühl«. Ich arbeitete viele Jahre an Destruktivität verschiedener Art, die Schuldgefühle und Depressionen verursachen, und sah nun ihre Bedeutung für die charakterliche Panzerung und ihre Abhängigkeit von der Sexualstauung.

Ich trug mich, im Einverständnis mit Freud, mit dem Gedanken, den Streit der Technik in einem Buch zusammenzufassen. Darin mußte ich zur Frage der Destruktion klar Stellung nehmen. Eine eigene Anschauung hatte ich noch nicht. Ferenczi polemisierte in einem Aufsatz *Weiterer Ausbau der »aktiven Technik«* gegen Adler. Die »Charakteruntersuchungen«, schrieb er, »werden auch heute niemals in den Vordergrund unserer Technik gerückt«. Sie spielten nur am Abschluß der Behandlung »eine gewisse Rolle«. ». . . Sie werden nur angerührt, wenn gewisse abnorme, den Psychosen vergleichbare Züge die normale Fortsetzung der Analyse stören.« Damit brachte er die Stellung der Psychoanalyse zur Rolle des Charakters korrekt zum Ausdruck. Ich steckte tief in charakterlichen Forschungen. Ich war dabei, die Entwicklung der Psychoanalyse zur »Charakteranalyse« zu erarbeiten. Wirkliche Heilung konnte nur die Beseitigung der *Charaktergrundlage der Symptome* bringen. Die Schwierigkeit der Aufgabe lag an der Erfassung derjenigen analytischen Situationen, die nicht zur Symptom-, sondern zur Charakteranalyse gehören. Von Adlers charakterlichen Versuchen unterschied sich meine Technik durch die Festhaltung der *Differenz: Charakteranalyse durch Analyse des sexuellen Verhaltens,* und nicht wie Adler sagte: »*Nicht* Libido-, *sondern* Charakteranalyse . . .« Meine Auffassung der charakterlichen Panzerung hat mit Adlers Fassung einzelner Charakterzüge nichts gemein. Jede Berufung auf Adler bei der Erörterung der sexualökonomischen Strukturlehre weist auf tiefes Mißverständnis hin. Charakterzüge wie »Minderwertigkeitsgefühl« oder »Wille zur Macht« sind nur oberflächliche Erscheinungen im Prozeß der *Panzerung* im *biologischen* Sinne vegetativer Hemmung von Lebensfunktionen.

Im *Triebhaften Charakter* (1925) hatte ich die Erweiterung der Symptomanalyse zur Charakteranalyse aus den Erfahrungen an den triebhaften Kranken gefolgert. Das war logisch, doch klinisch und technisch nicht genügend begründet. Ich wußte noch keinen Weg und hielt mich an Freuds Lehre von Ich und Über-Ich. Eine charakteranalytische Technik war mit diesen psychoanalytischen Hilfsbegriffen nicht zu erarbeiten. Es bedurfte *einer funktionellen Theorie der seelischen Struktur*, die sich auf biologische Tatsachen stützen konnte.

Als Ziel der Neurosentherapie hatte sich mir um dieselbe Zeit aufgrund klinischer Erfahrung die Herstellung der vollen sexuellen Erlebnisfähigkeit klar ergeben. Ich kannte das Ziel, hatte bei wenigen Kranken Glück damit, doch von der Technik, dazu sicher zu gelangen, wußte ich gar nichts. Mehr, je sicherer ich in meiner therapeutischen Zielbehauptung wurde, desto mehr mußte ich mir die Lückenhaftigkeit der technischen Kunstfertigkeit eingestehen. Der Widerspruch zwischen Ziel und Können wurde statt geringer größer.

Die Freudschen Schemata der seelischen Funktion erwiesen sich als therapeutisch nur eingeschränkt brauchbar. Die Bewußtwerdung von unbewußten Wünschen und Konflikten wirkte ausgiebig nur dann, wenn auch die Genitalität sich herstellte. Mit dem unbewußten Strafbedürfnis konnte man gar nichts anfangen. Denn wenn es einen biologisch tief begründeten Trieb gibt, krank zu bleiben und zu leiden, dann ist die Therapie hoffnungslos!

Am therapeutischen Elend waren viele gescheitert. Stekel leugnete die Arbeit am seelischen Widerstand gegen die Aufdeckung des Unbewußten und »schoß mit Deutungen das Unbewußte an«, wie heute noch viele »wilde Psychoanalytiker«. Eine hoffnungslose Sache. Er leugnete die Aktualneurosen und den Kastrationskomplex. Er wollte rasche Heilungen erzielen. Deshalb hatte er sich von dem langsam, aber gründlich ackernden Pflug Freuds getrennt.

Adler kam mit der Sexualtheorie nicht zu Rande, als er Schuldgefühl und Aggression wahrnahm. Er endete als Zweckphilosoph und sozialer Ethiker.

Jung hatte den Begriff der Libido derart verallgemeinert, daß sie ihren Sinn als *sexuelle* Energie völlig verlor. Er landete im »kollektiven Unbewußten« und damit in der Mystik, die er später als Nationalsozialist offiziell vertrat.[1]

1 Anmerkung des Übersetzers der amerikanischen Ausgabe *The Discovery of the Orgone. The Function of the Orgasm*: 1933 wurde Jung Präsident der *Allgemeinen Ärztlichen Gesellschaft für Psychotherapie* und Herausgeber des Organs der Gesellschaft, des *Zentralblatts für Psychotherapie*. In der ersten von ihm herausgegebenen Nummer (Band 6, Dezember 1933, 3. Heft, S. 10) stellte Jung als Hauptziel des Zentralblattes heraus: »Die tatsächlich bestehenden und einsichtigen Leuten schon längst bekannten Verschiedenheiten der germanischen und der jüdischen Psychologie sollen nicht mehr verwischt werden, was der Wissenschaft nur förderlich sein kann.«
Das lag völlig auf einer Linie mit der gleichzeitigen, in derselben Ausgabe des

Ferenczi, dieser hochbegabte und menschlich hervorragende Mann, sah klar die therapeutische Misere. Er suchte die Lösung im *Körperlichen.* Er entwickelte eine »aktive Technik« an den körperlichen Spannungszuständen, doch er kannte die Stauungsneurose nicht, und er vermied es, die Orgasmustheorie ernst zu nehmen.

Rank fühlte die therapeutische Misere. Er erkannte die Sehnsucht nach Ruhe, nach Rückkehr in den Mutterleib. Er faßte die Angst der Menschen vor dem Leben in dieser schrecklichen Welt falsch auf und deutete sie biologisch als Trauma der Geburt, das nun *der Zentralpunkt der Neurose sein sollte. Die Frage, weshalb* die Menschen sich aus dem wirklichen Leben in den schützenden Mutterleib zurücksehnen, kam ihm nicht. Er geriet in Konflikt mit Freud, der an der Libidotheorie festhielt, und schied aus.

Alle scheiterten an der *einen* Frage, die *jede* psychotherapeutische Situation bestimmt: *Wo und wie soll der Kranke seine natürliche Sexualität unterbringen, wenn sie aus der Verdrängung befreit ist?* Sie ist bei Freud weder angedeutet noch, wie sich später zeigt, auch nur geduldet. Und schließlich schuf Freud selbst infolge Vermeidung dieser zentralen Frage Riesenschwierigkeiten mit der Aufstellung des biologischen Strebens nach Leiden und Tod.

Solche Fragen waren nicht theoretisch zu lösen. Das Beispiel von Rank, Alfred Adler, Jung etc. schreckte vor Behauptungen ab, die nicht bis ins letzte Detail klinisch begründet waren. Ich war der Gefahr ausgesetzt, den gesamten Problemkreis bequem zu vereinfachen: Laßt die Patienten nur geschlechtlich verkehren, wenn sie abstinent leben, laßt sie onanieren, und alles ist gut! So versuchten Analytiker meine Genitalitätstheorie zu mißdeuten. So sprachen damals tatsächlich viele Ärzte und Psychiater zu ihren Patienten. Sie hatten gehört, daß Freud die Sexualstauung für die Neurose verantwortlich machte, also ließen sie die Patienten »sich befriedigen«. Sie versuchten Schnelltherapien. Man übersah, daß die Neurose gerade durch die *Unfähigkeit zur Befriedigung* gekennzeichnet ist. In der *»orgastischen Impotenz«* lag das Wesen der zwar einfach klingenden, doch sehr komplizierten Frage. Meine erste Beobachtung sagte, daß genitale Befriedigung Symptome löst. Die Klinik lehrte, daß die genitale Energie in dem notwendigen Ausmaß nur ganz ausnahmsweise zur Verfügung steht. Man mußte nach den Stätten

»Zentralblatts« (S. 140) gemachten Feststellung des *Reichsführers* der *Deutschen Allgemeinen Ärztlichen Gesellschaft für Psychotherapie,* Prof. Dr. M. H. Göring: »Die Gesellschaft setzt von allen ihren schriftstellerisch und rednerisch tätigen Mitgliedern voraus, daß sie Adolf Hitlers grundlegendes Buch *Mein Kampf* mit allem wissenschaftlichen Ernst durchgearbeitet haben und als Grundlage anerkennen. Sie will mitarbeiten an dem Werke des Volkskanzlers, das deutsche Volk zu einer heroischen, opferwilligen Gesinnung zu erziehen.«

und Mechanismen suchen, wo sie gebunden oder falsch gelenkt ist. Die krankhafte Destruktionslust, einfach die Bösartigkeit des Menschen, war eine solche biologisch falsche Lenkung genitaler Energie. Es bedurfte einer ausgiebigen, theoretisch streng gelenkten Arbeit, um zu diesem Schluß zu gelangen. Die Aggressivität der Kranken war falsch gerichtet, mit Schuldgefühlen belastet, der realen Tätigkeit entzogen und meist selbst schwer verdrängt. Freuds Lehre von der ursprünglichen biologischen Destruktion erschwerte die Lösung. Denn wenn die Erscheinungen von Sadismus und Brutalität, die man bei den Menschen im Alltag verdrängt oder frei sah, Ausdruck einer *biologischen*, also natürlichen Triebkraft sind, dann stand es mit der Neurosentherapie schlecht, auch mit den hochgeschätzten kulturellen Perspektiven. Und wenn gar die Triebe zur Selbstvernichtung biologisch unveränderbar gegeben sind, dann bleibt nur die Aussicht auf gegenseitige Abschlachtung der Menschen. Und die Neurosen wären dann *biologische* Erscheinungen. Wozu übten wir den Psychotherapeutenberuf aus? Ich mußte Klarheit haben und wollte nicht spekulieren. Hinter solchen Aussagen wirkten affektive Sperrungen gegen Wahrheiten. Außerdem wies meine Erfahrung einen bestimmten Weg, der zu einem praktischen Ziel hinführte: *Die Sexualstauung ist Folge der Störung der Orgasmusfunktion. Die Neurosen sind prinzipiell durch Beseitigung ihrer Energiequelle, der sexuellen Stauung, zu heilen.* Dieser Weg führte durch verborgene und gefährliche Gegenden. Die genitale Energie war an vielen Stellen und in mannigfaltiger Weise gebunden, verdeckt, verwandelt. Die offizielle Welt hatte das Thema in Bann getan. Die Technik der Forschung und Therapie mußte aus dem Elend, in dem sie steckte, herausgeholt werden. Nur eine brauchbare dynamische Methode der Psychotherapie konnte vor gefährlichen Irrwegen bewahren. So wurde die Charakteranalyse im Verlaufe der folgenden zehn Jahre die Technik, die die verschütteten Quellen der Genitalenergie erschließen half. Sie hatte als Heilmethode vier Aufgaben:

1. Die Aufarbeitung der Details des menschlichen *Verhaltens, auch im Geschlechtsakt.*
2. Die Bewältigung und Verständlichmachung des *menschlichen Sadismus.*
3. Die Erforschung der wichtigsten seelischen Krankheitserscheinungen, die in Perioden *vor* der kindlichen Genitalphase wurzeln. Es mußte klarwerden, in welcher Weise die *nichtgenitale Sexualität* die Genitalfunktion *behindert.*
4. Die Erforschung der sozialen Verursachung der genitalen Störungen.

Ich beginne mit der Darstellung der zweiten Aufgabe:

4. *Destruktion, Aggression und Sadismus*

In der Psychoanalyse wurden die Ausdrücke »Aggression«, »Sadismus«, »Destruktion« und »Todestrieb« recht unklar und durcheinander gebraucht. Aggression schien identisch mit Destruktion. Diese wieder war gegen die Welt gewendeter Todestrieb. Und der Sadismus blieb der *originäre* Partialtrieb, der auf einer bestimmten Stufe der Sexualentwicklung sich zu betätigen beginnt. Ich versuchte, die menschlichen Handlungen, die sämtlich unter dem Begriffe »Haß« zusammenzufassen sind, nach ihren Ursprüngen und Absichten zu beurteilen. Einen Todestrieb, einen Willen zum Sterben, sah ich in der klinischen Arbeit als ursprünglichen Trieb (entsprechend der Sexualität oder dem Nahrungsbedürfnis) nie. Alle seelischen Äußerungen, die als »Todestrieb« gedeutet werden konnten, erwiesen sich als *Produkte der Neurose.* So der Selbstmord, der entweder unbewußte Rache an einem andern war, mit dem man sich identifiziert hatte, oder eine Aktion, der Riesenunlust zu entgehen, die eine allzu verwickelte Lebenssituation bereitete.

Die Todesangst der Kranken konnte man regelmäßig auf *Katastrophenangst* und diese wieder auf *Genitalangst* zurückführen. Im übrigen verwechselten die Todestriebanalytiker häufig Angst und Trieb. Daß *Todes- und Sterbensangst identisch ist mit unbewußter Orgasmusangst und der vermeintliche Todestrieb, die Sehnsucht nach Auflösung, dem Nichts, unbewußte Sehnsucht nach orgastischer Spannungslösung ist, wurde mir erst rund acht Jahre später klar.* Ich hatte also nicht »allzu rasch und schematisch die Orgasmuslehre verallgemeinert«.

Einen *destruktiven* Impuls entwickelt ein Lebewesen dann, wenn es eine Gefahrenquelle vernichten will. Dann ist die Zerstörung oder Tötung des Objekts das biologisch sinnvolle Ziel. Das Motiv ist nicht ursprüngliche Lust an Destruktion, sondern das Interesse des »Lebenstriebes« (ich benütze absichtlich den damals üblichen Ausdruck), *Angst zu ersparen* und das *Gesamt-Ich zu erhalten. Ich vernichte in der Gefahrsituation, weil ich leben und keine Angst haben will.* Der Destruktionstrieb tritt im Dienste eines ursprünglichen biologischen Lebenswillens auf. Er hat als solcher keine sexuelle Note an sich. Er will nicht Lust erzielen, wenn auch Befreiung von Unlust ein lustähnliches Erlebnis ist.

Dies ist wichtig für viele Grundauffassungen der Sexualökonomie. Sie leugnet den *ursprünglich* biologischen Charakter der Destruktivität. Ein Tier tötet ein anderes nicht aus Lust am Töten. Das wäre sadistischer Mord um der Lust willen. Es tötet, weil es Hunger hat oder sein Leben bedroht fühlt. Auch hier tritt also die Destruktion als eine Funktion des Lebendi-

gen in den Dienst des »Lebenstriebes«. Was das ist, wissen wir noch nicht.
Die *Aggression* im strengen Sinne des Wortes hat weder mit Sadismus noch mit Destruktion zu tun. Das Wort bedeutet »herangehen«. *Jede positive Lebensäußerung ist aggressiv.* Die sexuelle Lusthandlung ebenso wie die destruktive Haßhandlung, die sadistische Handlung ebenso wie die Nahrungsbesorgung. Die Aggression ist die Lebensäußerung der *Muskulatur,* des Systems der *Bewegung.* Die Bedeutung dieser Korrektur für die Beurteilung der heutigen Kindererziehung ist groß. Ein großes Stück der Aggressionsbremsung, die unsere Kinder in vernichtender Weise zu erdulden haben, folgt aus der Gleichsetzung von »aggressiv« mit »bösartig« oder »sexuell«. *Das Ziel der Aggression ist stets die Ermöglichung der Befriedigung eines lebenswichtigen Bedürfnisses.* Die Agression ist somit kein Trieb im eigentlichen Sinne, sondern das *unerläßliche Mittel jeder Triebregung.* Diese ist an sich aggressiv, weil die Spannung zur Befriedigung drängt. Es gibt daher eine *destruktive,* eine *sadistische,* eine *lokomotorische* und eine *sexuelle Aggressivität.*
Ist der aggressiven Sexualität die Befriedigung versagt, so bleibt der Drang zurück, sie dennoch durchzusetzen. Dann entsteht der Impuls, die zu erzielende Lust *mit allen Mitteln* zu gewinnen. Die aggressive Note beginnt die der Liebe zu übertönen. Ist das Lustziel völlig ausgeschaltet, unbewußt geworden oder mit Angst besetzt, dann wird die Aggression, die ursprünglich nur Mittel war, selbst zur spannungslösenden Handlung. Sie wird *als Lebensäußerung* lustvoll. So entsteht der *Sadismus.* Durch den Verlust des eigentlichen Liebesziels entwickelt sich Haß. Man haßt am schwersten, wenn man am Lieben oder Geliebtwerden verhindert ist. Dadurch kommt die *Vernichtungsabsicht mit sexuellen Zielen* in die aggressive Handlung. Dem entspricht etwa der Lustmord. Seine Vorbedingung ist die komplette Sperrung der Fähigkeit, auf natürliche Weise genitale Lust zu genießen. Die Perversion »Sadismus« ist somit eine Mischung von ursprünglichen sexuellen mit sekundären destruktiven Impulsen. Sie kommt im Tierreiche nicht vor und ist eine spät erworbene Eigenheit des Menschen, ein *sekundär entstandener Trieb.*
Jede Art von selbständig auftretender destruktiver Handlung ist die Reaktion des Organismus auf die Versagung einer lebenswichtigen Bedürfnisbefriedigung, vor allem der sexuellen.
Ich hielt 1924–1927, als mir diese Verhältnisse in den Grundzügen klar wurden, dennoch in meinen Publikationen noch am Ausdruck Todestrieb fest, um »nicht aus der Reihe springen« zu müssen. In der klinischen Arbeit leugnete ich den Todestrieb. Seine *biologische* Deutung diskutierte ich nicht, weil

ich dazu nichts zu sagen wußte. In der praktischen Arbeit erschien er immer als Destruktionstrieb. Doch ich formulierte bereits die *Abhängigkeit des Destruktionstriebes von der Sexualstauung,* zunächst der Intensität nach. Die Frage nach der biologischen Natur der Destruktivität ließ ich offen. Vorsicht war auch wegen der mangelhaften Tatsachen geboten. Fest stand damals schon, daß jede Unterdrückung sexueller Regungen Haß, Aggressivität an sich, also motorische Unruhe ohne rationales Ziel, und Destruktionstendenzen hochtreibt. Rasch meldeten sich zahlreiche Beispiele aus Klinik, Alltagsleben und dem Leben der Tiere.

Das Absinken der Haßregungen konnte man am Kranken, der die Fähigkeit erwarb, sich natürliche sexuelle Lust zu verschaffen, gar nicht übersehen. Jede Verwandlung einer Zwangsneurose in eine Hysterie ging mit Verlust an Haß einher. Sadistische Perversionen oder Phantasien beim Akt nahmen in dem Maße ab, in dem die Befriedigung zunahm. Das Anwachsen ehelicher Konflikte bei Abnahme der sexuellen Anziehung und Befriedigung wurde verständlich. Ebenso das Nachlassen der ehelichen Brutalität bei Findung eines anderen befriedigenden Partners. Ich erkundigte mich nach dem Verhalten wilder Tiere und erfuhr, daß sie harmlos sind, wenn sie satt und sexuell befriedigt sind. Stiere sind nur dann wild und gefährlich, wenn sie zur Kuh geführt, nicht aber, wenn sie wieder weggeführt werden. Hunde sind an der Kette sehr gefährlich, weil Motorik und sexuelle Entspannung behindert sind. Die grausamen Charakterzüge im Zustande chronischer sexueller Unbefriedigtheit wurden mir verständlich. Ich konnte diese Erscheinung bei bissigen alten Jungfrauen und asketischen Moralisten sehen. Im Gegensatz dazu fiel die Milde und Güte genital befriedigbarer Menschen auf. Ich habe nie einen befriedigungsfähigen Menschen gesehen, der sadistisch sein konnte. Trat Sadismus bei solchen auf, so war mit Sicherheit auf eine Störung zu schließen, die plötzlich einsetzte und die gewohnte Befriedigung behinderte. Auch das Verhalten der Frauen im Wechseljahrealter sprach für den Zusammenhang. Es gibt klimakterische Frauen, die keine Spur von Bissigkeit oder unrationalem Haß zeigen, und andere, die in den Wechseljahren charakterlich bösartig werden, wenn sie es nicht schon vorher waren. Man kann sich leicht überzeugen, daß sie sich durch ihr genitales Vorleben unterscheiden. Der zweite Typus wird regelmäßig von Frauen gebildet, die nie eine befriedigende Liebesbeziehung hatten und dies nun bereuen, bewußt oder unbewußt die Folgen der Sexualstauung spüren. Sie werden aus Haß und Neid die wütendsten Bekämpfer jedes Fortschritts.

Die Frage nach der sadistischen Destruktionslust in unserem

Zeitalter beantwortet sich somit durch die allgemeine Hemmung des natürlichen Liebeslebens.
Eine wichtige Quelle genitaler Erregung hatte sich offenbart: Durch Zerstörung der destruktiven Aggressivität und des Sadismus ließen sich Energien frei machen, die dem genitalen Erregungssystem zugute kommen konnten. Bald zeigte es sich, daß orgastische Potenz mit starken destruktiven oder sadistischen Impulsen unvereinbar ist. Man kann nicht gleichzeitig den Partner genital beglücken *und* zerstören wollen. Die Rede von der »sadistischen männlichen und der masochistischen weiblichen Sexualität« war also falsch. Ebenso die Auffassung, daß die Vergewaltigungsphantasie zur normalen Geschlechtlichkeit gehöre. Die Psychoanalytiker denken dabei einfach über die vorliegende sexuelle Struktur der Menschen nicht hinaus.
So wie sich genitale Energien bei Versagung in destruktive verwandeln, lassen sich bei *Gewährung* und *Befriedigung* destruktive in genitale *rückverwandeln*. Die Lehre von der biologischen Ursprünglichkeit des Sadismus und der Destruktivität war klinisch unhaltbar und in kultureller Hinsicht hoffnungslos. Doch damit fand die Problematik noch lange keine abschließende Lösung. Auch dies genügte nicht zur Herstellung des therapeutischen Ziels der orgastischen Potenz. Denn die destruktive Energie war ebenfalls an vielen Stellen und mannigfach gebunden. Sie verfällt bei den meisten der Verdrängung. Die technische Arbeit mußte also die Bremsungsmechanismen der Haßreaktionen aufsuchen, um die Energie freizubekommen. Hier wurde die charakterliche Panzerung in Form der *Affektsperre* fruchtbarster Boden der Forschung.
Die Entwicklung der systematischen Widerstandsanalyse zur Charakteranalyse erfolgte erst nach 1926. Bis dahin konzentrierte ich die Arbeit im Technischen Seminar auf das Studium der latenten Widerstände und die prägenitalen Störungen im neurotischen Prozeß. Die Fälle zeigten ein typisches Verhalten, wenn frei gewordene sexuelle Energie das Genitalsystem erregte. Im Anwachsen der Erregungen antworteten die meisten Kranken mit einer Flucht in nichtgenitale Haltungen. Es war, als ob die sexuelle Energie zwischen den genitalen und prägenitalen Erregungsstellen hin und her schwankte. Ich nannte diese Erscheinung »Oszillation« der Erregung.
1925/26 behandelte ich eine junge Amerikanerin, die seit frühester Kindheit an schwerem Asthma bronchiale litt. Jede sexuelle Erregungssituation rief einen Anfall hervor. Er trat auf, wenn sie mit ihrem Gatten geschlechtlich verkehren sollte oder wenn sie flirtete und erregt zu werden begann. Sie geriet dann in schwere Atemnot und konnte sich nur mit speziellen spasmuslösenden Mitteln erholen. Sie war vaginal hypoästhetisch. Der Rachen dagegen war sehr erregbar. Unbewußt litt sie

an starken Beiß- und Saugeimpulsen, die der Mutter galten. Es bestand Würgegefühl im Hals. Die Phantasie, daß ein Penis im Halse steckte, trat in Träumen und Handlungen klar hervor. Als diese Phantasien bewußt wurden, schwand das Asthma zum ersten Male. Doch es traten an seiner Stelle schwere vagische Darmerregungen in Form von Durchfällen auf. Sie wechselten mit sympathicotoner Obstipation ab. Der Hals war frei, der Darm dagegen übererregt. Die Phantasie, einen Penis im Hals zu haben, wich der anderen »ein Kind im Bauch zu haben und es ausstoßen« zu müssen. Mit der Diarrhö steigerte sich die genitale Störung. Sie empfand vaginal überhaupt nichts mehr und lehnte den Akt komplett ab. Sie befürchtete einen Diarrhöanfall während des Aktes. Als sich die analen Darmsymptome lösten, traten zum ersten Male *vaginale präorgastische* Erregungen auf. Doch sie überschritten nicht eine bestimmte Höhe. Auf jede Erregungs*steigerung* antwortete die Kranke mit Angst oder aber mit einem Asthmaanfall. Eine Zeitlang war das Asthma unverändert wieder da, und mit ihm die oralen Erregungen und Phantasien, als ob sie nie behandelt worden wären. Bei jedem Rückfall wurden sie neu ausgelöst, und immer wieder drang die Erregung auf das Genitalsystem vor. Jedesmal wuchs die Fähigkeit, vaginale Erregungen zu ertragen. Die Pausen der Rückfälle wurden länger. So ging es einige Monate lang. *Das Asthma verschwand mit jedem Fortschritt der Vaginalerregung und kam wieder mit jedem Rückzug der Erregung auf die Atemorgane.* Das Oszillieren der sexuellen Erregung zwischen Luftröhre—Rachen auf der einen und Becken auf der anderen Seite ging einher mit den entsprechenden Phantasien der oralen und der genitalen kindlichen Sexualität. War die Erregung »oben«, so wurde sie kindlich-begehrlich und depressiv. Wurde sie wieder genital, so wurde sie weiblich und begehrte den Mann. Die genitale Angst, die jedesmal zum Rückzug trieb, erschien zunächst als Angst, beim Akt verletzt zu werden. Als diese aufgearbeitet war, erschien eine *Angst, vor Erregung zu vergehen oder zu zerplatzen.* Allmählich gewöhnte sich die Kranke an die vaginale Erregung und erlebte schließlich den Orgasmus. Diesmal blieb der Krampf im Hals aus und mit ihm auch das Asthma. Es verlor sich vollkommen. Ich blieb mit der Patientin mehrere Jahre in Kontakt. Sie war bis zum Jahre 1932, wo ich zuletzt von ihr hörte, gesund.

Dieser Fall bestätigt wieder einmal meine Anschauung von der therapeutischen Funktion des Orgasmus und enthüllte weitere wichtige Vorgänge. Ich verstand nun, daß die *nichtgenitalen Erregungen und Befriedigungsarten aus Angst vor den starken orgastischen Sensationen am Genitale* festgehalten werden, denn sie vermitteln eine weit geringere Erregung. Hier also lag ein wichtiges Stück des Rätsels der Triebangst.

Wird die sexuelle Erregung *gebremst*, so entsteht ein fortschreitender Widerspruch: *Die Bremsung steigert die Erregungsstauung; die gesteigerte Erregungsstauung schwächt die Fähigkeit des Organismus, sie abzubauen. Dadurch erwirbt der Organismus eine Angst vor der Erregung, mit anderen Worten, die Sexualangst.* Sie ist somit durch äußere Versagung der Triebbefriedigung *veranlaßt* und durch die Angst vor der gestauten Sexualerregung innerlich *verankert.* Daraus leitet sich die *Orgasmusangst* ab. Sie ist die Angst des dem Lusterlebnis entfremdeten Ichs vor der *überwältigenden* Erregung des Genitalsystems. *Die Orgasmusangst bildet den Kern der allgemeinen strukturellen Lustangst* (1934). Sie äußert sich gewöhnlich als allgemeine Angst vor jeder Art vegetativer Empfindungen und Erregung oder der Wahrnehmung solcher Erregungen und Empfindungen. Lebenslust und Orgasmuslust sind identisch. Die äußerste Erscheinung der Orgasmusangst bildet die allgemeine Lebensangst.

Die Erscheinungsformen und Mechanismen der Orgasmusangst sind vielfältig. Allen Formen gemeinsam ist die Angst vor der überwältigenden orgastischen Genitalerregung. Die Mechanismen der Bremsung sind verschieden. Ihre Aufarbeitung nahm etwa acht Jahre in Anspruch. Bis 1926 enthüllten sich nur wenige typische Mechanismen. Sie waren bei weiblichen Patienten am besten zu studieren. Beim Manne verdeckt die Empfindung der Samenejakulation oft die Orgasmusangst. Bei Frauen tritt sie rein hervor. Am häufigsten findet sich bei ihnen die Angst, sich in der Erregung zu beschmutzen, einen Flatus fahren zu lassen oder unwillkürlich urinieren zu müssen. Je schwerer die vaginale Erregungsfunktion geschädigt ist, je mehr nichtgenitale Vorstellungen und Phantasien sich des Genitales bemächtigen, desto stärker wird die Bremsung, desto stärker daher die *Orgasmusangst.* Die orgastische Erregung wird, wenn sie gebremst ist, wie eine körperliche Vernichtung erlebt. Frauen fürchten, »in die Gewalt des Mannes« zu geraten, von ihm verletzt, innerlich zersprengt zu werden. Die Scheide wird daher in der Phantasie zu einem Beißorgan umgewandelt, das den bedrohenden Penis unschädlich machen will. Jeder Scheidenkrampf ist so aufgebaut. Tritt er *vor* dem Akt auf, so bedeutet es, daß dem männlichen Organ das Eindringen verweigert wird. Tritt er *während* des Aktes auf, so besteht der unbewußte Wunsch, ihn zu behalten, abzubeißen. Sind starke destruktive Impulse vorhanden, so fürchtet der Organismus, »sich im Erleben gehen zu lassen«, aus Angst vor Durchbruch zerstörerischer Wut.

Die Frauen reagieren auf die Orgasmusangst verschieden. Die meisten halten den Körper mit halbbewußter Aufmerksamkeit ruhig. Andere bewegen ihn sehr forciert, weil die sanfte Bewegung allzu starke Erregung bewirkt. Die Beine werden aneinander gepreßt. Das Becken wird zurückgezogen. Zum Zwecke der Bremsung der orgastischen Empfindung wird der Atem regelmäßig angehalten. Das letzte sah ich merkwürdigerweise erst 1935.

Eine Patientin mit masochistischen Schlagephantasien litt an der unbewußten Phantasie, daß sie sich in der Erregung mit Kot beschmutzte. Als vierjähriges Kind hatte sie bei onanistischer Erregung die Phantasie entwickelt, daß ihr Bett eine Apparatur besitzt, die automatisch den Schmutz beseitigt. Stillhalten im Akt aus Angst, sich zu beschmutzen, ist ein weitverbreitetes Bremsungssymptom.

Die Orgasmusangst wird oft als *Todesangst* oder *Angst zu sterben* erlebt. Besteht nun eine hypochondrische Katastrophenangst, dann bremst jede starke Erregung ihren eigenen Ablauf. Das Bewußtsein-Verlieren wird aus einem lustvollen zu einem angstvollen Erlebnis. Man muß daher ständig »auf der Hut« sein und »darf den Kopf nicht verlieren«. Man »paßt auf«. Das drückt sich als Aufmerksamkeitshaltung an der Stirn und den Augenbrauen aus.

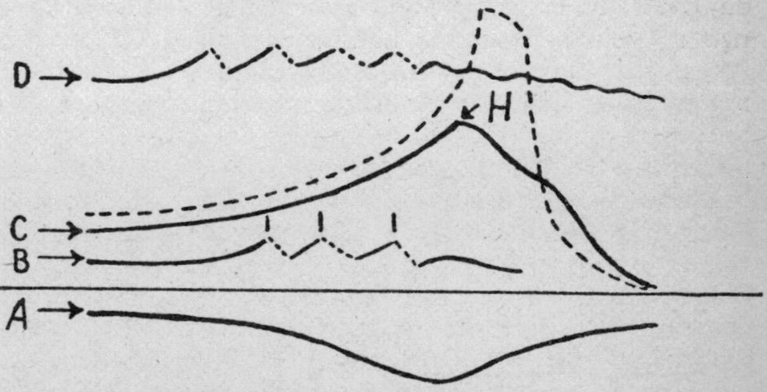

Schema: *Typische Genitalstörungen beider Geschlechter*

A = Unlust und Abscheu bei völliger *Gefühlskälte* im sexuellen Akt.

B = Genitale *Hypaesthesie*, geringe präorgastische Lust, intermittierende Hemmungen (H) mit Gefühlserkaltung.

C = Normale präorgastische Erregung der Genitalien, Absinken der Erregung ohne Orgasmus: *Isolierte orgastische Impotenz.*

D = Nymphomane bzw. Satyriasis-Orgasmusstörung: Starke präorgastische Erregtheit, kein Absinken der Erregung, kein Orgasmus.

H = Hemmung.

– – – – – – = Normale Orgasmuskurve zum Vergleich.

Jede Neurosenform hat die ihr analoge Genitalstörung. Die Hysterie geht bei Frauen mit lokaler vaginaler Erregungsstörung bei allgemeiner Hypersexualität einher. *Abstinenz* aus Genitalangst ist ihre typische Genitalstörung. Hysterische Männer sind entweder erektionsunfähig beim Akt oder sie leiden an verfrühter Ejakulation. Zwangsneurosen gehen mit asketisch starrer, gut rationalisierter Abstinenz einher. Die Frauen sind frigid, im allgemeinen unerregbar. Die Männer besitzen oft die erektive Potenz, doch nie die orgastische. Aus der Gruppe der Neurasthenien konnte ich eine chronische Form ausscheiden, die mit Samenfluß und prägenitaler Struktur einhergeht. Hier hat der Penis seine Rolle als eindringendes Lustorgan völlig verloren. Er ist eine Brust, die einem Kinde gereicht wird, oder ein Kotstück, das ausgepreßt wird etc.
Als vierte Gruppe konnte ich diejenigen Männer absondern, die aus Angst vor der Frau und zur Abwehr unbewußter homosexueller Phantasien erektiv überpotent sind. Sie beweisen sich ihre Potenz und benützen den Penis als Durchbohrungsorgan mit sadistischen Phantasien. Es sind die phallisch-narzißtischen Männer, die man unter Offizieren, nationalen Studenten, wüsten Verführern und *zwanghaft* selbstbewußten Typen immer findet. Sie sind sämtlich schwer orgastisch gestört. Der Akt ist nichts als eine Entleerung mit darauffolgender Ekelreaktion. Solche Typen umarmen nicht die Frau, sie »vögeln sie«. Ihr se-

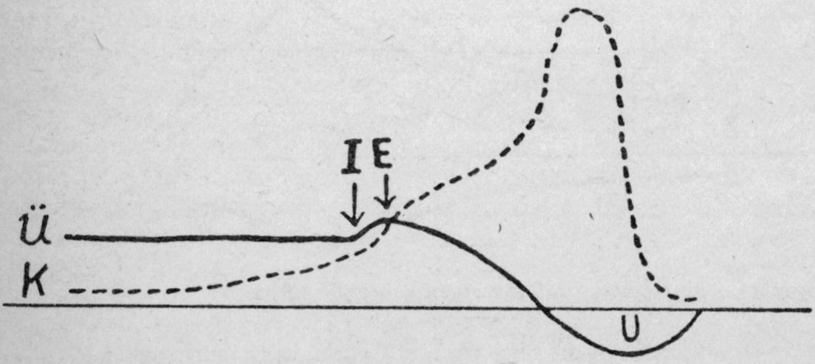

Schema: Erregungskurve bei frühzeitigem Samenerguß

Ü = Überregtheit des Genitals
I = Immissio
E = Ejakulation
U = Unlust nach der Ejakulation
K = Kurve des normalen Orgasmus

xuelles Verhalten schafft in der Frauenwelt tiefen Abscheu vor dem Akt. Die Frauen wollen nicht »gevögelt« werden.
Einen Teil dieser klinischen Tatbestände trug ich am Homburger Kongreß 1925 unter dem Titel »Über die chronische hypochondrische Neurasthenie« vor. Da behandelte ich speziell die »*genitale Asthenie*«. Sie entsteht, wenn zum Genitale keine genitalen, sondern nur mehr prägenitale Vorstellungserregungen zugelassen sind. Einen zweiten Teil des Themas sonderte ich unter dem Titel *Quellen der neurotischen Angst* ab. Diese Arbeit erschien in der Festschrift zu Freuds 70. Geburtstag im Mai 1926. In dieser Arbeit setzte ich die Unterschiede zwischen der Angst, die aus der unterdrückten Aggression stammt, der Gewissensangst und der Sexualstauungsangst auseinander. Das Schuldgefühl entsteht aus der Sexualangst auf dem Umwege über hochgetriebene destruktive Aggression. Ich schaltete also die Rolle der Destruktivität für die Entstehung von Angst ein. Freud leitete sechs Monate später ebenfalls die Gewissensangst aus dem verdrängten Destruktionstrieb ab, doch er lockerte gleichzeitig ihren Zusammenhang mit der Sexualangst. Das war für sein System logisch. Betrachtete er doch den Destruktionstrieb, als *ursprünglichen* biologischen Trieb parallel der Sexualität. Ich hatte mittlerweile die *Intensität des Destruktionstriebes aus der Intensität der Sexualstauung abgeleitet* und die »Aggression« von der »Destruktion« unterschieden. Diese so theoretisch und spezialistisch klingenden Unterscheidungen sind von grundlegender Bedeutung. Sie führten in eine völlig andere Richtung als die Freudsche Auffassung der Destruktion.
Den Hauptteil der klinischen Tatbestände faßte ich in meinem Buche *Die Funktion des Orgasmus* zusammen. Ich überreichte das Manuskript mit einer Widmung Freud in seiner Wohnung am 6. Mai 1926. Seine Reaktion beim Lesen des Titels war unerfreulich. Er besah das Manuskript, zögerte ein wenig und sagte dann wie in Unruhe: »So dick?« Ich fühlte ein Mißbehagen. Das war keine rationale Reaktion. Er war sonst sehr höflich und hätte nicht ohne weiteres so verletzend gesprochen. Bis dahin pflegte Freud jedes Manuskript in wenigen Tagen zu lesen und dann schriftlich Bescheid zu geben. Diesmal vergingen mehr als zwei Monate, ehe ich seinen Brief bekam. Er lautet:
»Lieber Herr Doktor! Ich habe mir reichlich Zeit gelassen, aber endlich habe ich doch das Manuskript gelesen, das Sie mir zur Geburtstagsfeier gestiftet haben. Ich finde die Arbeit wertvoll, reich an Beobachtungsmaterial und Gedankeninhalt. Sie wissen, ich stehe ihrem Lösungsversuch, der die Neurasthenie auf ein Unterbleiben des Genitalprimats zurückführt, keineswegs ablehnend gegenüber . . .«
Zu einer früheren Arbeit über das Neurasthenieproblem schrieb mir Freud:

»Ich weiß seit langem, daß meine Aufstellung und Auffassung der Aktualneurosen eine oberflächliche war und eingehender Korrekturen bedarf. Aufklärung blieb von weiteren verständigen Untersuchungen zu erwarten. Von Ihrer Bemühung habe ich den Eindruck, daß sie einen neuen und hoffnungsvollen Weg einschlägt ... Ob Ihre Annahme wirklich das Rätsel löst, weiß ich nicht. Es bleiben mir auch Zweifel. Sie lassen ja selbst einige der charakteristischsten Symptome unerklärt und *Ihre ganze Auffassung von der Verlegung der Genitallibido ist mir noch nicht mundgerecht*[1]. Aber ich hoffe, daß Sie das Problem im Auge behalten und es einer befriedigenden Lösung zuführen werden ...«

Dies zu einer Teillösung der Neurastheniefrage 1925, zur ausführlichen Darstellung des Orgasmusproblems und der Rolle der körperlichen Sexualstauung in der Neurose. Man merkt die Abkühlung. Ich begriff es zuerst nicht. Weshalb lehnte Freud die von den meisten jungen Analytikern froh begrüßte Lösung »Orgasmustheorie« ab? Ich ahnte nicht, daß es die Konsequenzen für die gesamte Neurosenlehre waren, die hier abschreckten.

Am 70. Geburtstag hatte Freud uns gesagt, daß wir der Welt nicht trauen sollten. Die Feiern besagten nichts. Die Psychoanalyse werde nur akzeptiert, um besser zerstört werden zu können. Er meinte die Sexualtheorie. Doch ich hatte einen entscheidenden Beitrag gerade zur *Festigung* der Sexualtheorie geliefert – und Freud lehnte ab? Ich hielt deshalb das Orgasmus-Buch noch einige Monate zur Überlegung zurück. Es ging erst im Januar 1927 in Satz.

Im Dezember 1926 hielt ich im engeren Kreise Freuds ein Referat über die charakteranalytische Technik. Ins Zentrum stellte ich das Problem, ob man bei vorhandener latenter negativer Einstellung des Patienten seine Inzestwünsche deuten dürfte, oder ob es nicht besser wäre, damit zu warten, bis das Mißtrauen beseitigt wäre. Freud unterbrach mich: »Weshalb wollen Sie das Material *nicht* in der Reihenfolge deuten, in der es auftaucht? *Natürlich* muß man die Inzestträume analysieren und deuten, sobald sie auftreten!« Das hatte ich nicht erwartet. Ich begründete meinen Standpunkt nun genau bis zuletzt. Das ganze war Freud fremd. Er verstand nicht, weshalb man nicht an der Linie des Materials arbeiten sollte. Das widersprach Äußerungen in Privatgesprächen über die Technik. Die Stimmung in der Sitzung war schlecht. Die Gegner aus dem Seminar triumphierten und bedauerten mich. Ich blieb ruhig.

Ab 1926 traten die Probleme der »Theorie der Therapie« in

1 Kursiv vom Verfasser.

den Vordergrund. Darüber sagte der offizielle Ambulatoriumsbericht 1922—1932:

»Die Ursachen psychoanalytischer Erfolge und Mißerfolge, die Kriterien der Heilung, der Versuch einer Typologie der Krankheitsformen in Hinblick auf die Widerstände und Heilungsmöglichkeiten, die Fragen der Charakteranalyse, der Charakterwiderstände, der ›narzißtischen Widerstände‹ und der ›Affektsperre‹ wurden, immer an Hand von konkreten Fällen, einer klinischen und theoretischen Untersuchung unterzogen. Teilweise in Zusammenhang damit wurde eine Reihe von technischen Fragen gewidmeten Publikationen referiert.«

Der Ruf unseres Seminars stieg. Die Themen, die sich aufgrund meiner Fragestellung reichlich ergaben, verteilte ich ohne jeden Prioritätsanspruch. Ich nahm die kollektive Arbeit ernst. Mir genügte, daß ich die Sache in einem Zentralbezirk der Forschung durchgesetzt hatte.

In den folgenden Jahren kamen unberechtigte Originalitätsansprüche einiger gunstbeflissener Mitarbeiter des Seminars vor. Es lag kein Grund vor, sie zu beachten. Im allgemeinen wußte man in der psychoanalytischen Welt über den Ursprung der Grundgedanken Bescheid. Von den etwa 20 Studenten des Wiener Seminars hat keiner den Weg der Charakteranalyse weiter verfolgt.

Freud anerkannte in einem Brief die Neuheit meiner Arbeit gegenüber dem »Gemeingut«. Doch dieses Gemeingut reichte für den Unterricht in der praktischen Arbeit nicht aus. Ich behauptete, daß ich nur die analytischen Prinzipien auf den Charakter konsequent anwandte. Ich wußte nicht, daß ich Freuds Lehre in einer Weise interpretierte, die er bald ablehnen würde. Ich ahnte noch nichts von der Unvereinbarkeit der Orgasmustheorie und der späteren psychoanalytischen Neurosentheorie.

5. *Der genitale und der neurotische Charakter Das Prinzip der Selbststeuerung im Seelischen*

Mit meinen physiologischen Ahnungen — mehr war es ja vorläufig nicht — konnte ich zu der Zeit weder praktisch noch theoretisch Brauchbares anfangen. Ich ging an den Ausbau meiner charakteranalytischen Technik. Die Orgasmustheorie war klinisch genügend gesichert, um dafür ein solides Fundament zu geben.

Mein Buch *Charakteranalyse* erschien erst im April 1933. 1928 publizierte ich den ersten Aufsatz darüber unter dem Titel *Zur Technik der Deutung und der Widerstandsanalyse* in der Psychoanalytischen Zeitschrift. Er gab ausgearbeitet einen Vortrag wieder, den ich am Jahresabschluß im Technischen Seminar gehalten hatte. Er war der erste von einigen Artikeln, die in den folgenden fünf Jahren sich zum genannten Buch zusammensetzten. Es sollte im Psychoanalytischen Verlag erscheinen; ich las bereits die zweiten Korrekturen, als der Vorstand der IPV beschloß, das Buch durch den Verlag nur »in Kommission« erscheinen zu lassen: Hitler hatte gerade die Macht ergriffen. Ausgehend von typischen Fehlern der üblichen sogenannten »orthodoxen« Psychoanalyse, entwickelte sich der Grundsatz der *Konsequenz.* Die Psychoanalyse befolgte die Regel, das gebotene Material des Kranken, so wie es kam, ohne Rücksicht auf Schichtung und Tiefe zu deuten. Ich schlug eine systematische Durcharbeitung von einem zentralen, aktuell wichtigen Punkt der seelischen Oberfläche vor. Die Neurose sollte von einem gesicherten Punkt aus unterminiert werden. Jedes Stück psychischer Energie, das durch Auflösung von Abwehrfunktionen frei wurde, mußte die unbewußten Triebansprüche verstärken und dadurch leichter zugänglich machen. Der Schichtung der neurotischen Mechanismen sollte eine systematische Abtragung der Schichten der charakterlichen Panzerung Rechnung tragen. Direkte Deutungen unbewußten Triebmaterials konnten diese Arbeit nur schädigen, mußten also vermieden werden. Der Kranke mußte erst Kontakt mit sich selbst gewinnen, um die Herstellung der Zusammenhänge zu begreifen. Solange der Panzer funktionierte, konnte der Kranke bestenfalls intellektuell auffassen. Das hatte erfahrungsgemäß geringe therapeutische Wirkung.

Eine weitere Regel war, konsequent *von der Abwehr* des Sexuellen auszugehen und bei nicht aufgelöster Abwehr verpönte sexuelle Wünsche nicht anzutasten. In der Widerstandsanalyse schlug ich strengste Konsequenz vor, das heißt Verharren bei dem Stück der Abwehr, das sich als das momentan wichtigste und störendste erwies. Da jeder Kranke einen seiner individuellen Geschichte entsprechenden Aufbau der charakterlichen Panzerung hatte, mußte die Technik der Zerstörung des Panzers in jedem Falle besonderer Art sein und von Stufe zu Stufe neu gefunden und entwickelt werden. Das schloß eine schematische Technik aus. Der Behandelnde hatte das Hauptgewicht der Verantwortung für das Gelingen. Da der Panzer den Kranken *bindet,* ist seine Unfähigkeit zur Offenheit ein Stück seiner Krankheit und nicht böser Wille, wie viele damals glaubten. Korrekte Auflösung der starren seelischen Panzerungen muß schließlich zur Angstentbindung führen. Ist die Stauungsangst entbunden, dann sind alle Chancen der Herstellung der freiströmenden Energie und mit ihr der genitalen Potenz gegeben. Fraglich blieb nur, ob mit der Erfassung der charakterlichen Panzerung auch die letzten Quellen der seelischen Energie erfaßt waren. Ich hatte Zweifel und behielt recht damit. Die charakteranalytische Technik war fraglos ein beträchtlicher Fortschritt in der Bewältigung schwerer verkrusteter Neurosen. Der Akzent lag nicht mehr auf dem Inhalt der neurotischen Phantasie, sondern auf der Energiefunktion. Da die sogenannte psychoanalytische Grundregel, »alles zu sagen, was einfällt«, in der Mehrzahl undurchführbar war, machte ich mich davon unabhängig, indem ich nicht nur das, was der Kranke mitteilte, sondern *alles*, was er darbot, im besonderen die *Art* der Mitteilungen und des Schweigens zum Angriffspunkte nahm. Auch schweigende Patienten teilten sich mit, drückten etwas aus, das man allmählich enträtseln und bewältigen konnte. Nach außen stellte ich das *wie* noch neben das *was* der alten Freudschen Technik. Ich wußte bereits, daß das *wie*, die *Form* des Verhaltens und der Mitteilungen viel wesentlicher waren als das, *was* der Kranke erzählte. Worte können lügen. *Der Ausdruck lügt nie.* Es ist die unmittelbare, dem Menschen unbewußte Äußerung des Charakters. Ich lernte es im Laufe der Zeit, die Form der Mitteilungen selbst als unmittelbare Äußerungen des Unbewußten zu begreifen. Das Überzeugen und Überreden des Patienten verlor an Bedeutung und wurde bald überflüssig. Was der Kranke nicht spontan und automatisch begriff, hatte auch keinen therapeutischen Wert. Charakterliche Haltungen mußten spontan verstanden werden. Das intellektuelle Verstehen des Unbewußten wich dem Empfinden vom eigenen Ausdruck. Die psychoanalytischen Fachausdrücke hatten die Patienten bei mir seit Jahren nicht mehr gehört. Gerade deshalb entging ihnen die Möglichkeit, einen Affekt hinter einem Wort zu verbergen. Der Patient sprach nicht mehr über seinen Haß, sondern er fühlte ihn, er konnte dem gar nicht entgehen, sofern ich nur die Panzerung korrekt abbaute.

Die narzißtischen Typen galten als ungeeignet für die analytische Behandlung. Durch die Zerstörung der Panzerung wurden auch diese Fälle zugänglich. Ich konnte derart Heilungen von schweren charakterlichen Störungen buchen, die damals als der üblichen Methode unzugänglich galten.[1]

Die Liebes- und Haßübertragungen auf den Analytiker verloren ihren mehr oder minder akademischen Charakter. Es ist etwas anderes, über Analerotik aus der Kindheit zu sprechen

1 Carl M. Herold unterschätzte wie auch andere die Differenzen der Charakteranalyse zur psychoanalytischen Technik, wenn er sie als bloß technische Finessen statt als fundamentale theoretische Unterschiede hinstellt (*A Controver[sy] about Technique*, The Psychoanalytic Quaterly, Vol. VIII, 1939, No. 2). Doch das folgende Argument trifft zu:
»We often hear raised at this point in the controversy the objection that all this is not new and is practised by every good analyst. This is a very elegant way of

oder zu erinnern, daß man solches einmal gefühlt hatte, und etwas anderes, sie aktuell in der Stunde als Flatusdrang zu verspüren und dem sogar nachgehen zu müssen. Hier bedarf es keiner Überzeugung oder Überredung. Ich mußte mich schließlich von der akademischen Haltung dem Kranken gegenüber frei machen und mir sagen, daß ich als Sexualarzt mit der Sexualität nicht anders zu tun habe als der Internist mit den Organen. Dabei entdeckte ich die schwere Behinderung der Arbeit durch die Regel, die die meisten Analytiker anwandten, daß der Kranke, solange die Behandlung dauert, abstinent leben müßte. Wie sollten dann seine Genitalstörungen verstanden und behoben werden?

Diese technischen Details, die man in meiner *Charakteranalyse* ausführlich dargestellt findet, erwähne ich hier nicht aus technischen Gründen. Ich möchte nur den Umbau in der Grundeinstellung kennzeichnen, der mich befähigte, das Prinzip der *sexuellen Selbststeuerung* bei meinen gesunden Kranken zu entdecken, zu formulieren und der späteren Arbeit nutzbar zu machen.

Viele analytische Regeln hatten ausgesprochenen Tabucharakter an sich, der die neurotischen Tabus der Kranken im Sexuellen nur verstärkte. So die Regel, daß der Analytiker nicht gesehen werden, sozusagen ein unbeschriebenes Blatt Papier bleiben sollte, auf dem der Kranke seine Übertragungen einzeichnen konnte. Das beseitigte nicht, sondern festigte im Kranken das Empfinden, es mit einem »unsichtbaren«, unnahbaren, übermenschlichen, also — entsprechend dem kindlichen Denken — sexuallosen Wesen zu tun zu haben. Wie sollte der Kranke seine Sexualscheu im Leben, die ihn krank machte, überwinden? Das Sexuelle blieb, so behandelt, nach wie vor das Teuflische und Verbotene, das unter allen Umständen zu »verurteilen« oder zu »sublimieren« war. Den Analytiker als Sexualwesen anzuschauen war verboten. Wie sollte der Kranke sich mit seiner menschlichen Kritik hervorwagen? Die Kranken wußten ohnedies sehr gut Bescheid über den Analytiker. Sie sagten es nur selten offen bei dieser Art Technik. Bei mir lernten sie vor allem, jede Scheu vor Kritik an mir zu überwinden. Der Patient sollte »nur erinnern« und auf keinen Fall »etwas tun«.

suggesting modestly that one is a really good analyst but it leaves unanswered the question why these really good analysts did not trouble themselves to state these things with such clarity, especially as they should have known that among the younger analysts there was a keen desire for such technical advice. This desire must indeed have been very strong, judging from the eagerness with which Reich's book and ideas were absorbed by the younger German analysts. They had been stuffed with complicated theories but given very few cues as to how to use them in practice. Reich offered a clear summing up of the theoretical aspects of the practical situation in which a young analyst finds himself, not elaborate enough perhaps to include all the intricate details, but simple enough to be readily usable in practical work.«

Ich fand mich mit Ferenczi in der Ablehnung dieser Methode. Der Kranke sollte auch tun dürfen, selbstverständlich. Ferenczi geriet mit der Vereinigung in Schwierigkeiten, weil er die Patienten in guter Intuition wie Kinder spielen ließ. Ich versuchte auf jede erdenkliche Art, sie von ihrer charakterlichen Steifheit zu befreien. Sie sollten mich unautoritär, *menschlich* betrachten. Das ist ein Stück des Geheimnisses meiner Erfolge, die man anerkannte. Das zweite Stück Geheimnis war, daß ich meine Kranken mit allen verfügbaren, der ärztlichen Arbeit entsprechenden Mitteln von den genitalen Hemmungen befreite. Ich gab keinen Fall als gesundet aus, der nicht zumindest schuldgefühlfrei onanieren konnte. Auf Kontrolle seines genitalen Geschlechtslebens zur Zeit der Behandlung legte ich größtes Gewicht. Daß das mit oberflächlicher Onanietherapie mancher »Wilden« nichts zu tun hat, ist wohl begriffen worden. Gerade dabei lernte ich erst die Scheingenitalität von der natürlichen genitalen Einstellung unterscheiden. So prägten sich vor meinen Augen in jahrelanger Arbeit allmählich die Züge des »genitalen Charakters« heraus, die ich dann dem »neurotischen Charakter« gegenüberstellte.
Ich überwand die Scheu vor dem Handeln der Kranken und entdeckte eine ungeahnte Welt. *In der Tiefe des neurotischen Mechanismus, hinter all den gefährlichen, grotesken, vernunftlosen Phantasien und Impulsen fand ich ein Stück einfacher, selbstverständlicher, anständiger Natur.* Ich fand sie ausnahmslos bei jedem Kranken, bei dem ich genügend tief vorgedrungen war. Das gab mir Mut. Ich gestattete den Kranken immer mehr und wurde nicht enttäuscht. Zwar gab es hier und dort gefährliche Situationen. Daß ich in meiner reichen und vielgestaltigen Praxis nicht einen einzigen Selbstmord zu verzeichnen habe, möge die Sache kennzeichnen. Die in der analytischen Praxis vorkommenden Selbstmorde verstand ich erst viel später: die Kranken nahmen sich das Leben, wenn ihre sexuellen Energien zwar aufgestöbert, doch nicht zur korrekten Abfuhr zugelassen waren. Die Angst vor den bösen Trieben, die die ganze Welt regiert, hatte die Arbeit der analytischen Therapeuten schwer blockiert. Sie hatten den absoluten *Gegensatz von Natur (Trieb, Sexualität) und Kultur (Moral, Arbeit und Pflicht)* unbesehen übernommen und daraus die These abgeleitet, daß das »Ausleben der Triebe« der Heilung widerspräche. Es dauerte lange, ehe ich die Angst vor diesen Trieben verlor. Es zeigte sich nämlich, daß die *asozialen Triebe, die das unbewußte Seelenleben füllen, nur so lange böse und gefährlich sind, als die Energieabfuhr auf dem Wege der natürlichen Liebesbetätigung gesperrt ist.* Sonst gibt es im Grunde nur drei krankhafte Auswege: die wilde, selbstzerstörende *Triebhaftigkeit* (Sucht, Alkoholismus, Verbrechen aus Schuldgefühl, psy-

chopathische Impulsivität, Lustmord, Kindervergewaltigung etc.), die *triebgehemmten Charakterneurosen* (Zwangsneurose, Angsthysterie, Konversionshysterie) und die *funktionellen Psychosen* (Schizophrenie, Paranoia und Melancholie, manisch-depressives Irresein). Von den neurotischen Mechanismen, die sich in der Politik, im Kriege, im Eheleben, in der Erziehung der Kinder etc. auswirken und sämtlich Folgen genitaler Unbefriedigtheit der Menschenmassen sind, sehe ich hier ab.

Die Kranken veränderten ihr Gesamtwesen mit der Fähigkeit zu voller genitaler Hingabe so grundlegend und rasch, daß ich diesen Umschwung zunächst nicht begriff. Ich verstand nicht, wie der zähe neurotische Prozeß eine so rasche Wendung zulassen konnte. Nicht nur die neurotischen Angstsymptome schwanden, sondern das *Gesamtwesen* änderte sich. Ich konnte es vorerst theoretisch nicht einordnen. Den Symptomschwund begriff ich aus dem Entzug an sexueller Energie, die das Symptom bis dahin gespeist hatte. Die Charakterveränderung entzog sich dem klinischen Verständnis. Der genitale Charakter schien nach anderen, bisher ungekannten Gesetzen zu funktionieren. Das möchte ich an einigen Beispielen erörtern.

Die Kranken begannen spontan, die moralischen Äußerungen der Umgebung als fremd und sonderbar zu empfinden. Sie mochten vorher noch so strikte die voreheliche Keuschheit verteidigt haben, nun empfanden sie die Forderung als grotesk. Sie hatten keinen Kontakt mehr damit. Es wurde ihnen gleichgültig. In der sozialen Arbeit veränderte sich der Charakter ihrer Reaktionen. Hatten sie bis dahin mechanisch gearbeitet, keine Beziehung zur Arbeit gezeigt, sie als ein notwendiges Übel betrachtet, das man auf sich nimmt, ohne viel darüber nachzudenken, so wurden sie jetzt wählerisch. Hatten sie aus neurotischen Störungen bisher nicht gearbeitet, so entstand ein tiefes Bedürfnis nach einer lebensnahen Arbeit, die sie persönlich interessierte. War die Arbeit, die sie leisteten, geeignet, seelische Interessen zu absorbieren, so blühten sie auf. War jedoch die Arbeit mechanisch, wie etwa die eines Angestellten, Kaufmanns oder Rechtsanwalts mittlerer Art, dann wurde sie eine fast unerträgliche Last. In solchen Fällen hatte ich es schwer, die nun eintretende Schwierigkeit zu meistern. Denn die Welt war auf Berücksichtigung des menschlichen Arbeitsinteresses nicht eingestellt. Pädagogen, die bis dahin in der Erziehung zwar liberal, doch sonst nicht wesentlich kritisch waren, begannen die übliche Art, mit Kindern umzugehen, als schmerzlich und unerträglich zu empfinden. Kurz, die Sublimierung von Triebkräften in der Arbeit war verschieden je nach der Arbeit und den sozialen Verhältnissen. Allmählich konnte ich zwei Richtungen herauslesen. Die eine war persönliches Hineinwachsen in eine soziale Betätigung mit vollem Einsatz, die andere

war scharfer Protest des seelischen Organismus gegen *mechanische,* öde Arbeit.
In anderen Fällen erlebte ich mit der Freisetzung der genitalen Befriedigbarkeit der Kranken einen kompletten Zusammenbruch der Arbeit. Das schien den drohenden Mahnungen der Welt, daß Sexualität und Arbeit Gegensätze wären, recht zu geben. Bei näherer Betrachtung verlor die Sache ihren Schrecken. Es stellte sich heraus, daß es regelmäßig Kranke waren, die ihre Arbeit bisher aus einem zwangsartigen Pflichtgefühl geleistet hatten, in scharfem Gegensatz zu inneren Wünschen, auf deren Erfüllung sie verzichtet hatten, Wünschen, die gar nicht asozialer Natur waren, im Gegenteil. Ein Mensch, der sich zum freien Schriftsteller am besten geeignet fühlte, mußte, in einem Rechtsanwaltsbüro beschäftigt, alle Kräfte mobilisieren, um sein Widerstreben zu meistern und die gesunden Antriebe unbewußt zu halten. So lernte ich die wichtige Regel, daß nicht alles, was unbewußt, auch unsozial, und nicht alles, was bewußt, sozial ist. Im Gegenteil, es gibt höchst wertvolle, ja kulturell entscheidende Eigenheiten und Antriebe, die aus Existenzrücksichten verdrängt werden müssen, und wieder höchst unsoziale Betätigungen, die von der Gesellschaft mit Ruhm und Ehre belohnt werden. Am schlimmsten war es mit Priesterkandidaten. Jedesmal gab es schweren Konflikt zwischen Sexualität und Berufsausübung. Ich beschloß, keine Priester mehr in Behandlung zu nehmen.
Die Veränderung im Sexuellen war ebenso kraß. Patienten, die bis zur Erlangung der orgastischen Potenz konfliktlos zu Prostituierten gingen, wurden dazu unfähig. Frauen, die bis dahin ruhig duldend mit ungeliebten Männern zusammenlebten und den Akt aus »Ehepflicht« über sich ergehen ließen, sahen sich dazu nun außerstande. Sie streikten, wollten nicht mehr. Was sollte ich dagegen sagen? Es widersprach allen offiziellen Anschauungen. Etwa der stillschweigenden Übereinkunft, daß die Frau selbstverständlich dem Gatten die geschlechtliche Befriedigung gewähren muß, solange die Ehe dauert, ob sie will oder nicht, ob sie ihn liebt oder nicht, ob sie erregt ist oder nicht. Das Lügenmeer in dieser Welt ist tief! Peinlich war es vom Standpunkt meiner offiziellen Stellung her gesehen, wenn eine korrekt von neurotischen Mechanismen befreite Frau ihre Liebesansprüche ans Leben stellte und sich um die Moral nicht kümmerte. Nach einigen schüchternen Versuchen wagte ich es nicht mehr, diese Tatsachen im Seminar oder in der Vereinigung vorzubringen. Ich fürchtete den öden Einwand, daß ich meine eigenen Anschauungen den Kranken aufdrängte. Ich hätte dann laut entgegnen müssen, daß die moralische und autoritäre Beeinflussung durch Weltanschauungen nicht auf meiner Seite lag, sondern auf der meiner Gegner. Es hätte auch

nichts genützt, wenn ich den Eindruck solcher Dinge hätte abschwächen wollen, indem ich der offiziellen Moral genehmere Vorgänge vorbrachte; zum Beispiel, daß dieselbe Orgasmustherapie Frauen, die, ob verheiratet oder nicht, bis dahin mit jedem, wer immer es sein mochte, zu schlafen imstande waren, weil sie nichts empfanden, nun mit Empfindungen und sexuellem Ernst ausgestattet waren, die es ihnen unmöglich machten, die Beine ohne weiteres zu spreizen. Daß sie also »moralisch« wurden und nur einen Partner wollten, der sie liebte und befriedigte.[1] Es hätte nichts genützt. Wo die wissenschaftliche Arbeit moralisch gebunden ist, richtet sie sich nicht nach Tatsachen, sondern nach Vorschriften. Peinlich ist dabei nur das Protzen mit der »wissenschaftlichen Objektivität«. Man schreit um so lauter, daß man »objektiver Wissenschaftler« sei, je mehr man in die Netze der Abhängigkeiten gerät. Ein Psychoanalytiker brachte es zuwege, mir eine Frau mit tiefer Melancholie, Selbstmordimpulsen und akuter Angst zur Behandlung mit der ausdrücklichen Aufforderung zu schicken, die »Ehe nicht zu zerstören«.

Die Kranke war, wie ich in der ersten Stunde erfuhr, bereits vier Jahre verheiratet. Der Mann hatte sie noch nicht defloriert. Doch er hatte allerhand perverse Handlungen begangen, die die Frau in ihrer naiven Bürgerlichkeit als selbstverständliche eheliche Pflicht hingenommen hatte. Diese Ehe, forderte der Analytiker, durfte unter keinen Umständen gestört werden! Die Patientin brach nach drei Stunden ab, weil sie zu schwere akute Angst hatte und die analytische Situation als Verführungssituation empfand. Ich wußte es, doch ich konnte nichts tun. Einige Monate später hörte ich, daß sie sich das Leben genommen hatte. Diese Art »objektiver Wissenschaft« ist einer der Senksteine am Halse einer ertrinkenden Menschheit.

Meine Begriffe vom Verhältnis der seelischen Struktur zur be-

1 Anmerkung des Übersetzers der amerikanischen Ausgabe *The Discovery of the Orgone. The Function of the Orgasm*, 1942: Die Idee einer natürlichen (im Unterschied zu einer zwanghaften) Moral ist den meisten Leuten so fremd, daß man immer in Gefahr steht, mißverstanden zu werden, wenn man darüber spricht oder schreibt. Bei der Durchsicht des Manuskripts wies Herr Dr. Silverberg auf ein mögliches Mißverständnis dieser Frage hin. Mit seiner Genehmigung zitiere ich seine Anmerkung: »Ich möchte hier eine Berichtigung vorschlagen, um den Eindruck zu vermeiden, die Orgasmustherapie mache die Leute monogam. Wie ich die Bedeutung dieser Frage sehe, nimmt die orgasmusfähige Frau ihr sexuelles Leben ernst genug, um nicht ihre Energien unterschiedslos verzetteln zu wollen, aber sie ist fähig, jede Beziehung sich entwickeln und ihren eigenen Kurs steuern zu lassen. Das bedeutet nicht, daß sie einem Mann ihr ganzes Leben lang ›treu‹ bleibt, sondern nur so lange, wie die Beziehung mit ihm ›dauert‹, ein Zeitabschnitt, der durch gewisse innere Gesetze innerhalb der Beziehung selbst bestimmt ist und gewöhnlich von beträchtlich längerer Dauer sein dürfte als im Falle der Frau, die mit jedem Tom, Dick und Harry schläft. Ich meine, Dr. Reich sollte klarstellen, daß er hier nicht zurückkehrt zu einer ›Monogamie‹ mit ihrem gegenwärtigen Sinn des ›einem Mann treu sein, bis daß der Tod (oder das Gericht) uns scheidet‹.«
Diese Anmerkung stellt den Punkt völlig klar. Das Problem wird ausführlich behandelt in Reichs Werk *Die Sexualität im Kulturkampf*.

stehenden gesellschaftlichen Ordnung verwirrten sich. Die Veränderung der Kranken im Sinne dieser moralischen Ordnung war weder negativ noch positiv eindeutig. Die neue seelische Struktur schien Gesetzen zu folgen, die mit den gewohnten Forderungen und Anschauungen der Moral nichts gemeinsam hatten. Sie folgte Gesetzen, die mir neu waren, die ich nie vorher geahnt hatte. Das Bild, das sie am Ende geschlossen boten, entsprach einer *anderen Art Sozialität.* In ihr fanden sich beste Grundsätze der offiziellen Moral, daß man zum Beispiel Frauen nicht vergewaltigt und Kinder nicht verführt. Gleichzeitig enthüllten sich moralische Verhaltensweisen, die sozial durchaus vollwertig waren, jedoch den gewöhnlichen Auffassungen strikte widersprachen. So zum Beispiel die Haltung, daß es minderwertig wäre, aufgrund äußeren Zwanges keusch zu leben oder Treue aus Pflicht allein zu bewahren. Die Haltung, daß es unbefriedigend und häßlich ist, einen Partner gegen seinen Willen zu umarmen, erschien unanfechtbar, auch vom strengsten moralischen Gesichtspunkt her. Doch es widersprach der gesetzlich geschützten Forderung der »ehelichen Pflicht«.

Ich begnüge mich mit diesen wenigen Beispielen an Stelle von vielen. Diese andere Art Moral war nicht gelenkt von einem »Du sollst« oder »Du darfst nicht«, sondern ergab sich *spontan* durch die Anforderungen der genitalen Lust und Befriedigung. Eine unbefriedigende Handlung wurde nicht aus Angst, sondern wegen des Wertes der sexuellen Glückshaftigkeit unterlassen. Diese Menschen unterließen dann einen Geschlechtsakt, auch wenn sie ihn durchführen wollten, wenn die äußeren oder inneren Umstände die volle Befriedigung nicht garantierten. Es war, als ob die moralischen Instanzen gänzlich verschwänden und an ihre Stelle bessere und haltbarere Sicherungen gegen Dissozialität träten. Sicherungen, die nicht im Widerspruch zu natürlichen Bedürfnissen waren, sondern sich vielmehr gerade auf Prinzipien der Lebenslust stützten. Der scharfe Widerspruch zwischen dem »Ich will« und dem »Ich darf nicht« hob sich auf. An seine Stelle trat eine, fast möchte man sagen, *vegetative Überlegung:* »Ich möchte zwar sehr, doch ich hätte wenig davon, es würde mich nicht freuen«; zweifellos eine grundverschiedene Sache. Die Handlungen ordneten sich nach einem *sich selbst steuernden Prinzip.* Diese *Selbststeuerung* brachte wieder ein Stück Harmonie mit sich, weil sie den Kampf gegen einen immer wieder andrängenden, gebremsten Trieb aufhob und unnötig machte. Das Interesse verschob sich einfach auf ein anderes Ziel oder ein anderes Liebesobjekt, das weniger Schwierigkeiten der Befriedigung bot. Voraussetzung dazu blieb, daß das Interesse, das ja natürlich und an sich sozial war, weder verdrängt, also dem Bewußtsein entzogen, noch moralisch verurteilt wurde. Es wurde bloß an anderer Stelle unter anderen Umständen befriedigt. Liebte ein junger Mann ein »unberührtes« Mädchen aus sogenannt »gutem Hause«, so war das gewiß eine natürliche Angelegenheit. Wollte er sie umarmen, so war es zwar nicht »realitätsangepaßt«, doch gesund. Zeigte sich das Mädchen stark genug und gesund, um als Kameradin alle inneren und äußeren Schwierigkeiten zu überwinden, dann ging es gut, zwar gegen die offizielle Moral, doch restlos in der Richtung vernünftigen, der Gesundheit entsprechenden Verhaltens. Zeigte sich das Mädchen jedoch schwach, ängstlich, von der elterlichen Meinung innerlich abhängig, also neurotisch, dann konnte die Umarmung nur Schwierigkeiten bringen. Der betreffende junge Mann konnte, wenn er selbst nicht moralisch befangen war, und den Gedanken, ein Mädchen zu beglücken, nicht als »Schändung« auffaßte, *überlegen,* ob er ihr seine eigene Klarheit verschaffen oder verzichten wollte. Im zweiten Falle, der ebenso rational war wie der erste, wandte er sich mit der Zeit einem anderen Mädchen zu, wo es diese Schwierigkeiten nicht gab. Der neurotische, im alten Sinne moralische, junge Mann hätte sich im selben Falle grundsätzlich anders benommen. Er hätte das Mädchen begehrt und gleichzeitig auf Durchsetzung seines Wunsches verzichtet. Dadurch hätte er einen dauernden Widerspruch geschaffen. Dem Trieb hätte die moralische Leugnung entgegengewirkt, bis eine Verdrängung des Triebes dem *bewußten* Konflikt ein Ende gemacht hätte. An seine Stelle wäre ein unbewußter Konflikt getreten. Der junge Mann hätte sich in eine zunehmend schwierigere Situation verstrickt. Er hätte sowohl auf die Möglichkeit der Triebbefriedigung wie auf ein anderes Objekt verzichtet. Daraus müßte mit Notwendigkeit eine Neurose folgen, für beide Teile.

Die Kluft zwischen Moral und Trieb bliebe bestehen. Oder der Trieb würde sich geheim an anderer Stelle oder mit schlimmen Mitteln äußern. Der junge Mann könnte ebensogut zwanghafte Vergewaltigungsphantasien, reale Vergewaltigungsimpulse oder die Züge der doppelten Moral entwickeln. Er würde zu Prostituierten gehen, sich einer Geschlechtskrankheit aussetzen. Von innerer Harmonie wäre keine Rede. Rein sozial gesehen wäre nur Unheil entstanden. Der »Moral« wäre in keiner Hinsicht gedient.

Dieses Beispiel läßt sich beliebig variieren. Es paßt auf die Ehesituation wie auf jede andere Lage des Liebeslebens.

Stellen wir nun die *moralische Regulierung* und die *sexualökonomische Selbststeuerung* einander gegenüber.

Die Moral funktioniert als *Pflicht.* Sie ist mit natürlicher Triebbefriedigung unvereinbar. Die Selbststeuerung folgt den natürlichen Gesetzen der Lust und ist mit *natürlichen* Trieben nicht nur vereinbar, sondern vielmehr funktionell identisch. Die moralistische Regulierung schafft einen scharfen, unauflösbaren seelischen Widerspruch, den der *Natur* contra *Moral*. Dadurch steigert sie den Trieb, was wieder erhöhte moralische Abwehr notwendig macht. Sie schließt einen organischen Kreislauf der Energie im Menschen aus. Die Selbststeuerung entzieht einem unerfüllbaren Verlangen die Energie durch Übertragung auf andere Ziele oder Partner. Sie funktioniert in einem steten Wechsel von Spannung und Entspannung, liegt somit im Bereiche aller natürlichen Funktionen. Die zwangsmoralisch bestimmte Struktur leistet die soziale Arbeit ohne innere Beteiligung unter dem Gebote eines ichfremden Soll. Die sexualökonomisch gelenkte Struktur leistet die Arbeit im Einklang mit den sexuellen Interessen aus dem großen Reservoir der Lebensenergie heraus. Die moralische Struktur folgt nach außen den starren Gesetzen der moralischen Welt, paßt sich ihr äußerlich an und rebelliert innerlich. Dadurch ist sie der Dissozialität in höchstem Grade ausgesetzt, einer unbewußten, zwangs- und triebhaften Dissozialität. Die gesunde, durch Selbststeuerung bestimmte Struktur paßt sich dem irrationalen Teil der Welt nicht an und setzt ihr natürliches Recht durch. Sie erscheint dem neurotischen Moralisten krank und dissozial, ist jedoch in Wirklichkeit zu dissozialen Handlungen unfähig. Sie entwickelt ein *natürliches* Selbstbewußtsein, gegründet auf sexueller Potenz. Die moralische Struktur ist genital regelmäßig schwach und daher genötigt, ständig zu kompensieren, das heißt, ein falsches, steifes Selbstgefühl zu entwickeln. Sie verträgt sexuelles Glück anderer schlecht, weil sie provoziert wird und unfähig ist, es ebenso zu genießen. Ihr sind sexuelle Akte im wesentlichen Potenzbeweise. Der genitalen Struktur ist Sexualität ein Lusterlebnis und nichts als das. Die Arbeit ist ihr freudige Lebensbetätigung und Leistung. Der moralischen Struktur ist die Arbeit lästige Pflicht oder bloß Sicherung der Existenz.

Auch die Art der charakterlichen Panzerung ist verschieden. Die moralische Struktur muß einen Panzer entwickeln, der einengt, jede Handlung beherrscht und unabhängig von äußeren Situationen automatisch funktioniert. Die Haltung kann nicht verändert werden, auch wenn man will. Der zwangsmoralische Verwaltungsbeamte bleibt es auch im Ehebett. Der andere Typus vermag sich hier abzusperren, dort zu öffnen. Er verfügt über seine Panzerung, weil sie nichts Verbotenes zurückzuhalten hat.

Die beiden Typen nannte ich *»neurotischer«* beziehungsweise *»genitaler«* Charakter. Sie wurden in einer besonderen Arbeit in der Psychoanalytischen Zeitschrift publiziert, von den Psychoanalytikern sehr begrüßt und 1933 dem Buch *Charakteranalyse* eingereiht. *Die therapeutische Aufgabe bestand nun-*

Neurotischer Charakter — *Genitaler Charakter*

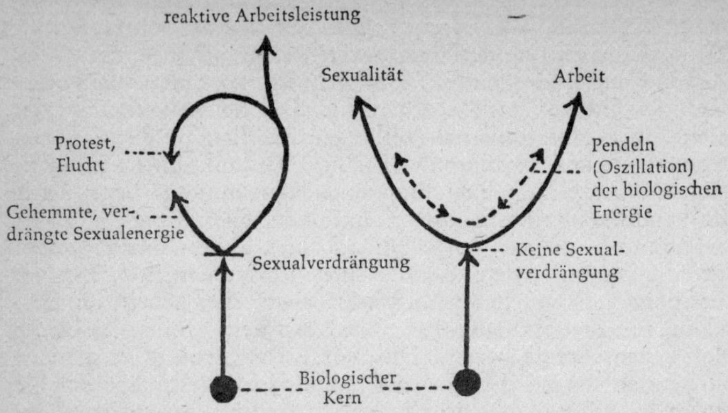

Reaktive Arbeitsleistung

Die Arbeitsleistung ist mechanisch, krampfhaft, unlebendig, dient der Ertötung des Sexualverlangens und steht im scharfen Gegensatz zu ihm. Nur kleine Beträge der biologischen Energie können im Arbeitsinteresse befriedigt werden. Die Arbeit bereitet wesentlich Unlust. Sexuelle Phantasien sind stark und stören die Arbeit; sie müssen daher verdrängt werden und schaffen neurotische Mechanismen, die die Arbeitsfähigkeit noch mehr herabsetzen. Die Herabsetzung der Arbeitsleistung belastet jeden sexuellen Impuls mit Schuldgefühlen. Das Selbstbewußtsein ist reduziert; das führt zu kompensierend neurotischen Phantasien von Größe.

Sexualökonomische Arbeitsleistung

Hier pendelt die biologische Energie zwischen Arbeit und Liebesbetätigung hin und her. Arbeit und Sexualität sind keine Gegensätze, sondern unterstützen einander durch Festigung des Selbstbewußtseins. Das Interesse ist jeweils eindeutig und konzentriert, getragen vom Gefühl der Potenz und Hingabefähigkeit.

mehr in der Verwandlung des neurotischen Charakters in den genitalen und in der Ersetzung der moralischen Regulierung durch die sexualökonomische Selbststeuerung.

Die neurosebedingte Funktion der moralischen Bremsung kannte man damals gut. Man sprach von der »Zertrümmerung des Über-Ichs«. Es gelang mir nicht zu überzeugen, daß das nicht genügt und das Problem umfassender und tiefer lag. Man kann die moralische Regulierung nicht zerstören, wenn man nichts anderes und Besseres an dessen Stelle setzt. Doch gerade dieses andere schien meinen Kollegen gefährlich, falsch und »längst bekannt« zugleich. In Wirklichkeit fürchtete man die »Wurstmaschine«, den ernsten Zusammenprall mit der heutigen Welt, die alles, was es gibt, nach dem Prinzip der moralischen Zwangsregulierung eingerichtet und beurteilt. Ich selbst war mir damals über die sehr weitgehenden sozialen Konsequenzen nicht im klaren. Ich folgte einfach den Spuren meiner klinischen Arbeit. Das tat ich freilich sehr entschlossen. Man kann einer bestimmten Art von Logik nicht ausweichen, auch wenn man es gerne möchte.

Ich begann erst vor wenigen Jahren zu begreifen, weshalb freiheitliches, selbstgeregeltes Verhalten zwar begeistert, doch gleichzeitig schwere Angst einjagt. Die grundsätzlich veränderte Einstellung zur Welt, zum eigenen Erleben, zu den Menschen etc., die den genitalen Charakter kennzeichnet, ist einfach und selbstverständlich. Sie leuchtet sofort ein, auch solchen, die strukturell davon weit entfernt sind. Es ist bei allen Menschen ein geheimes Ideal, das stets das gleiche meint, auch wenn man es verschieden nennt. Liebesfähigkeit wird niemand verneinen, ebensowenig sexuelle Potenz. Niemand würde wagen, Liebesunfähigkeit oder die Impotenz, Ergebnisse der autoritären Erziehung als Ziele menschlichen Strebens aufzustellen. Daß man spontan sozial sei und es nicht gerade das Ideal ist, sich im Kampf gegen kriminelle Impulse zur Sozialität zu zwingen, gehört den natürlichen Haltungen an. Daß es besser und gesünder ist, gar nicht erst den Impuls zur sexuellen Vergewaltigung zu haben und moralisch bremsen zu müssen, sieht jeder ein. Dennoch hat keine andere Stelle meiner Theorie meine Arbeit und Existenz derart gefährdet wie gerade die Behauptung, daß Selbststeuerung möglich, natürlich vorhanden und allgemein durchführbar ist. Freilich, hätte ich bloß eine Hypothese darüber mit sanften, eleganten Worten und pseudowissenschaftlichen Wendungen aufgestellt, ich hätte nur Ruhm geerntet. Meine ärztliche Arbeit forderte dauernd Verbesserungen an der Technik der Menschenbeeinflussung, somit ständig tiefer dringendes Fragen: *Wenn die Eigenschaften des genitalen Charakters so selbstverständlich und erwünscht sind, weshalb wird die so innige Beziehung von Sozialität und sexueller Vollwertigkeit*

übersehen? Weshalb beherrscht die gerade verkehrte Anschauung alles, was Leben heute regiert? *Weshalb ist die Auffassung eines scharfen Gegensatzes von Natur und Kultur, Trieb und Moral, Körper und Geist, Teufel und Gott, Liebe und Arbeit zu einem der markantesten Züge unserer Kultur und Lebensauffassung geworden?* Weshalb wurde sie unverrückbar und mit gesetzlicher Strafe bei Übertretung gesichert? Weshalb verfolgte man mit so großem Interesse die Entwicklung meiner wissenschaftlichen Arbeit, um dann, wenn es im Leben ernst zu werden begann, sich entsetzt abzuwenden und die Wege der Verleumdung und Ehrabschneiderei zu gehen? Ursprünglich glaubte ich, daß es böser Wille, Freundschaftsverrat oder wissenschaftliche Feigheit wäre. Erst nach vielen Jahren voll grausamer Enttäuschungen enthüllte sich das Rätsel.
Die meisten unruhevollen und desorientierten Reaktionen, die ich damals meinen immer zahlreicher werdenden Gegnern zeigte, beruhten auf der irrtümlichen Auffassung, daß, was *im Prinzip* korrekt ist, von den Menschen auch einfach und selbstverständlich akzeptiert und durchgeführt werden kann. Wenn ich diese Selbstverständlichkeiten erfaßt und formuliert hatte, wenn sie so glänzend zu den Absichten der Therapeutenarbeit paßten, weshalb sollten meine Kollegen sie nicht ebenso erfassen? Diese Naivität wurde von zwei Seiten unterstützt. Erstens von der damaligen Art der sozialistischen Haltung den Nichtsozialisten gegenüber. Was ist selbstverständlicher als die Weltplanwirtschaft? Was einfacher als die Einheit von gesellschaftlicher Produktion, gesellschaftlicher Konsumtion und gesellschaftlichem Eigentum an den Produktionsmitteln? Wer das nicht ohne weiteres einsah, war ein Reaktionär oder Verräter. Zweitens wirkte fördernd auf meine Naivität die Begeisterung der Kollegen über meine Anschauungen, ihr großes Interesse, ihr Ja-Sagen. Ich hatte an ihre einfachen menschlichen Ideale und Vorstellungen gerührt. Ich sollte bald erfahren, daß Ideale Rauch sind und Vorstellungen rasch wechseln. In erster Linie wirkt die Macht der Existenzsorgen und der organisatorischen Bindung, wirken autoritäre Einstellung und . . .? Etwas fehlte in der Reihe.
Was im Ideal, in der Sehnsuchtsvorstellung bejaht war, weckte Angst und Schrecken in der Wirklichkeit. Es war der realen Struktur eigentlich fremd. Die gesamte offizielle Welt befehdete es. Die Mechanismen der natürlichen Selbststeuerung ruhten tief verborgen im Organismus, überdeckt und durchsetzt von Zwangsmechanismen; Geldmachen als Lebensinhalt und Ziel widerspricht jedem natürlichen Empfinden. Die Welt zwang dazu und richtete die Menschen danach ein, indem sie sie in bestimmter Weise erzog und in bestimmte Seinsverhältnisse stellte. Die Kluft also, die in der gesellschaftlichen Ideolo-

gie zwischen Moral und Wirklichkeit, Naturanforderung und Kulturanschauung klaffte, wirkte in anderer Form *innerhalb* der Menschen. Um in dieser Welt realitätsfähig zu sein, mußten sie das Wahrste und Schönste, das Ureigenste in sich bekämpfen, zu vernichten trachten, mit den dicken Feuermauern des charakterlichen Panzers umgeben. Sie verunglückten dabei innerlich, meist auch äußerlich, doch sie ersparten sich auch den Kampf mit dieser Unordnung. Als schwacher Widerschein der tiefsten und natürlichsten Lebensempfindungen, der *natürlichen* Anständigkeit, der *automatischen* Ehrhaftigkeit, der stillen und vollen Liebeserregung bot sich eine »Gesinnung« dar, die um so verlogener wirkte, je dicker die seelische Panzerung gegen die eigene Natürlichkeit ausgebildet war. So wirkt beim verlogensten Pathos noch ein Stückchen lebendigen Lebens. Und daher beziehen, das wurde meine gesicherte Überzeugung, menschliche Verlogenheit und Gemeinheit ihre Kraft aus diesem letzten Funken Leben, der die Falschheit speist. Nur so ist zu erklären, daß die Ideologie der menschlichen Moral und Ehrhaftigkeit trotz der realen Schweinerei des Lebens sich so lange erhalten und von Menschenmassen verteidigt werden konnte. Da die Menschen ihr wirkliches Leben weder leben können noch dürfen, klammern sie sich an den letzten Schimmer davon, der in der Heuchelei wirkt.
Aufgrund solcher Überlegungen formte sich die Vorstellung von der *Einheitlichkeit von gesellschaftlicher Struktur und charakterlicher Struktur.* Die Gesellschaft formt die menschlichen Charaktere. Die Charaktere reproduzieren die gesellschaftliche Ideologie en masse. Und derart reproduzieren sie ihre eigene Unterdrückung in der Lebensverneinung. Das ist der Grundmechanismus der sogenannten »Tradition«. Ich war ohne Ahnung von der Bedeutung, die dies etwa fünf Jahre später für das Verständnis der faschistischen Ideologie bekommen sollte. Ich spekulierte nicht im Interesse politischer Absichten. Es wurde keine Weltanschauung konstruiert. Jede Frage aus der Klinik führte hin. Es überraschte also nicht mehr, daß die absoluten Gegensätze in der moralischen Ideologie der Gesellschaft sich photographisch treu mit dem Widerspruch der menschlichen Struktur deckten.
Freud hatte die Existenz der Kultur überhaupt von der Existenz der »kulturellen« Triebverdrängung abhängig gemacht. Ich mußte ihm bedingt recht geben: Die *heutige* Kultur ruht in der Tat auf der Sexualverdrängung! Doch die nächste Frage lautete: *Ist Kulturbildung überhaupt davon abhängig?* Und: Beruht diese Kultur nicht etwa nur auf der Unterdrückung *unnatürlicher, sekundär entstandener* Triebe? Von dem, was ich in der Tiefe des Menschen gesehen hatte und nun zu entwickeln imstande war, hatte ja noch kein Mensch gesprochen.

Darüber gab es noch keine Meinung. Bald merkte ich, daß man in den Diskussionen über Sexualität etwas anderes meinte als ich. Das prägenitale Sexuelle ist im großen und ganzen unsozial und widerspricht natürlichem Empfinden. Doch die Verurteilung erstreckt sich auch auf den Liebesakt. Weshalb empfand ein Vater die Liebesbetätigung seiner Tochter als Besudelung? Nicht nur deshalb, weil er unbewußt eifersüchtig ist. Das erklärt nicht die Heftigkeit der Reaktion, die bis zum Mord gehen kann. *Die genitale Sexualität ist in der Tat entwertet, erniedrigt.* Für den Mann gewöhnlicher Sorte ist der Geschlechtsakt ein Entleerungsakt oder ein Eroberungsbeweis. Dagegen wehrt sich die Frau instinktiv und mit Recht, ebenso der Vater der Tochter. Sexuellsein bedeutet unter solchen Umständen nichts Erfreuliches. Von daher erklärt sich alles, was heute in der Welt über die Niedrigkeit des Sexuellen und seine Gefährlichkeit geschrieben wird. Doch diese »Sexualität« ist ein krankes Zerrbild des natürlichen Liebens. Es hat das von allen zutiefst ersehnte echte Liebesglück restlos überwuchert. Das Empfinden für das natürliche Sexualleben ging den Menschen verloren. Man urteilt von einer Fratze her, und da *mit Recht* so.
Daher ist ein Streit um die Sexualitätsfrage derart, daß man für oder wider sie kämpft, sinnlos und ausweglos. Dann können, müssen und sollen die Moralisten recht behalten. Die Fratze kann nicht zugelassen werden. Die Sexualität der Männer, die sich in Bordellen übte und bei Prostituierten den Ekel erwarb, ist der Frau von heute ekelhaft. »Vögeln« ist schändlich. Keine Frau mit Empfinden will »sich vögeln lassen«.
Das ist es, was die Diskussion verrammelt und den Kampf um ein gesundes Leben so erschwert. Das läßt die Gegner vorbeireden. Ich meine nicht das »Vögeln«, sondern die *Liebesumarmung.* Nicht das In-die-Frau-Urinieren, sondern das Sie-glücklich-Machen. *Ohne Unterscheidung der sekundär entstandenen Unnatur im Sexuellen von den tief verborgenen, bei jedem Menschen vorhandenen Liebesbedürfnissen, kommt man nicht weiter.*
So entwickelte sich das Problem: Wie kann man vom Prinzip zur Wirklichkeit, von den natürlichen Gesetzen einiger zu denen aller, *der Masse,* gelangen. Es ist klar: *Eine individuelle Lösung der Frage ist unbefriedigend und geht am wesentlichen vorbei.*
Die soziale Fragestellung in der Psychotherapie war damals neu. Von drei Seiten her eröffneten sich Zugänge zum sozialen Problem: von der *Neurosenprophylaxe,* von der Sexualreform[1], die mit jener klar zusammenhing, und schließlich von der *allgemeinen Kulturfrage* her.

1 Ich habe die Probleme der Sexualreform in meinem Buch *Die Sexualität im Kulturkampf* ausführlich dargestellt und möchte daher diese Schrift nicht damit belasten.

VII. Eine mißglückte biologische Revolution

1. *Neurosenverhütung und Kulturproblem*

Die zahllosen brennenden Fragen, die sich mir in der sozialen Arbeit als Sexualarzt ergeben hatten, drängten mich, Freuds Meinung zu hören. Trotz seiner ermunternden Worte bei einer früheren Unterredung über mein Vorhaben, Sexualberatungsstellen für Mittellose zu gründen, war ich seiner Zustimmung nicht sicher. Die Situation in der Fachorganisation war im geheimen gespannt. Ich versuchte eine klare Stellung der Kollegen herbeizuführen, denn ich war über die soziale Rasanz meiner Arbeit im klaren und wollte kein Hehl daraus machen. Die ersten sexuell diffamierenden Verleumdungen waren mir zu Ohren gekommen. Nach der Veröffentlichung meiner Beiträge über die Sexualaufklärung von Kindern in der Zeitschrift für Psychoanalytische Pädagogik wurden Gerüchte in die Welt gesetzt, ich ließe meine Kinder beim Beischlaf zuschauen, hätte unter Mißbrauch der Übertragungssituation mit meinen Patienten während der analytischen Sitzungen Sexualverkehr und dergleichen mehr. Es war die typische Reaktion sexuell verunglückter Menschen auf den Kampf Gesunder um Liebesglück. Ich wußte: Nichts ist dieser Reaktion an Haß und Bitternis vergleichbar, nichts sonst in dieser Welt vermag sich mit ihr in stummer, mörderischer Verursachung menschlichen Leidens zu messen. Kriegerisches Morden gibt den Opfern das Empfinden heroischen Leidens. Menschen gesunden Lebensempfindens tragen stumm das Brandmal der Schweinerei, das die Träger perverser Phantasien ihnen aus Schuldgefühl und Angst aufbrennen. Es gab keine einzige Organisation in der Gesellschaft, die das natürliche Lebensempfinden vertreten hätte. Ich versuchte, die Diskussion unter allen Umständen vom Persönlichen aufs Sachliche zu bringen. Es war klar, was diese verleumderischen Gerüchte ausrichten sollten.

Mein Vortrag über *Neurosenprophylaxe* fand im engen Kreise Freuds am 12. Dezember 1929 statt. Diese vierwöchig stattfindenden Sitzungen im Hause Freuds waren nur den Funktionären der Vereinigung zugänglich. Alle wußten, daß dort Worte von weittragender Bedeutung gesprochen wurden und wichtige Entscheidungen fielen. Man mußte genau überlegen, was man sagte. Die Psychoanalyse war eine weltumfassende, sehr umstrittene Bewegung geworden. Die Verantwortung war groß. In die halbe Wahrheit auszuweichen war unmöglich. Ich mußte das Problem darstellen, wie es war, oder schweigen.

Doch auch schweigen ging nicht mehr. Meine sexualpolitische Arbeit hatte Eigengesetzlichkeit gewonnen; viele Tausende Menschen strömten in meine Versammlungen, um zu hören, was die Psychoanalyse zur sozialen und sexuellen Misere zu sagen hatte.

Die folgenden Fragen sind typisch. Sie wurden von Menschen aller Kreise und Berufe in offenen Versammlungen gestellt und beantwortet.

Was macht man, wenn die Frau trocken in der Scheide ist, aber seelisch will? Wie oft darf man geschlechtlich verkehren?

Darf man während der monatlichen Blutung verkehren?

Was tut man, wenn die Frau untreu wird?

Was soll man machen, wenn der Mann nicht befriedigt? Wenn es zu kurz dauert?

Darf man von hinten geschlechtlich verkehren?

Weshalb wird die Homosexualität bestraft?

Was soll die Frau tun, wenn der Mann will und sie nicht?

Was kann man gegen Schlaflosigkeit unternehmen?

Weshalb erzählen die Männer untereinander so gern über ihre Beziehungen zu Frauen?

Wird in Sowjetrußland der Verkehr zwischen Bruder und Schwester bestraft?

Ein Arbeiter hatte eine schwerkranke Frau. Sie lag jahrelang zu Bett. Es gab drei kleine Kinder und eine 18jährige Tochter. Sie ersetzte die Mutter, sorgte für die Kinder, sorgte für den Vater. Alles ging gut, jahrelang. Sie schlief mit dem Vater. Alles ging gut. Sie sorgte weiter für die Familie in Küche und Stube. Der Vater arbeitete und sorgte für die kranke Frau. Die Tochter war anständig zu den Geschwistern. Da kam Klatsch auf. Die Sittenpolizei mischte sich ein. Der Vater wurde verhaftet, angeklagt wegen Inzest und für Jahre ins Zuchthaus gesteckt. Die Kinder kamen in die Fürsorge. Die Familie ging kaputt. Die Tochter mußte in fremde Stellung. Weshalb ist das so?

Was soll man tun, wenn man lieben will, und im selben Zimmer schlafen mehrere Menschen?

Warum wollen die Ärzte nicht helfen, wenn eine Frau schwanger wird und das Kind nicht haben will oder kann?

Meine Tochter ist erst siebzehn Jahre und hat schon einen Jungen. Schadet das? Er wird sie ja doch nicht heiraten.

Ist es sehr schlimm, wenn man mit mehreren Beziehungen hat?

Die Mädchen machen so viele Geschichten, was soll ich tun?

Ich bin ganz einsam, sehne mich nach einem Freund, aber wenn einer kommt, kriege ich Angst.

Mein Mann geht mit einer andern. Was soll ich tun? Ich möchte es auch tun. Darf man das?

Ich lebe von 20 Schilling in der Woche. Mein Mädel will ins

Kino gehen. Dazu reicht es nicht. Was soll man tun, um das Mädchen, das ich liebe, nicht zu einem anderen gehen zu lassen?

Ich lebe mit meiner Frau schon acht Jahre. Wir lieben einander. Doch in der sexuellen Liebe klappt es nicht. Ich sehne mich nach einer andern. Was soll ich tun?

Mein Kind ist drei Jahre alt und spielt immer mit dem Glied. Ich versuche es zu strafen, aber es nutzt nichts. Ist das schlimm?

Ich onaniere jeden Tag, an manchen Tagen dreimal. Ist das gesundheitsschädlich?

Zimmermann (ein Schweizer Reformer) sagt, daß man zur Verhütung eines Kindes den Erguß verhindern soll, indem der Mann in der Frau sich nicht bewegt. Ist das richtig? Das tut doch weh!

Ich habe in einem Buch für Mütter gelesen, daß man nur verkehren soll, wenn man ein Kind haben will. Das ist doch ein Unsinn, nicht wahr?

Weshalb ist das Sexuelle so verboten?

Wenn man die sexuelle Freiheit einführen wird, wird dann nicht ein Chaos ausbrechen? Ich fürchte dann, meinen Mann zu verlieren!

Die Frau ist von Natur anders als der Mann. Der Mann ist polygam, die Frau monogam veranlagt. Das Kindergebären ist eine Verpflichtung. Wollten Sie zulassen, daß Ihre Frau zu anderen geht?

Sie reden von sexueller Gesundheit. Lassen *Sie* Ihre Kinder ruhig onanieren? Bestimmt nicht!

Unsere Männer benehmen sich in Versammlungen anders als zu Hause. Zu Hause sind sie brutale Herrscher! Was soll man dagegen tun?

Sind Sie verheiratet? Haben Sie Kinder?

Bedeutet nicht die sexuelle Freiheit die völlige Zerstörung der Familie?

Ich leide an Gebärmutterblutungen. Der Krankenkassenarzt ist grob, ich habe kein Geld für einen Privatarzt. Was soll ich tun?

Meine monatliche Regel dauert immer zehn Tage, und es schmerzt sehr. Was soll ich tun?

Wann darf man mit dem Geschlechtsverkehr anfangen?

Ist Onanie schädlich? Man sagt, daß man blöde wird dadurch!

Weshalb sind die Eltern so streng mit uns? Ich darf nie nach acht Uhr abends nach Hause kommen! Und ich bin schon 16 Jahre alt.

Wenn ich in Versammlungen gehe (ich bin Funktionär und politisch sehr interessiert), wird meine Frau eifersüchtig. Was soll ich mit ihr machen?

Mein Mann verlangt immer den Geschlechtsakt von mir. Ich habe keine Lust dazu. Was soll ich tun?

Ich bin verlobt, und es kommt bei uns vor, daß mein Bräutigam die richtige Stelle beim Geschlechtsverkehr nicht findet, so daß wir vor der Befriedigung müde werden und sofort aufhören. Bemerken will ich, daß mein Bräutigam 29 Jahre alt ist, aber bisher nie verkehrt hat.
Dürfen Minderpotente heiraten?
Was sollen häßliche Menschen tun, die keinen Freund oder keine Freundin finden?
Was soll ein älteres unberührtes Mädchen tun? Sie kann sich doch keinem Mann anbieten!
Ist es möglich, daß ein Mann, der wie ein Asket lebt, durch tägliches, kaltes Baden, Turnen, Sport usw. den Geschlechtsverkehr entbehren kann?
Ist die Unterbrechung des Geschlechtsverkehrs schädlich?
Führt fortwährendes Unterbrechen des Geschlechtsverkehrs zur Impotenz?
Wie soll das Verhältnis zwischen Jugendlichen in einer Sommerkolonie sein?
Zeigt der Geschlechtsverkehr eines Jugendlichen keine geistigen Folgen auf?
Ist es schädlich, knapp vor Samenerguß die Onanie zu unterbrechen?
Ist Scheidenausfluß Folge von Onanie?
An den Abenden, die der Neurosenprophylaxe und der Kulturfrage gewidmet waren, wurden von Freud zum ersten Male klar die Ansichten geäußert, die in *Das Unbehagen in der Kultur* 1930 publiziert sind und der Einstellung in *Die Zukunft einer Illusion* oft strikte widersprachen. Ich hatte Freud nicht »provoziert«, wie manche anklagend sagten. Meine Argumente waren auch nicht »von Moskau diktiert«, wie andere behaupteten. Zur selben Zeit kämpfte ich mit diesen Argumenten gegen die Ökonomisten in der sozialistischen Bewegung, die den Menschen, den sie zu befreien vorgaben, mit dem »ehernen Gang der Geschichte« und den »ökonomischen Faktoren« erschlugen. Ich hatte mich bloß bemüht, klare Fronten zu schaffen, und bedauere es heute nicht. Ich wehrte mich gegen die fortschreitenden Versuche, die psychoanalytische Sexualtherapie zu entfernen und ihren *sozialen* Konsequenzen auszuweichen.
Einleitend bat ich darum, meine Ausführungen als private und persönliche Mitteilungen aufzufassen, da ich noch nichts davon publiziert hatte. Vier Fragen drängten nach Antwort:
1. *Wohin führt das Zuendedenken der psychoanalytischen Theorie und Therapie?* Wohin, wenn man nach wie vor an der zentralen Bedeutung der sexuellen Verursachung der Neurosen festhält!
2. *Ist es möglich, noch länger bei den Neurosen einzelner*

Menschen zu verharren, wie sie sich in der Privatpraxis darbieten? *Die seelische Erkrankung ist eine unterirdisch wirkende Endemie der Bevölkerung.* Die gesamte Menschheit ist seelisch krank.

3. *Wie ist der Platz beschaffen, den die psychoanalytische Bewegung im gesellschaftlichen Getriebe einzunehmen hat? Daß* sie ihn einzunehmen hat, kann nicht bezweifelt werden. Es geht um die große soziale Frage der *seelischen Ökonomie;* sie ist identisch mit der *sexuellen Ökonomie,* sofern die *Sexual*theorie zu Ende gedacht und nicht etwa eingeschränkt wird.

4. *Weshalb erzeugt die Gesellschaft die Massen der Neurosen?*

Ich beantwortete diese Fragen entsprechend meinen an anderen Stellen so oft geschilderten Erfahrungen. An Hand von statistischen Untersuchungen, die ich in mehreren Organisationen und in Jugendgruppen vorgenommen hatte, ließ sich zeigen, daß sich die von den Menschen verschiedener Schichten gegebenen Auskünfte allein über bekannte neurotische Symptome, also ohne die ihnen unbekannten Charakterneurosen, zu einem Bilde von etwa *60 bis 80 % schwerer neurotischer Erkrankung* verdichteten. Der Prozentsatz war in ausgesprochen sexualpolitischen Versammlungen höher, über 80 %, weil dorthin die Neurotiker, wie man annehmen konnte, besonders gehäuft kamen. Das Argument, daß eben *nur* Neurotiker solche Versammlungen besuchen, widerlegte sich durch die Tatsache, daß in Versammlungen geschlossener Organisationen, also ohne speziellen Neurotikerzulauf (Freidenkerorganisationen, Schulklassengruppen, Betriebsarbeiterversammlungen, politische Jugendgruppen jeder Art etc.) der Prozentsatz an Symptomneurosen sich nur um etwa 10 % durchschnittlich gegenüber den offenen Versammlungen senkte. In den sechs Wiener Sexualberatungsstellen, die mir unterstanden, erwiesen sich etwa 70 % aller Besucher als behandlungsbedürftig. Nur etwa 30 %, die sich aus Stauungsneurosen leichterer Art zusammensetzten, konnten durch Beratungen und soziale Hilfe gebessert werden. Das bedeutete, daß bei einer die ganze Bevölkerung erfassenden sexualhygienischen Befürsorgung bestenfalls nur etwa 30 % sich durch rasche ärztliche Eingriffe bewältigen ließen. Der Rest der Bevölkerung im Umfange von etwa 70 % (mehr bei Frauen, weniger bei Männern) forderte eine Tiefenbehandlung, die in jedem Fall bei fraglichem Erfolg durchschnittlich 2 bis 3 Jahre in Anspruch genommen hätte. Dies sich als Ziel sozialpolitischer Arbeit zu setzen, war sinnlos. Psychische Hygiene auf dieser individuellen Basis war nur eine gefährliche Utopie.

Die Sachlage forderte *klar umfassende gesellschaftliche Maßnahmen der Neurosenverhütung.* Ihre Prinzipien und Mittel können zwar aus den Erfahrungen am einzelnen Kranken gewonnen werden, wie man eine Seuche nach den Erfahrungen am einzelnen Infizierten zu bekämpfen versucht. Der Unterschied ist jedoch gewaltig. Die Blattern werden durch rasche Impfungen verhütet. Die Neurosenverhütung entrollt ein düsteres, erschreckendes Bild von den notwendigen Maßnahmen. Es gibt keine Möglichkeit, ihnen auszuweichen. Aussicht hat nur die Zerstörung der Quellen, aus denen das neurotische Elend quillt.

Wo liegen die Quellen der Neurosenseuche?

Vor allem in der autoritären, sexualverdrängenden *Familienerziehung* mit dem unvermeidlichen sexuellen Kind-Eltern-Konflikt und der Genitalangst. Gerade weil Freud klinisch recht hatte, gab es die Konsequenzen, die ich zog. Ich hatte zudem eine bis dahin unklare Frage gelöst: das Verhältnis der sexuellen Kind-Eltern-Beziehung zur allgemeinen sozialen Sexualunterdrückung. Es handelte sich um einen die *Gesamterziehung* kennzeichnenden Tatbestand, und das Problem verschob sich.

Klar zu begreifen war nun, *daß* die Menschen massenweise neurotisch wurden. Unklar und der Erklärung bedürftig war, wie Menschen unter den herrschenden Erziehungsbedingungen *gesund* bleiben konnten! Zur Lösung dieses nun weit interessanteren Rätsels mußte die genannte Beziehung von autoritärer Familienerziehung und Sexualunterdrückung herangezogen werden.

Die Eltern unterdrückten die Sexualität der Kleinkinder und der Jugendlichen unbewußt im Auftrage der autoritären, mechanisierten Gesellschaft. Die Kinder entwickeln, da ihnen der Weg zur Lebenstätigkeit durch Askese und teilweise durch Arbeitslosigkeit versperrt ist, eine klebrige, durch Hilflosigkeit und Schuldgefühl geprägte Bindung an die Eltern. Das versperrt ihnen wieder die Befreiung aus der kindlichen Situation mit allen ihr zugehörigen Sexualängsten und Hemmungen. Die so erzogenen Kinder, die als Erwachsene charakterlich neurotisch sind, reproduzieren die seelische Erkrankung an ihren eigenen Kindern. Und so geht es fort von Generation zu Generation. Derart pflanzt sich die konservative, lebensängstliche Tradition fort. Wie können Menschen trotzdem gesund werden und bleiben?

Die Orgasmustheorie gab die Antwort: Zufällige oder sozial bestimmte Verhältnisse ermöglichen hier und dort einen Aufschwung zur genitalen Befriedigung, die ihrerseits sowohl die Energiequelle der Neurose beseitigt als auch die Bindung an die kindliche Situation mildert. So kann es trotz der neurotischen Familiensituation gesunde Menschen geben. Das Geschlechtsleben der Jugend von 1940 ist grundsätzlich freier, aber auch konfliktvoller als das der Jugend von 1900. Der Gesunde unterscheidet sich vom Kranken nicht durch das Nichterleben des Familienkonflikts oder der Sexualunterdrückung; ein sonderbares, in dieser Gesellschaft nicht gesetzmäßiges Zusammentreffen von Umständen, vor allem die industrielle *Kollektivierung der Arbeit,* ermöglicht es dem Organismus, sich mit Hilfe einer sexualökonomischen Lebensweise aus beiden Klammern zu befreien. Es bleibt die Frage, welches Schicksal solche gesunde Menschen später haben. Sie haben es bestimmt nicht leicht. Jedenfalls überwinden sie mit Hilfe der *»spontanen Organotherapie der Neurose«* — so nannte ich die orgastische Lösung der Spannungen — sowohl die krankhafte Familienbindung wie auch die Wirkungen der gesellschaftlichen Sexualmisere. Es gibt in der Gesellschaft eine bestimmte Menschenschicht, die verstreut ohne Zusammenhang lebt und wirkt: die Schicht der mit natürlicher Sexualität ausgestatteten *genitalen Charaktere.* Man findet sie außerordentlich häufig im Industrieproletariat.

Die Massenseuche der Neurosen wird in drei Hauptetappen des menschlichen Lebens erzeugt: durch die Atmosphäre des neurotischen Elternhauses in der *frühen Kindheit,* in der *Pubertät* und schließlich in der *Zwangsehe* nach streng moralistischem Begriff.

In der ersten Etappe wirken massenhaft schädlich die strenge und verfrühte Reinlichkeitserziehung und Anhaltung zur »Artigkeit«, zur absoluten Beherrschtheit und stillen Wohlerzogenheit. Sie bereiten den Gehorsam des Kindes für das wichtigste Verbot der nächsten Periode, das Onanieverbot vor. Andere Behinderungen der kindlichen Entwicklung mögen variieren, die genannten sind typisch. Die Bremsung der kindlichen natürlichen Sexualität in allen Schichten der Bevölkerung gibt den fruchtbaren Boden für die Fixierung an das neurotische Elternhaus und seine Atmosphäre, das *»Heimatliche«,* ab. So entstehen die Denk- und Handlungsunselbständigkeit der Menschen. Seelische Beweglichkeit und Kraft gehen mit sexueller Lebendigkeit einher und setzen sie voraus. Ebenso setzen seelische Hemmungen und Plumpheit die sexuelle Bremsung voraus.

In der *Pubertät* wiederholt sich das schädliche Erziehungsprinzip, das zur seelischen Verödung und charakterlichen Abpanzerung führt. Es wiederholt sich auf der soliden Basis der vorangegangenen Bremsung der kindlichen Impulse. *Das Pubertätsproblem ist gesellschaftlich und nicht biologisch oder durch den kindlichen Elternkonflikt begründet,* wie die Psychoanalyse glaubt. Denn Jugendliche, die den Weg ins reale Leben der Sexualität und der Arbeit finden, lösen die in der Kindheit erworbene neurotische Bindung an die Eltern. Die anderen sinken, von der realen Versagung durch die Sexualunterdrückung schwer betroffen, erst richtig in die kindliche Situation zurück. Darum brechen die meisten Neurosen und Psychosen in der Pubertät aus. Von Barasch vorgenommene statistische Untersuchungen über die Dauer von Ehen entsprechend dem Zeitpunkt des Beginns des genitalen Geschlechtslebens bestätigen den engen Zusammenhang von ehelicher und asketischer Forderung: Je früher ein Puberiler zum befriedigenden Geschlechtsverkehr kommt, desto unfähiger wird er, sich der strengen Forderung »Nur *ein* Partner, und dieser lebenslänglich« zu fügen. Man mag zu dieser Feststellung stehen, wie man will: Sie ist eine Tatsache, die nicht mehr zu leugnen ist. Sie besagt: *Die Askeseforderung für die Jugendlichen soll sie beeinflußbar und ehefähig machen.* Das tut sie. Doch sie erzeugt dabei gerade die sexuelle Impotenz, die die Ehen wieder zerstört und die Ehekrise verschärft.

Man heuchelt, wenn man einem Jugendlichen die Heirat am Abend des 16. Geburtstages gesetzlich gestattet und damit bekundet, daß hier der Geschlechtsverkehr *nicht* schadet, gleichzeitig aber »Askese bis zur Ehe« fordert, auch wenn diese erst mit 30 Jahren geschlossen werden kann. Dann ist mit einem Male der »Geschlechtsverkehr im frühen Alter schädlich oder unmoralisch«. Damit kann kein denkender Mensch einverstanden sein, auch nicht mit den Neurosen und Perversionen, die dadurch erzeugt werden. Die Milderung der Onaniebestrafung ist eine bequeme Ausflucht. *Es geht um die Erfüllung der körperlichen Forderungen der aufblühenden Jugend. Pubertät ist Sexualreifung* und zunächst nichts anderes. Die sogenannte »Kulturpubertät« ästhetischer Psychologien ist, milde gesagt, Geschwätz. *Die Sicherung des sexuellen Lebensglücks der reifenden Jugend ist ein Zentralpunkt der Neurosenprophylaxe.*

Die Jugend hat jeweils die Funktion, die *nächste* Stufe der Zivilisation zu vertreten. Die jeweilige Elterngeneration versucht es, die Jugend auf ihrer eigenen Kulturstufe festzuhalten. Die Motive dafür sind überwiegend irrationaler Natur: Man hat selbst resignieren müssen und wird provoziert, wenn die Jugend einem vor Augen führt, was man selbst nicht erzielen konnte. Die typische Rebellion der Jugendlichen gegen das Elternhaus ist daher keine neurotische Pubertätsangelegenheit, sondern die Vorbereitung auf die gesellschaftliche Funktion, die diese Jugend später als Erwachsene zu leisten haben wird. Sie hat sich die Fähigkeiten des Fortschritts jeweils *zu erkämpfen.* Was immer an kulturellen und zivilisatorischen Aufgaben vor jeder neuen Generation liegen mag: Es ist immer wieder die Angst der Alten vor jugendlicher Sexualität und jugendlichem Kampfmut, die bremst.

Man warf mir vor, daß ich der Utopie anhinge, die Unlust aus der Welt schaffen und einzig die Lust sichern zu wollen. Dagegen stand meine Behauptung in Schrift und Wort, daß die übliche Erziehung den Menschen lustunfähig macht, indem sie ihn *gegen die Unlust* panzert. *Lust und Lebensfreude sind ohne Kampf, schmerzhafte Erfahrungen und unlustvollen Kampf mit sich selbst undenkbar.* Nicht die Leidlosigkeitstheorie der Yogi und der Buddhisten, nicht die Genußphilosophie des Epikur[1], nicht die Entsagung des Mönchtums, sondern der Wechsel von unlustvollem Kampf und Glück, von Irrtum und Wahrheit, Fehltritt und Besinnung, rationalem Haß und rationaler Liebe, kurz, die volle Lebendigkeit in allen Lebenssituationen ist das Kennzeichen seelischer Gesundheit. Die Fähigkeit, Unlust und Schmerz zu ertragen, ohne enttäuscht in die Erstarrung zu flüchten, geht einher mit der Fähigkeit, Glück zu nehmen und Liebe zu geben. Um mit Nietzsche zu reden: Wer das »Himmel-hoch-Jauchzen« lernen will, muß sich auch für das »Zum-Tode-betrübt« bereit halten. Unsere europäische gesellschaftliche Anschauung und Erziehung machte aber aus den Jugendlichen, je nach der sozialen Lage, entweder in Watte gepackte Püppchen oder ausgedörrte, lustunfähige, chronisch unlustige Maschinen der Industrie und des »Geschäfts«.

In der *Ehefrage* muß man klarsehen lernen. Die Ehe ist weder eine Liebesangelegenheit allein, wie die einen, noch eine rein wirtschaftliche Institution, wie die andern sagen. Sie ist eine Form, die den sexuellen Bedürfnissen durch sozialökonomische Prozesse aufgedrängt wurde.[2] Sexuelle und wirtschaftliche Bedürfnisse, besonders auf seiten der Frau, vermengen sich zum Ehewunsch, abgesehen von der Ideologie aus der kindlichen Frühzeit und dem moralischen Druck der Gesellschaft. Die Ehen erkranken am immer weiter klaffenden Widerspruch zwischen den sexuellen Bedürfnissen und den wirtschaftlichen Bedingungen. Die Bedürfnisse *können nur* begrenzte Zeit bei ein und demselben Partner befriedigt werden. Wirtschaftliche Bindung, moralische Forderung und menschliche Gewöhnung drängen dagegen auf Dauer der Beziehung. Daraus resultiert die Ehemisere. Die Askese *vor* der Ehe soll zur Ehe erziehen. Doch dieselbe Askese macht sexualgestört und untergräbt dadurch die Ehe. Sexuelle Vollwertigkeit kann eine Ehe glücklich gestalten.

1 Dieser Begriff wird hier im Sinne der Umgangssprache verwandt. In Wirklichkeit haben Epikur und seine Schule außer dem Namen nichts gemein mit der sogenannten »Epikureischen Lebensphilosophie«. Die ernste Naturphilosophie Epikurs wurde von den halbgebildeten und ungebildeten Menschenmassen in einer bestimmten Weise interpretiert: Sie wurde als Befriedigung sekundärer Triebe verstanden. Es gibt keine Mittel, sich gegen eine solche Verfälschung richtiger Gedanken zu verteidigen. Die Sexualökonomie ist von dem gleichen Schicksal bedroht durch jene menschlichen Wesen, die unter Lustangst und einer Wissenschaft leiden, die sich vor der Sexualität fürchten.

2 Vgl. Lewis Morgan: *Ancient Society.*

Doch die gleiche Vollwertigkeit widerspricht jedem Zug der moralistischen Forderung der lebenslänglichen Einehe. Das ist Faktum und nichts anderes. Man kann dazu wieder stehen, wie man will. Doch man sollte nicht heucheln. Die genannten Widersprüche führen unter schlechten inneren und äußeren Verhältnissen zur Resignation. Diese erfordert schwere Bremsung der vegetativen Impulse. Das holt aus der Tiefe alle verfügbaren neurotischen Mechanismen hervor. An die Stelle der sexuellen Partnerschaft und der menschlichen Kameradschaft tritt die Vater- und Mutterschaft im ehelichen Verhältnis und die gegenseitige hörige Abhängigkeit, kurz, der larvierte Inzest. Das sind heute abgedroschene, längst ausführlich beschriebene Dinge, die nur vielen Seelsorgern, Psychiatern, Sozialreformern und Politikern unbekannt geblieben sind.

Solche an sich bereits äußerst schwerwiegende innere Schädigungen der seelischen Struktur erfahren eine gewaltige Steigerung durch die *äußeren* gesellschaftlichen Verhältnisse, aus denen sie hervorgehen. Das seelische Elend ist nicht Absicht der geschlechtlichen Unordnung, doch ein unabtrennbares Stück davon. Denn *Zwangsehe und Zwangsfamilie reproduzieren die menschliche Struktur des wirtschaftlich und seelisch mechanisierten Zeitalters.* Sexualhygienisch ist in dieser Ordnung schlechthin alles verkehrt. Biologisch fordert der gesunde Organismus des Menschen 3000 bis 4000 Geschlechtsakte im Verlaufe eines, sagen wir, 30 bis 40 Jahre dauernden genitalen Lebens. Die Kindesliebe begnügt sich mit zwei bis vier Kindern. Moralisten- und Asketentum fordern auch in der Ehe Geschlechtslust nur zum Zwecke der Fortpflanzung, also, konsequent durchdacht, höchstens *viermal im Leben.* Und dazu sagen Autoritäten ja, und die Menschen leiden schweigend, hintergehen es und werden Heuchler. Doch niemand kämpft solche Sinnlosigkeit, die sich zum Massenmord steigert, kräftig und energisch aus der Welt. Diese Sinnlosigkeit wirkt sich durch offizielles oder moralisches Verbot des Gebrauchs von Empfängnisverhütungsmitteln aus. Das bedingt Sexualstörungen und Schwängerungsangst der Frauen, die wieder kindliche Sexualängste wachrufen und die Ehe zerstören. Logisch greifen die Elemente der Unordnung ineinander. Das in der Kindheit erlebte Onanieverbot stützt die Angst vor einem Eingriff in die Scheide oder vor deren Berührung. So kommt es, daß die Frauen Angst vor der Anwendung der Empfängnisverhütungsmittel haben. Daher blüht der »kriminelle Abort«, der seinerseits unzählige Haftpunkte für die Neurose schafft. Bei Angst vor Schwangerschaft gibt es weder für die Frau noch für den Mann Befriedigung. Ungefähr 60 % der erwachsenen männlichen Bevölkerung üben die Unterbrechung des Geschlechtsver-

kehrs aus. Das erzeugt sexuelle Stauungen und Nervosität en masse.
Und zu alledem sagt die Wissenschaft und die Ärzteschaft nichts. Mehr, sie behindern jeden ernsten wissenschaftlichen, sozialen oder ärztlichen Versuch, dem abzuhelfen durch Ausflüchte, Akademismus, falsche Theorien und direkte Lebensgefährdung. Man hat allen Grund zu Empörung, wenn man das Gerede über die »moralischen Indikationen«, die Unschädlichkeit der Abstinenz, des Koitus interruptus etc. in höchst würdevoller und autoritärer Weise vorgetragen hört. Das sagte ich nicht bei Freud, doch meine sachliche Tatsachenschilderung mußte dieses Empfinden der Empörung auslösen.
Zu all dem kommt die *Wohnungsnot*. Wiener Statistiken 1927 zeigten, daß mehr als 80 % der Bevölkerung zu viert und mehr in einem Zimmer hausten. Dies bedeutet bei 80 % der Bevölkerung Störung, ja Verunmöglichung einer geordneten, physiologisch korrekten Befriedigung auch bei besten inneren Bedingungen. In der Medizin und Soziologie herrschte tiefes Schweigen darüber.
Seelische und sexuelle Hygiene setzen ein geordnetes, materiell gesichertes Leben voraus. Wer mit Ernährungssorgen herumläuft, kann keine Lust genießen und wird leicht ein sexueller Psychopath. Wer also die Prophylaxe der Neurosen für richtig hält, muß mit einer radikalen Umwälzung von *allem* rechnen, was die Neurosen schafft. Das erklärt, weshalb die Neurosenprophylaxe nie zur Diskussion gestellt wurde und weshalb sie dem Denken fernlag. Meine Ausführungen mußten provokant wirken, ob ich wollte oder nicht. Die Tatsachen allein enthielten allerhand Provokation. Die gesetzliche Forderung der »ehelichen Pflicht« und des »Gehorsams der Kinder den Eltern gegenüber bis zur Erduldung der Prügelstrafe« erwähnte ich gar nicht. Das war in akademischen Kreisen nicht üblich und als »unwissenschaftliche Politik« angesehen.
Das Mißliche meiner sachlich so guten Position war, daß niemand die Tatsachen, die ich vorbrachte, hören wollte, aber auch nicht leugnen konnte. Jeder wußte ja, daß die individuelle Therapie sozial unwichtig, daß die Erziehung hoffnungslos war und daß Ideen und Vorträge zur Sexualaufklärung allein nicht ausreichten. Das führte mit unweigerlicher Logik zur *Kulturfrage* überhaupt.
Das Verhältnis der Psychoanalyse zur »Kultur« war bis 1929 nicht diskutiert worden. Die Psychoanalytiker hatten nicht nur keinen Widerspruch gesehen, sondern vielmehr die Freudsche Theorie als *»kulturfördernd«* und ganz und gar nicht als kultur*kritisch* hingestellt. Die Feinde der Psychoanalyse hatten nämlich zwischen 1905 und etwa 1925 stets auf die »Kulturgefahr« hingewiesen, die von der Psychoanalyse bald ausgehen

müßte. Die Gegner und die aufhorchende Welt hatten der psychoanalytischen Theorie mehr unterschoben, als sie beabsichtigte. Das erklärt sich aus dem tiefen Bedürfnis nach Klarheit über das Geschlechtsleben, das von den Menschen und aus der Angst vor dem »sexuellen Chaos«, die von den »Kulturträgern« ausging. Durch die Sublimierungs- und Triebverzichtstheorie glaubte Freud die Gefahr bannen zu können. Das Grollen verstummte allmählich, besonders nach dem Aufblühen der Todestrieblehre und der Rücknahme der Stauungsangsttheorie. Die Lehre vom biologischen Willen zum Leiden ersparte Verlegenheiten. Man erwies mit ihrer Existenz seine »Kulturfähigkeit«. Diese Eintracht wurde nun durch meine Arbeiten gefährdet. Um sich nicht zu kompromittieren, erklärte man meine Anschauungen entweder als längst bekannt und »banal« oder als falsch. Doch ich hatte mir die Sache gar nicht leicht gemacht. Ich war nicht einfach mit der Behauptung aufgetreten, daß die Psychoanalyse der bestehenden Kultur widerspräche und »revolutionär« wäre. Es war viel komplizierter, als es sich heute viele vorstellen.
Abtun konnte man die Sache nicht. Die Kliniker arbeiteten immer mehr mit der Genitaltheorie der Therapie. Verleugnen konnte man sie auch nicht, höchstens abschwächen. Sie bestätigte den umwälzenden Charakter der naturwissenschaftlichen Sexualtheorie. Hatte man doch gerade die Einleitung einer *neuen* Kulturepoche durch Freud proklamiert. Korrekt und praktisch zugeben konnte man es ebensowenig. Das widersprach sowohl der bürgerlichen Existenzsicherheit der Psychoanalytiker wie der anderen Behauptung, daß die Psychoanalyse »die Kultur« *nur* fördere. Niemand fragte, *was an dieser »Kultur« gefährdet und was gefördert wird.* Man übersah, daß das »Neue« schon durch seine Entwicklung das Alte kritisiert und negiert.
Die führenden Kreise der Sozialwissenschaft Österreichs und Deutschlands lehnten die Psychoanalyse ab und traten in Konkurrenz mit ihr auf dem Gebiete der Erhellung menschlicher Seinsfragen. Es war nicht einfach, hier durchzukommen. Es ist verwunderlich, wie es möglich war, daß ich in jener Zeit nicht ganz große Böcke schoß. Es hätte ja sehr nahegelegen, zu kurz zu urteilen und rasch irgendeine praktisch brauchbare Auskunft zu finden; etwa die, daß Sozialwissenschaft und Psychoanalyse ohne weiteres zu vereinen wären, oder die, daß die Psychoanalyse als *individuelle* Psychologie zwar richtig, doch sozial unwichtig wäre. So sprachen die analysefreundlichen Marxisten. Doch so ging es nicht. Ich war zu sehr Psychoanalytiker, um oberflächlich zu sein, und zu sehr an der freiheitlichen Entwicklung der Welt interessiert, um mich mit einer banalen Auskunft zu begnügen. Mir genügte zunächst, daß ich die Psychoanalyse an sich in die Sozialwissenschaft, wenn auch vorläu-

fig nur methodisch, hatte einreihen können.[1] Die unaufhörlichen Anklagen von Freund und Feind, daß ich vorschnell wäre, brauchten mich nicht zu beunruhigen, wenn sie mich auch oft ärgerten. Ich wußte, daß keiner so viel theoretische und praktische Mühe aufwandte, daß meine Manuskripte jahrelang fertig in der Lade lagen, ehe ich sicher war, sie publizieren zu können. Das Klugsein konnte ich anderen überlassen.

Die Beziehung der Psychoanalyse zur Kultur begann sich zu klären, als ein junger Psychiater bei Freud einen Vortrag über *Psychoanalyse und Weltanschauung* hielt. Die wenigsten wissen, daß Freuds *Unbehagen in der Kultur* in den erwähnten Kulturdiskussionen zur Abwehr meiner aufblühenden Arbeit und der von ihr ausgehenden »Gefahr« entstand.

In diesem Buche bestätigte Freud zwar die natürliche Sexuallust als das Ziel des menschlichen Lebens und Glückstrebens, doch er versuchte die Unhaltbarkeit dieses Prinzips nachzuweisen. Seine theoretische und praktische Grundformel lautete stets: Der Mensch schreitet normalerweise fort (und *hat* normalerweise fortzuschreiten) vom »Lustprinzip« zum »Realitätsprinzip«. *Er hat auf Lust zu verzichten und sich anzupassen.* Es war weder das Irrationale in der »Realität«, das heute Orgien der Vernichtung feiert, in Frage gestellt, noch war unterschieden, *welche Lust mit der Sozialität vereinbar wäre und welche nicht.* In *Unbehagen in der Kultur* finden sich die Anschauungen, die Freud gegen mich aussprach, als ich in der Diskussion meinen Standpunkt vertrat. Heute betrachte ich es als ein Glück der kulturpolitischen Bewegung, daß dies ausgesprochen wurde. So wurde Klarheit geschaffen und verhindert, daß man weiter die Psychoanalyse als die »kulturumwälzende« Lehre wirken lassen konnte, ohne die Erziehungsverhältnisse *praktisch* zu *kritisieren* und zu *ändern.* Was soll denn das mißbrauchte Wort »Fortschritt« sonst meinen?

Folgende Anschauung entsprach der damaligen Haltung der Akademiker. Wissenschaft hat mit *Seinsfragen,* Weltanschauung hat mit *Sollfragen* zu tun. »Sein« (»*Wissenschaft*«) und »Soll« (»*Politik*«) wären zwei Angelegenheiten, die sich nicht träfen. Aus der Feststellung eines Umstandes folgte kein Soll, also kein Hinweis auf ein Ziel, das erstrebt werden *soll.* Mit der wissenschaftlichen Feststellung könnte jede politische Richtung anfangen, was sie will. Ich polemisierte gegen die ethischen Logiker, die aus der Wirklichkeit in die abstrakte Formel flüchteten. Wenn ich feststellte, daß ein Jugendlicher wegen der geforderten Askese neurotisch und arbeitsgestört wird, so ist das »Wissenschaft«. Daraus kann »abstrakt logisch« gefolgert werden, sowohl daß der Jugendliche weiter asketisch le-

1 Vgl. Wilhelm Reich, *Dialektischer Materialismus und Psychoanalyse,* 1929.

ben, wie auch, daß er die Askese aufgeben soll. Diese Folgerung ist »politische Weltanschauung« und seine Durchführung politische Praxis. Doch, sagte ich, *es gibt wissenschaftliche Feststellungen, aus denen praktisch nur das eine und nie das andere folgt*. Was logisch richtig scheint, kann praktisch sachlich falsch sein. Würde *heute* jemand auftreten und feststellen, daß die Askese dem Jugendlichen abträglich ist, ohne daraus den Schluß zu ziehen, daß die Abstinenz aufgegeben werden muß, dann würde er einfach ausgelacht werden. Daher ist die *praktische* Fragestellung so wichtig. Ein Arzt darf sich nie auf den abstrakten Standpunkt stellen. Wer das »Soll« für den Jugendlichen, das aus der genannten Feststellung folgt, ablehnt, der muß, ob er will oder nicht, eine falsche Aussage rein »wissenschaftlicher Natur« machen. Er muß »mit wissenschaftlicher Autorität« behaupten, daß die Askese dem Jugendlichen *nicht* schade, kurz, die Wahrheit verschleiern und heucheln, um seine Forderung der Abstinenz zu verteidigen. *Jede wissenschaftliche Feststellung hat eine weltanschauliche Voraussetzung und eine praktisch-soziale Konsequenz.* Damals wurde zum ersten Male der Abgrund klar, der zwischen abstrakt logischem und funktionellem naturwissenschaftlichem Denken klafft. Die abstrakte Logik hat oft die Funktion, zwar wissenschaftliche Tatsachen zuzugeben, doch keine einzige praktische Konsequenz daraus hervorgehen zu lassen. Ich zog den daher praktischen Funktionalismus vor.
Freud nahm folgenden Standpunkt ein:
Das Verhältnis des »gemeinen Mannes« zur Religion wäre verständlich. Eine Berühmtheit hätte einmal gesagt:

Wer Wissenschaft und Kunst besitzt,
hat auch Religion,
Wer jene beiden nicht besitzt,
der *habe* Religion!

Ein Satz, der für die Gegenwart zutrifft wie alles, was konservative Weltanschauung zu behaupten sich anmaßt. Das Recht der Konservativen ist identisch mit dem Rechte, es so tief mit wissenschaftlichem und ärztlichem Verständnis zu treffen, daß die Quelle des konservativen Hochmuts, die Lücken des Wissens, verschüttet werden. Die Ungelöstheit der Frage nach der Duldsamkeit der arbeitenden Masse, ihres pathologischen Verzichts auf das Wissen und die kulturellen Früchte dieser Welt der »Wissenschaft und Kunst«, nach ihrer Hilflosigkeit, Verantwortungsangst und Autoritätssucht bringt gegenwärtig in Gestalt der faschistischen Pest die Welt in den Abgrund. Welchen Sinn hat Wissenschaft überhaupt, wenn sie solche Fragen verpönt? Wie sieht das Gewissen derjenigen Wissenschaftler aus, die die Antwort erarbeiten können und es geflissentlich unterlassen, gegen die seelische Pest zu kämpfen? Heute wird aller Welt in Todesgefahr klar, was vor 12 Jahren noch schwer aussprechbar war. Das soziale Leben hat die Fragen scharf gestellt, die damals nur individuelle ärztliche Sorgen waren.

Freud verstand den Glücksverzicht der Menschenmassen ebenso großartig zu rechtfertigen, wie er die Tatsache der kindlichen Sexualität verfochten hatte. Einige Jahre später brachte ein pathologisches Genie in der Ausnutzung der menschlichen Unwissenheit und Glücksangst Europa in den Abgrund — *mit der Parole des »heroischen Glücksverzichts«*.

»Das Leben, wie es uns auferlegt ist, ist zu schwer für uns«, sagte Freud, »es bringt uns zuviel Schmerzen, Enttäuschungen, unlösbare Aufgaben. Um es zu ertragen, können wir Linderungsmittel nicht entbehren. Solcher Mittel gibt es vielleicht dreierlei: mächtige Ablenkungen, die uns unser Elend geringschätzen lassen, Ersatzbefriedigungen, die es verringern, Rauschstoffe, die uns für dasselbe unempfindlich machen. Irgend etwas dieser Art ist unerläßlich ...« Gleichzeitig lehnte Freud die gefährlichste Illusion, die Religion, ab (in *Die Zukunft einer Illusion*). Die Vorsehung könne sich der gemeine Mann nicht anders als in der Person eines großartig erhöhten Vaters vorstellen. Nur ein solcher, meint das »einfache Menschenkind«, könne die Bedürfnisse des Menschen kennen, durch seine Bitten erweicht, durch Zeichen seiner Reue beschwichtigt werden. »Das ganze ist so offenkundig infantil, so wirklichkeitsfremd, daß es einer menschenfreundlichen Gesinnung schmerzlich wird zu denken, die große Mehrheit der Sterblichen werde sich niemals über diese Auffassung des Lebens erheben können ...«

Freuds korrekte Feststellungen über die religiöse Metaphysik liefen also in Resignation aus. Und draußen kochte das Leben über von Kämpfen um *rationale Weltanschauung* und *wissenschaftliche soziale Steuerung*. Im Prinzip bestand keine Differenz. Freud erklärte sich nicht einfach unweltanschaulich. Er lehnte die »politische« Weltanschauung ab und trat für die »wissenschaftliche« ein. Er fühlte sich in Widerspruch zur Politik. Ich versuchte zu zeigen, daß das Streben nach Demokratisierung des Arbeitsprozesses das *Wissenschaftlich-Rationale* schlechthin ist und sein muß. Damals hatte die Zerschlagung der sozialen Demokratie Lenins, die Entwicklung der Diktatur in der Sowjetunion und die Preisgabe aller Wahrheitsprinzipien des sozialwissenschaftlichen Denkens bereits begonnen. Das ließ sich nicht leugnen. Ich lehnte den unpolitischen Standpunkt Freuds ab. Nur dunkel konnte geahnt werden, daß sowohl die Freudsche wie auch die dogmatische Haltung der Sowjetregierung, jede in ihrer Weise, begründet waren: *Die wissenschaftliche rationale Lenkung des menschlichen Seins ist das höchste Ziel. Doch die erworbene irrationale Struktur der Masse der Menschen, also der Träger des Geschichtsprozesses, macht die Diktatur durch Ausnutzung des Irrationalen möglich.* Es kommt darauf an, *wer* Macht ausübt, *wozu* und *wogegen* sie ausgeübt wird. Jedenfalls, die soziale Demokratie Rußlands war beim Start die menschlichste Haltung, die unter den vorhandenen geschichtlichen und menschlich strukturellen Bedingungen möglich war. Freud hatte dies ja auch ausdrücklich zugegeben. Die Degeneration der Leninschen sozialen Demokratie zum heutigen diktatorischen Stalinismus ist nicht zu leugnen und Wasser auf die Mühlen der Gegner der Demokratie. Freuds Pessimismus schien in den folgenden Jahren grausam recht zu behalten: »Es läßt sich nichts machen.« Die Entwicklung der echten Demokratie erschien nach der russischen Erfahrung als Utopie. Wer Kunst und Wissenschaft nicht hat, der habe die »sozialistische Glaubensmystik«, zu der eine ungeheuere wissenschaftliche Gedankenwelt degeneriert war. Es ist zu betonen, daß die Haltung Freuds nur die allgemeine Grundhaltung der akademischen Wissenschaft wiedergab: Sie hatten kein Vertrauen zur demokratischen Selbsterziehung und geistigen Produktivität der Menschenmasse und taten auch nichts, aus diesem Grunde, die Quellen der Diktatur zu verschütten.

Seit Beginn meiner sozialhygienischen Tätigkeit hatte mich der Gedanke nicht mehr freigegeben, daß allgemeines kulturelles und im besonderen sexuelles Glück der eigentliche Inhalt des Lebens ist und das Ziel einer praktischen Volkspolitik sein müßte. Alle, die Marxisten eingeschlossen, waren dagegen; aber die Entdeckung in der Tiefe des seelischen Organismus, die ich gemacht hatte, übertönte alle Einwände, Schwierigkeiten und Bedenken. Die gesamte Kulturproduktion vom Liebesroman bis zur höchsten Dichtung gab mir recht. Die gesamte Kulturpolitik (Film, Roman, Dichtung etc.) dreht sich um das Sexuelle, lebt von seiner realen Verleugnung und ideellen Bejahung. Die Gebrauchsmittelindustrie und die Geschäftspropaganda leben davon. Wenn die ganze Menschheit vom Liebesglück träumt und dichtet, sollte es ihr nicht möglich sein, den Traum des Lebens zu verwirklichen? Das Ziel war klar. Die Tatsachen in der biologischen Tiefe forderten ärztliche Handlung. Weshalb erschien das Glücksstreben dennoch immer wieder nur als phantastisches Gebilde, das mit der harten Wirklichkeit rang? Freud resignierte in folgender Weise:

Was läßt das Verhalten der Menschen selbst als Zweck und Absicht ihres Lebens erkennen? Was fordern sie vom Leben, was wollen sie in ihm erreichen? So fragte Freud 1930 nach jenen Diskussionen, in denen der sexuelle Lebenswille der breiten Masse sich bis in die stille Gelehrtenwohnung ausgewirkt und schärfere Gegensätze zum Aufeinanderprallen gebracht hatte.

Freud mußte zugeben: »*Die Antwort darauf ist kaum zu verfehlen. Sie streben nach Glück, sie wollen glücklich werden und so bleiben.*« Sie wollen das Erleben starker Lustgefühle. Es ist einfach das Programm des Lustprinzips, das den Lebenszweck setzt. Dieses Prinzip beherrscht die Leistung des seelischen Apparats von Anfang an. »An seiner Zweckdienlichkeit kann kein Zweifel sein, und doch ist sein Programm im Hader mit der ganzen Welt, mit dem Makrokosmos ebensowohl wie mit dem Mikrokosmos. Es ist überhaupt nicht durchführbar, alle Einrichtungen des Alls widerstreben ihm. Man möchte sagen, die Absicht, daß der Mensch ›glücklich‹ sei, ist im Plane der ›Schöpfung‹ nicht enthalten. Was man im strengsten Sinne Glück heißt, entspringt eher der plötzlichen Befriedigung hoch aufgestauter Bedürfnisse und ist seiner Natur nach nur als episodisches Phänomen möglich.«
Freud gab hier einer Stimmung Ausdruck, die ein Stück der Glücks*unfähigkeit* der Menschen ausmacht. Das Argument klingt gut, ist jedoch unrichtig. Zunächst scheint es danach, als ob die Askese eine Voraussetzung des Glückserlebnisses wäre. Es übersieht, daß die Aufstauung selbst als Glück empfunden wird, *wenn sie Aussicht auf Lösung hat und nicht zu lange dauert*, daß sie andererseits den Organismus lustunfähig und starr macht, wenn diese Aussicht nicht besteht und wenn das Glückserlebnis mit Strafe bedroht ist. Das höchste Glückserlebnis, der sexuelle Orgasmus, hat die Eigenart, eine Aufstauung der biologischen Energie vorauszusetzen. Daraus läßt sich der Freudsche Schluß keineswegs ziehen, daß das Glück allen Einrichtungen der Welt widerspreche. Heute verfüge ich über experimentelle Beweise für die Unrichtigkeit dieser Behauptung. Damals fühlte ich nur, daß Freud eine Wirklichkeit hinter einer Redewendung verbarg. Die Möglichkeit menschlichen Glücks zuzugeben, bedeutete dasselbe wie die Streichung der Lehre vom Wiederholungszwang und vom Todestrieb. Es bedeutete Kritik der gesellschaftlichen Einrichtungen, die das Lebensglück zerstören. Um den resignativen Standpunkt zu halten, führte Freud Argumente vor, die er der vorhandenen Situation entlehnte, ohne in Frage zu stellen, ob sie naturnotwendig und unabänderlich ist. Ich verstand nicht, wie Freud glauben konnte, daß die Entdeckung der kindlichen Sexualität *keinerlei* weltverändernde Wirkung haben könnte. Er schien mir seinem eigenen Werke grausam unrecht zu tun und die Tragik dieses Widerspruchs zu fühlen. Denn als ich ihm widersprach und meine Argumente vorbrachte, sagte er mir, daß ich entweder ganz unrecht hätte oder aber einmal »ganz allein das schwere Los der Psychoanalyse tragen« würde. Da ich nicht unrecht hatte, traf seine Prophezeiung zu.
Freud wich in der Diskussion ebenso wie in der Publikation in

die biologische *Leid*theorie aus. Er suchte einen Ausweg aus der Kulturkatastrophe in einer »Anstrengung des Eros«.
In einem Privatgespräch 1926 hatte Freud die Hoffnung ausgedrückt, daß das sowjetrussische Revolutions»experiment« gelingen möchte. Niemand ahnte noch, daß der Leninsche Versuch der sozialen Demokratie derart katastrophal enden würde. Freud wußte und hatte es schriftlich ausgesprochen, daß die Menschheit krank ist. Die Beziehung dieser allgemeinen Erkrankung zur russischen und später zur deutschen Katastrophe lag dem Denken des Psychiaters ebenso fern wie dem des Politikers. Drei Jahre später waren die Verhältnisse in Deutschland und Österreich bereits derart aufgewühlt, daß jede fachliche Tätigkeit affiziert war. Der Irrationalismus im politischen Leben trat sichtbar hervor; die analytische Psychologie drang immer in gesellschaftliche Probleme vor. Der *Typus »Mensch«* als *Patient* und als *gesellschaftlich handelndes Wesen* flossen in meiner kombinierten Arbeit immer mehr in eins. Ich sah, daß *neurotische und hungernde Menschenmassen politischen Raubrittern in die Hände fielen.* Freud fürchtete trotz seines Wissens um die seelische Pest die Einbeziehung der Psychoanalyse in das politische Chaos. Sein Konflikt brachte mir ihn menschlich sehr nahe, denn er war groß. Heute begreife ich auch die Notwendigkeit seiner Resignation. Er hatte anderthalb Jahrzehnte um die Anerkennung einfacher Tatsachen gekämpft. Die Welt der Fachkollegen hatte ihn besudelt, einen Scharlatan genannt und ihm die Ehrlichkeit seiner Absichten bestritten. Er war nicht sozialer Pragmatiker, »nur« Wissenschaftler, aber dies streng und gerade. Die Welt konnte die Tatsache des unbewußten Seelenlebens nicht länger leugnen. Da begann sie ihr altgeübtes Spiel der Verderbnis von neuem. Sie schenkte ihm viele Schüler, die zum gedeckten Tisch kamen und keine Mühe mit dem Stoff hatten. Sie hatten nur ein Interesse, die Psychoanalyse rasch beliebt zu machen. Sie trugen die konservativen Bindungen dieser Welt in ihre Organisation, und ohne Organisation konnte Freuds Werk nicht existieren. Einer nach dem anderen opferte die Libidotheorie oder verflachte sie. Freud wußte, wie schwierig es ist, die Libidotheorie zu vertreten. Doch er durfte im Interesse der Selbsterhaltung und der Sicherung der Bewegung nicht sagen, was er allein in einer ehrlicheren Welt sicher verfochten hätte. Er war mit seiner Wissenschaft weit über den engen geistigen Rahmen des traditionellen Bürgertums hinausgegangen. Seine Schule zog ihn wieder hinein. Freud wußte, daß ich 1929 in meinem jugendlich wissenschaftlichen Eifer recht hatte. Dies zugeben hätte bedeutet, die halbe Analytikerorganisation zu opfern.
Es ging wesentlich um *eine* Frage der Kindererziehung und der Psychotherapie. Die seelische Erkrankung, das stand fest, ist

ein Produkt der Sexualverdrängung. Die analytische Pädagogik und Therapie versuchte die Verdrängung der Sexualtriebe zu beheben. *Was geschieht,* so lautete die nächste Frage, *mit den Trieben, die aus der Verdrängung befreit sind?* Die analytische Auskunft war: Die Triebe werden *verurteilt* und *sublimiert.* Von realer Befriedigung war keine Rede und konnte keine Rede sein, weil das Unbewußte als das Inferno asozialer und perverser Regungen allein aufgefaßt war.

Ich versuchte lange, eine Antwort auf die Frage zu erzielen, *was mit der natürlichen Genitalität der Kleinkinder und der Puberilen geschieht, nachdem sie von der Verdrängung befreit wurde.* Sollte sie auch *»sublimiert und verurteilt«* werden? Diese Frage ist mir von Psychoanalytikern nie beantwortet worden. Sie bildet dennoch das Zentralproblem der Charakterbildung.

Die gesamte Erziehung leidet daran, daß die soziale Anpassung Verdrängung der natürlichen Sexualität fordert und daß diese Verdrängung krank und asozial macht. Zu bezweifeln war also die Erziehungsforderung. Sie beruhte auf einem grundsätzlichen Irrtum in der Beurteilung der Sexualität.

Daß Freud in biologistische Theorien auswich, statt zu schweigen oder ruhig alle tun zu lassen, was sie wollten, war seine große Tragik. Und so kam er dazu, sich zu widersprechen:

Glück wäre eine Illusion, meinte er, denn von drei Seiten drohte das Leiden unweigerlich. »Vom *eigenen Körper* her, der zu Verfall und Auflösung bestimmt ist« ... *und weshalb träumt die Wissenschaft ständig von der Verlängerung des Lebens?* »Von der *Außenwelt,* die mit übermächtigen, unerbittlichen, zerstörenden Kräften gegen uns wüten kann« ... *und weshalb dachten große Freiheitsdenker ihr Leben halb tot, weshalb verbluteten Millionen Freiheitskämpfer im Kampfe gegen diese drohende Außenwelt, sozial und technisch?* War die Pest nicht schließlich doch gebändigt? War die physische und soziale Sklaverei nicht doch eingeschränkt worden? Sollte es nie möglich sein, der Krebserkrankung und nie der Kriege Herr zu werden, wie etwa der Pest? Sollte man nie die moralistische Heuchelei besiegen können, die unsere Kinder und Jugendlichen verkrüppelt?

Ernst und ungeklärt blieb der dritte Einwand gegen die menschliche Glückssehnsucht: Das Leiden, das aus den Beziehungen zu anderen Menschen stammt, wäre, meinte Freud, schmerzlicher als jedes andere. Man wäre geneigt, es als irgendeine überflüssige Zutat anzusehen, doch es wäre nicht weniger schicksalhaft unabwendbar als Leiden anderer Herkunft. Hier sprachen Freuds persönliche bittere Erfahrungen mit dem Typus Mensch.

Hier berührte er unser Strukturproblem, mit anderen Worten,

den Irrationalismus, der das Verhalten der Menschen bestimmt. Ein Stück davon hatte ich schmerzlich in der Fachorganisation erlebt, deren berufliche Aufgabe in der ärztlichen Bewältigung irrationalen Verhaltens bestand. Nun sagte Freud, das wäre schicksalhaft und unabwendbar.
Doch wie denn? Weshalb stellte man sich dann auf den hohen Standpunkt rationaler Wissenschaftlichkeit? Weshalb proklamierte man die Erziehung des Menschen zum rationalen, der Wirklichkeit entsprechenden Verhalten. Freud sah aus einem mir unerklärlichen Grunde den Widerspruch nicht, der in seiner Haltung klaffte. Auf der einen Seite hatte er Handeln und Denken der Menschen korrekt auf unbewußte irrationale Motive zurückgeführt. Darin war er sogar zu weit gegangen, denn Bäume zum Hüttenbau zu fällen ist nicht irrationaler Herkunft. Auf der anderen Seite gab es für ihn eine wissenschaftliche Weltanschauung, in der das entdeckte Gesetz *nicht* gelten sollte. Eine Wissenschaft jenseits der eigenen Prinzipien! Die Resignation war nichts anderes als ein Ausweichen vor der Riesenschwierigkeit, die das Krankhafte im menschlichen Verhalten, das Bösartige, bot. *Freud war enttäuscht*. Er hatte ursprünglich geglaubt, die radikale Therapie der Neurosen entdeckt zu haben. In Wirklichkeit war es nur ein Anfang gewesen. Es war viel komplizierter, als die Formel vom Bewußtwerden des Unbewußten vorgab. Er hatte für die Psychoanalyse den Anspruch erhoben, daß sie allgemein menschliche Seinsprobleme, und nicht nur medizinische fassen konnte. Doch er fand nicht den Weg in die Soziologie. Er hatte in *Jenseits des Lustprinzips* wichtige biologische Fragen hypothetisch angeschnitten und daraus die Todestrieblehre abgeleitet. Sie erwies sich als eine irreführende Hypothese. Freud selbst stand ihr zuerst sehr skeptisch gegenüber. Die Psychologisierung sowohl der Soziologie wie der Biologie nahm jede Aussicht auf brauchbare Bewältigung der Riesenfragen.
Freud hatte überdies die Menschen in seiner ärztlichen Praxis und in ihrer Haltung zu seiner Lehre als höchst unzuverlässige, bösartige Lebewesen kennengelernt. Seit Jahrzehnten lebte er nun abgeschlossen von der Welt zum Schutze seiner seelischen Haltung. Wäre er auf jeden irrationalen Einwand, der ihm gemacht wurde, eingegangen, er hätte sich in vernichtenden Alltagskämpfen verloren. Um sich abzuschließen, bedurfte er seiner skeptischen Haltung den menschlichen »Werten« gegenüber, mehr, einer gewissen Verachtung des heutigen Menschen. Wissen und Erkenntnis bedeuteten ihm nun mehr als menschliches Glück, zumal die Menschen selbst das Glück nicht zu meistern schienen, wenn es sich einmal darbot. Diese Haltung entsprach durchaus der akademischen Überlegenheit jener Zeit. Sie konnte sich auch auf reale Tatbestände berufen. Aber man

durfte allgemein menschliche Lebensfragen nicht vom Standpunkt eines wissenschaftlichen Pioniers beurteilen.
Zwei schwerwiegende Tatbestände hinderten mich, Freud zu folgen, obwohl ich seine Motive begriff. Der eine war der ständig wachsende Anspruch der kulturell vernachlässigten, materiell mißhandelten und seelisch ruinierten Menschenmasse auf Bestimmung des gesellschaftlichen Seins. Ihr Standpunkt war der des irdischen Lebensglücks. Dies nicht zu sehen und in Rechnung zu stellen, wäre eine lächerliche Vogel-Strauß-Politik gewesen. Ich hatte dieses Massenerwachen zu gut kennengelernt, um es abzulehnen oder als gesellschaftliche Kraft nicht richtig einzuschätzen. Freuds Motive waren korrekt. Sie einfach abtun, bedeutete unweigerlich, sich Seite an Seite mit den nichtarbeitenden Drohnen der Gesellschaft finden.
Der zweite Tatbestand war, daß ich die Menschen in *zweierlei* Weise zu sehen gelernt hatte: Sie waren oft korrupt, abhängig, treulos, vollgespickt mit leeren Schlagworten oder verödet. *Doch das war nicht naturgegeben. So waren sie durch die Lebensumstände geworden; sie konnten also im Prinzip auch anders werden*: anständig, gerade, liebesfähig, gesellig, solidarisch, ohne Zwang sozial. *Es ging um Widersprüche charakterlicher Art, die Widersprüche des gesellschaftlichen Lebens spiegelten.* Immer mehr mußte ich einsehen, daß das, was »böse« und »unsozial« genannt wird, neurotischer Mechanismus ist: Ein Kind wehrt sich zunächst. Es unterliegt, und es behält nun die Abwehr der Lusteinschränkung bei Verlust der Lustfähigkeit in Form krankhafter, zielloser, irrationaler Trotzreaktionen bei. Ebenso spiegelte das menschliche Verhalten nur den Widerspruch von Lebensbejahung und Lebensfeindschaft im sozialen Prozeß wider. Konnte sich der Widerspruch von Luststreben und gesellschaftlicher Lustversagung einmal auflösen? Die analytische Sexualforschung erschien mir als erster Schritt in der Richtung einer solchen Veränderung. Dieser Ansatz bog nun um. Er wurde zu einer abstrakten, dann konservativen »Kulturanpassungslehre« mit einem Haufen unlösbarer Widersprüche.
Der Schluß stand unwiderleglich fest: *Die Lebens- und Lustsehnsucht der Menschen ist nicht zu bändigen; dagegen kann die gesellschaftliche Unordnung des Sexuallebens beseitigt werden.*
Da begann Freud zu verabsolutieren, der asketischen Ideologie Rechtfertigungen zu schaffen. Uneingeschränkte Befriedigung aller Bedürfnisse, meinte er, drängte sich als die verlockendste Art der Lebensführung auf, doch das hieße den Genuß vor die Vorsicht setzen und strafte sich nach kurzer Zeit. Darauf konnte ich zu der Zeit bereits antworten, daß es auf die Unterscheidung der *natürlichen* Glücksbedürfnisse von den se-

kundären, durch die Zwangserziehung erzeugten *asozialen* Antriebe ankommt. Für die sekundären, unnatürlichen asozialen Triebe gilt weiter die moralische Bremsung. Für die natürlichen Lustbedürfnisse gilt das Freiheitsprinzip, wenn man will, das »Ausleben«. Man muß nur wissen, was das Wort »Trieb« jeweils meint.

»Die Leistung der Rauschmittel im Kampf um das Glück und zur Fernhaltung des Elends wird so sehr als Wohltat geschätzt, daß Individuen wie Völker ihnen eine feste Stellung in ihrer Libidoökonomie eingeräumt haben ...« Kein Wort der ärztlichen Ablehnung dieser Ersatzlust, die den Organismus zerschlägt! Kein Wort über die Vorbedingung des Rauschbedürfnisses, die Versagung des Liebesglücks! Kein Wort in der ganzen psychoanalytischen Literatur über die *Beziehung der Sucht zur genitalen Unbefriedigtheit.*

Freuds Auskunft war hoffnungslos. Zwar wäre das Luststreben unausrottbar, doch beeinflußt sollte nicht die Unordnung, sondern der Trieb nach dem Glück werden.

Der komplizierte Bau des seelischen Apparats gestattete, meinte er weiter, eine Reihe von Beeinflussungen. Wie Triebbefriedigung Glück sei, so werde sie Ursache schweren Leidens, wenn die Außenwelt uns darben läßt und die Sättigung der Bedürfnisse verweigert. Man könnte also hoffen, durch Einwirkung auf die Triebregungen (*nicht also auf die Welt, die darben läßt!*) von einem Teil des Leidens frei zu werden. Diese Beeinflussung suchte der inneren Quellen der Bedürfnisse Herr zu werden. In extremster Weise geschähe dies, indem man die Triebe ertötet, wie die orientalische Lebensweisheit lehrt und die Yogapraxis ausführt. So Freud, der die Tatsache der kindlichen Sexualität und der Sexualverdrängung unwiderleglich vor die Welt gestellt hatte!

Hier konnte und durfte man Freud nicht mehr folgen. Mehr, man mußte alles aufbieten, um gegen die Folgen solcher Anschauung, von einer Autorität ausgesprochen, scharf anzukämpfen. Ich wußte, daß sich alle bösen Geister der Lebensangst einmal auf Freud berufen würden. So durfte man ein Menschheitsproblem ersten Ranges nicht erledigen, so nicht die Entsagung des chinesischen Kuli verfechten, so nicht das indische Kindersiechtum in einem grausamen Patriarchat auf sich beruhen lassen, das soeben die ersten Niederlagen erfuhr. Das brennendste Problem der Jugend und der verödenden Kindheit war die erzieherische Tötung der spontanen Lebensregungen im Interesse einer fragwürdigen Kultiviertheit. Dazu durfte Wissenschaft nie ja sagen. So bequem durfte sie es sich nicht machen, zumal Freud selbst die überragende Rolle des menschlichen Glücksstrebens und seine prinzipielle Richtigkeit nicht in Frage stellte.

Das Streben nach positiver Glückserfüllung, die Richtung des Lebens, die die Liebe zum Mittelpunkte nimmt, alle Befriedigung aus dem Lieben und Geliebtwerden erwartet, läge, schrieb er, zwar allen nahe genug. Die geschlechtliche Liebe vermittelte die stärksten Lustempfindungen und wäre so das Vorbild für das Glücksstreben überhaupt. Diese Anschauung hätte aber eine schwache Seite, sonst wäre es keinem Menschen eingefallen, diesen Weg zugunsten anderer zu verlassen. Man wäre nie ungeschützter gegen das Leiden, als wenn man liebt, nie hilfloser unglücklich, als wenn man das geliebte Objekt oder Liebe verliert. Das Programm des Lustprinzips, glücklich zu werden, wäre nicht zu erfüllen. Freud hatte hier Haltungen vom Typ der neurotischen Enttäuschungsreaktionen der seelisch und materiell abhängigen Frauen vor Augen.
Die Überwindung dieser Standpunkte Freuds und die Herausarbeitung der sexualökonomischen Antwort zerfielen in zwei Teile. Zunächst müßte das Glücksstreben als das erfaßt werden, was es *biologisch* ist. So konnte es von den sekundären Verbiegungen der menschlichen Natur getrennt werden. Zum zweiten erhob sich die große Frage nach der *sozialen Durchführbarkeit* dessen, was die Menschen selbst zutiefst begehren und gleichzeitig so sehr fürchten.
Das Leben und mit ihm das Luststreben spielt sich nicht im luftleeren, bedingungslosen Raum, sondern unter bestimmten natürlichen und sozialen Voraussetzungen ab. Das erste Stück war *biologisches* Neuland. Niemand hatte noch den Lustmechanismus *biologisch* erforscht. Das zweite Stück war soziologisches, klarer gesagt, *sexualpolitisches* Neuland. Wenn die Menschen etwas natürlicherweise erstreben, was allgemein zugegeben ist, und es nicht durchführen können, weil die soziale Lebensweise es verhindert, so folgt daraus naturnotwendig die Frage, welche Mittel zu erforschen und welche Wege zu beschreiten sind, um das natürlich Erstrebte am Ende doch durchzusetzen. Das gilt für die sexuelle Lebensfreude nicht anders als für wirtschaftliche Gebiete. Es gehört nur jene besondere, schlagwortartig geprägte Mentalität dazu, um hier zu verleugnen, was man sonst etwa im Gelderwerb oder in der Kriegsbereitung ohne weiteres einzuräumen bereit ist. Die Sicherung der Güterverteilung bedarf einer rationellen Wirtschaftspolitik. Nichts anderes ist die *Sexualpolitik,* wenn man die selbstverständlichen Grundsätze von den wirtschaftlichen auf die sexuellen Bedürfnisse überträgt. Es gehörte nicht viel dazu, die *Sexualpolitik als den Kern der Kulturpolitik* zu erkennen, sie von den flachen sexualreformerischen Bestrebungen und der pornographischen Mentalität zu sondern und ihre einfachen wissenschaftlichen Grundlagen zu vertreten.
Die gesamte bürgerliche Kulturarbeit, die in Literatur, Dich-

tung, Kunst, Tanz, Volksleben etc. sich äußert, ist durch Interesse am Liebesleben geprägt.

Es gibt kein Interesse, das den Menschen stärker beeinflußt als das sexuelle.

Die patriarchalischen Religions-, Kultur- und Ehegesetze sind überwiegend Gesetze *gegen* das Sexuelle.

Die Freudsche Psychologie hatte in der Libido, der Energie des Sexualtriebes, den zentralen Motor des seelischen Geschehens erkannt.

Die menschliche Urgeschichte und die Mythologie sind im strengen Sinne des Wortes Wiedergaben der sexuellen Ökonomie des Menschengeschlechts.

Es gab kein Ausweichen mehr: *Ist die Sexualversagung ein unerläßlicher Bestandteil der Kulturbildung überhaupt?* Könnte die wissenschaftliche Forschung diese Frage eindeutig bejahen, dann wäre jeder Versuch einer positiven Kulturpolitik aussichtslos. Damit fiele unweigerlich auch jede psychotherapeutische Bestrebung.

Das *konnte* nicht richtig sein. Es widersprach allen menschlichen Bestrebungen, wissenschaftlichen Ergebnissen und geistigen Produktionen. Da ich aus der klinischen Arbeit die unstürzbare Überzeugung geholt hatte, daß der sexuell vollwertige Mensch auch kulturell der produktivere ist, war an eine Entscheidung der Frage im Sinne Freuds nicht mehr zu denken. An die Stelle der Frage, ob die Unterdrückung der kindlichen und jugendlichen Sexualität notwendig wäre oder nicht, trat eine viel wichtigere: die nach den menschlichen Motiven, der klaren Antwort so konsequent und bis nun so erfolgreich auszuweichen. Ich suchte die ungewußten Motive eines Mannes wie Freud, der sich mit seiner Autorität an die Spitze einer konservativen Ideologie stellte und mit seiner Kulturtheorie umwarf, was er als Naturforscher und Arzt erarbeitet hatte.

Gewiß handelte er nicht aus intellektueller Feigheit oder aus konservativen politischen Motiven. Er handelte im Rahmen einer Wissenschaft, die—wie alle anderen—von der Gesellschaft abhängig war. Die soziale Schranke machte sich nicht nur in der Neurosentherapie, sondern auch in der Erforschung des Ursprungs der sexuellen Verdrängung bemerkbar.

In meinen Beratungsstellen wurde mir klar, daß *die Unterdrückung der kindlichen und jugendlichen Sexualität die Funktion hat, den Eltern die autoritäre Hörighaltung der Kinder zu erleichtern.*

In den Uranfängen des wirtschaftlichen Patriarchats wurde die Sexualität der Kinder und Jugendlichen durch direkte Kastration oder genitale Verstümmelung in der einen oder anderen Form bekämpft. Später wurde die seelische Kastration durch Einpflanzung von Sexualangst und Schuldgefühl das gebräuchliche Mittel. Die Sexualunterdrückung hat die Funktion, die Hörighaltung der Menschen zu erleichtern, ebenso wie die Kastration der Hengste und Stiere willige Zugtiere zu sichern hat. An die vernichtenden Folgen der *seelischen Kastration* hatte freilich niemand gedacht, und niemand kann voraussagen, wie die menschliche Gesellschaft mit ihnen fertig werden wird. Freud bestätigte später den Zusammenhang von Sexualunterdrückung und Hörighaltung, nachdem ich in Publikationen um Stellungnahme gerungen hatte.[1]

»Die Angst vor dem Aufstand der Unterdrückten treibt zu strengeren Vorsichtsmaßregeln ... Es ist psychologisch durchaus berechtigt, daß sie (unsere »westeuropäische Kultur«) damit einsetzt, die Äußerungen des kindlichen Sexuallebens zu verpönen, denn die Eindämmung der sexuellen Gelüste der Erwachsenen hat keine Aussicht, wenn ihr nicht in der Kindheit vorgearbeitet wurde. Nur läßt es sich auf keine Weise rechtfertigen, daß die Kulturgesellschaft so weit gegangen ist, diese leicht nachweisbaren, ja auffälligen Phänomene auch zu leugnen ...«

Die sexualnegative Strukturbildung war also das eigentliche unbewußte Ziel der Pädagogik. Daher konnte die analytische Pädagogik nicht mehr ohne die Strukturfrage und diese nicht ohne Bestimmung des gesellschaftlichen *Ziels* der Erziehung erörtert werden. Die Erziehung steht im Dienste der jeweiligen gesellschaftlichen Ordnung. Widerspricht diese Ordnung dem Interesse des Kindes, dann muß die Erziehung vom Kinde absehen, gegen seine Interessen sich wenden, sich selbst also untreu werden und ihr vorgesetztes Ziel, »Das Wohl des Kindes«, entweder offen aufgeben oder aber zu vertreten *heucheln.* Diese Erziehung unterschied nicht die *»Zwangsfamilie«*, die die Kinder unterdrückt, von der »Familie«, die sich aus tiefen Liebesbeziehungen von Eltern und Kindern aufbaut und durch die familiären Zwangsbeziehungen immer nur vernichtet wird. Sie übersah die sozialen Riesenumwälzungen, die sich im sexuellen sowohl wie familiären Leben der Menschen seit der Jahrhundertwende vollzogen. Sie hinkte und hinkt mit ihren »Ideen« und »Reformen« den realen Veränderungen immer nur, wie gezwungen, nach. Kurz, sie verfing sich in ihren irrationalen Motiven, von denen sie nicht wußte noch wissen durfte.

Dennoch: Die Neurosenseuche ist der Pest vergleichbar. Sie zersetzt alles, was Streben, Anstrengung, Denken und Arbeit schaffen. Gegen die Pest ging man ungehindert vor, weil weder Profit- noch mystische Gefühlsinteressen dabei verletzt wurden. Gegen die Neurosenseuche zu kämpfen, ist weit schwieri-

1 Wilhelm Reich, *Die Sexualität im Kulturkampf*, 1. Teil, 1930.

ger. Alles, was vom Mystizismus der Menschen lebt, hängt daran und besitzt Macht. Wer könnte das Argument annehmen, daß man die seelische Pest nicht bekämpfen dürfte, da die mentalhygienischen Maßnahmen für die Menschenmengen viel forderten? Die Berufung auf den Mangel an materiellen Mitteln ist eine Ausrede. Die Summen, die in einer Woche im Kriege verpulvert werden, würden genügen, die hygienischen Bedürfnisse von Abermillionen zu befriedigen. Wir unterschätzen auch gerne die Riesenkräfte, die in den Menschen selbst brachliegen und nach Ausdruck und Bestätigung drängen.

Die Sexualökonomie hatte das biologische Ziel des menschlichen Strebens erfaßt, dem die menschliche *Struktur* und manche Institutionen der gesellschaftlichen Ordnung widersprechen. Freud opferte das Glücksziel der aktuellen menschlichen Struktur und der bestehenden Sexualunordnung. Es blieb nichts anderes übrig, als am Ziel festzuhalten und die Gesetze kennenzulernen, nach denen diese menschliche Struktur *entsteht* und *vergeht.* Ich ahnte lange nicht die Ausmaße dieses Problems, vor allem nicht, daß die neurotische seelische Struktur *körperliche Innervation,* sozusagen »zweite Natur« geworden ist. Für Freud ging es bei allem Pessimismus nicht an, es bei der Hoffnungslosigkeit bleiben zu lassen. Seine letzte Auskunft lautete: »Die Schicksalsfrage der Menschenart scheint mir zu sein, ob und in welchem Maße es ihrer Kulturentwicklung gelingen wird, der Störung des Zusammenlebens durch den menschlichen Aggressions- und Selbstvernichtungstrieb Herr zu werden . . . Nun ist zu erwarten, daß die andere der beiden ›himmlischen Mächte‹, der ewige Eros, eine Anstrengung machen wird, um sich im Kampfe mit seinem ebenso unsterblichen Gegner zu behaupten.«

Es war weit mehr als die Redewendung, als die sie von den Analytikern aufgefaßt wurde, keineswegs eine geistreiche Bemerkung allein. »Eros« *setzt volle Sexualfähigkeit voraus.* Und Sexualfähigkeit setzt allgemeine Lebensbejahung und gesellschaftliche Fürsorge voraus. Freud schien mir 1930 nach den schweren Konflikten und Debatten im geheimen Glück zu meinem Unternehmen zu wünschen. Er drückte sich dunkel aus, doch die sehr materiellen Waffen waren gefunden, die einmal helfen würden, diese Hoffnungen zu erfüllen: *Nur die Entbindung der natürlichen Liebesfähigkeit der Menschen kann ihre sadistische Destruktivität meistern.*

2. *Der soziale Ursprung der Sexualverdrängung*

Die Frage nach der Durchführbarkeit allgemeinen menschlichen Glückes im irdischen Leben war zu der Zeit natürlich *praktisch* nicht zu entscheiden. An dieser Stelle wird das unbeschwerte Menschenkind fragen, ob denn die hohe Wissenschaft keine anderen Sorgen hätte, als so dumme Fragen zu stellen, ob irdisches Lebensglück der Menschenmasse »wünschenswert« oder »durchführbar« wäre. Das wäre, meint es, doch *selbstverständlich*. Dennoch, es ist nicht so einfach, wie es sich der lebenskräftige, enthusiastische Jugendliche und der heitere Glücksvogel vorstellen. An den entscheidenden Zentren der öffentlichen Meinungsbildung in Europa um 1930 war weder der Anspruch der Menschenmasse auf irdisches Lebensglück für selbstverständlich noch war sein Mangel für fragwürdig erachtet. Es gab damals buchstäblich keine einzige politische Organisation, die es für wichtig genug erachtet hätte, sich mit so »banal-persönlichen«, »unwissenschaftlichen« und »unpolitischen« Fragen zu beschäftigen.

Indessen warfen die gesellschaftlichen Ereignisse um 1930 gerade *diese* Frage mit voller Wucht auf. Es war die faschistische Flut, die wie ein Orkan über Deutschland hinwegfegte und alle zum Staunen brachte, wie denn derartiges möglich wäre. Ökonomen, Soziologen, Kulturpolitiker und Reformer, Diplomaten und Staatsmänner versuchten in alten Büchern eine Antwort zu finden. Die Antwort fand sich in den alten Büchern nicht. Kein einziges politisches Schema paßte auf den Ausbruch irrationaler menschlicher Affekte, den der Faschismus darstellte. Nie war die hohe Politik selbst als irrationales Gebilde in Frage gestellt worden.

Ich möchte in dieser Schrift bloß diejenigen gesellschaftlichen Ereignisse herausarbeiten, die den geschilderten Streit in Freuds Gelehrtenwohnung grell beleuchteten. Den breiten sozialökonomischen Hintergrund muß ich hier vernachlässigen.[1]

Die Freudsche Entdeckung der kindlichen Sexualität und der Sexualverdrängung war, gesellschaftlich gesehen, der erste Beginn des Bewußtwerdens von der jahrtausendealten Sexualverleugnung. Dieses Bewußtwerden erschien noch eingekleidet in höchst akademischen Formen und traute seinen eigenen Schritten nicht. Die menschliche Sexualität beanspruchte Versetzung von der Hintertreppe des gesellschaftlichen Daseins, wo sie seit Jahrtausenden ein schmutziges, krankes und eitriges Leben führte, an die Front des glänzenden Gebäudes, das man großartig »Kultur« und »Zivilisation« nannte. Sexualmorde, kriminelle Abtreibungen, jugendliche Sexualagonie, Ertötung des Lebendigen in den Kindern, Perversionen en masse, Pornographie mit dazugehöriger Sittenpolizei, Ausnützung der menschlichen Liebessehnsucht durch eine kitschige und lüsterne Indu-

1 Vgl. Wilhelm Reich, *Massenpsychologie des Faschismus*, 1933; *Der Einbruch der Sexualmoral*, 1935; *Die Sexualität im Kulturkampf*, 1936.

strie und Geschäftsreklame, Millionen Erkrankungen seelischer und körperlicher Art, Vereinsamung und seelische Verkrüppelung überall, dazu die neurotische Politisiererei der Menschheitsretter waren nicht gerade als Schmuckstücke der Zivilisation zu betrachten. Die moralische und soziale Beurteilung der wichtigsten biologischen Funktion des Menschen war beherrscht von sexuell verunglückten Damen und vegetativ erstorbenen adeligen Geheimräten. Man hatte ja nichts gegen die Vereine sexuell verunglückter alter Damen und erstarrter Lebewesen einzuwenden, aber man protestierte dagegen, daß gerade erstorbenes Leben dem gesunden und blühenden Leben sein Verhalten nicht nur diktieren wollte, sondern auch zu diktieren vermochte. Die Erstorbenen und Enttäuschten appellierten an das allgemeine sexuelle Schuldgefühl und beriefen sich auf das *sexuelle Chaos* und den »Untergang der Zivilisation und Kultur«. Die Menschenmassen wußten zwar Bescheid, doch sie schwiegen, denn sie wußten nicht recht, ob ihre natürlichen Lebensempfindungen nicht doch verbrecherisch wären. Sie hatten ja nie anderes gehört. Daher wirkten die Forschungen Malinowskis in den Südseeinseln außerordentlich fruchtbar. Sie wirkten nicht in dem bestimmten Sinn sensationeller Lüsternheit, mit der die sexuell verkrachten Händler die Südseemädchen erlebten oder über hawaiische Bauchtänze schwärmten, sondern *ernsthaft*.

Malinowski bestritt bereits 1926 in einer seiner Publikationen die biologische Natur des von Freud entdeckten sexuellen Kind-Eltern-Konflikts (des Ödipuskonflikts). Er behauptete mit Recht, daß das Verhältnis von Kindern und Eltern sich mit den gesellschaftlichen Prozessen verändert, also *soziologischer* und nicht biologischer Natur wäre. Im speziellen, die Familie, in der das Kind aufwächst, wäre selbst *Ergebnis* gesellschaftlicher Entwicklung. Bei den Trobriandern zum Beispiel bestimmt nicht der Vater, sondern der Bruder der Mutter des Kindes die Erziehung. Dies ist ein wichtiger Zug des Mutterrechts. Der Vater spielt nur die Rolle eines Freundes seiner Kinder. Der Ödipuskomplex des Europäers existiert bei den Trobriandern nicht. Das Kind der Trobriander entwickelt natürlich auch einen Familienkonflikt mit seinen Tabus und Vorschriften, doch diese Gesetze des Verhaltens sind grundsätzlich verschieden von denen der Europäer. Sie enthalten außer dem Inzesttabu für Bruder und Schwester keinerlei Sexualverbot. Der englische Psychoanalytiker Jones protestierte scharf gegen diese soziologisch-funktionelle Behauptung mit der Gegenbehauptung, daß der Ödipuskomplex, der beim europäischen Menschen gefunden worden war, »fons et origo« aller Kultur und die Familie von heute daher eine unveränderliche *biologische* Institution wäre. Es ging in diesem Streit kurzerhand um die entscheidende Frage, *ob die Sexualverdrängung biologisch festgelegt oder ob sie soziologisch bedingt und veränderlich ist.*

1929 erschien Malinowskis Hauptwerk *Das Geschlechtsleben der Wilden.* Darin fand sich Material in Hülle und Fülle, das eindeutig die *gesellschaftliche* und nicht die biologische Herkunft der Sexualverdrängung als Tatsache vor die Welt stellte. Malinowski selbst diskutierte diese Frage in seinem Buch nicht. Um so wertvoller war die Sprache seines Materials. In meiner Abhandlung über den *Einbruch der Sexualmoral* (II. Auflage, 1934) habe ich die *soziologische Herkunft der Sexualvereinigung* anhand des vorliegenden ethnologischen Materials darzulegen versucht. Ich fasse das hier Wichtige zusammen:

Die Kinder der Trobriander kennen keine Sexualverdrängung und kein Sexualgeheimnis. Das Geschlechtsleben der Trobrianderkinder entwickelt sich natürlich, frei und ungehindert *durch alle Lebensstufen mit voller Befriedigung.* Die Kinder betätigen sich sexuell jeweils entsprechend ihrem Alter. Die Trobriander-Gesellschaft kannte trotzdem, oder vielmehr gerade deshalb, im dritten Jahrzehnt unseres Jahrhunderts keine sexuellen Perversionen, keine funktionellen Geisteskrankheiten, keine Psychoneurosen, keinen Lustmord; sie wußten kein Wort für Diebstahl; Homosexualität und Onanie erschienen in dieser Gesellschaft als unvollkommene und unnatürliche Mittel der sexuellen Befriedigung, als ein Beweis, daß die Fähigkeit, zu normaler Befriedigung zu gelangen, gestört ist. Dem Trobrianderkind ist die strenge, zwangsneurotische Reinlichkeitserziehung, die die Zivilisation der weißen Rasse untergräbt, unbekannt. Der Trobriander ist daher *spontan* reinlich, geordnet, ohne Zwang sozial, intelligent und arbeitsam. Als gesellschaftliche Form des Geschlechtslebens herrscht die zwanglose, freiwillige Einehe, die jederzeit ohne Schwierigkeiten gelöst werden kann, und keine Promiskuität.

Einige Meilen von den Trobriandinseln entfernt, auf den Amphlettinseln, lebte ein Stamm mit vaterrechtlich autoritärer Familie. Die Menschen auf dieser Insel zeigten bereits alle Züge des europäischen Neurotikers, Mißtrauen, Angst, Neurosen, Selbstmorde, Perversionen etc.

Unsere von der Sexualverleugnung durchtränkte Wissenschaft verstand es bisher, die Bedeutung entscheidender Tatsachen dadurch unwirksam zu machen, daß sie das Wichtige und das Unwichtige, das Banale und das Große gleichgeordnet nebeneinanderstellte. Der soeben genannte Unterschied zwischen der mutterrechtlichen, freien Organisation der Trobriander und der vaterrechtlichen, autoritären auf den Amphlettinseln wiegt mehr in der Beurteilung der Mentalhygiene als die kompliziertesten und anscheinend exaktesten Kurven und Schemata unserer akademischen Welt. Er besagt: *Die Kernfrage der Mentalhygiene einer Bevölkerung ist der Stand ihres natürlichen Liebeslebens.*

Freud hatte behauptet, daß die sexuelle Latenzzeit unserer Kinder, zwischen dem sechsten und zwölften Lebensjahr etwa, biologisch wäre. Ich hatte an Jugendlichen aus verschiedenen Bevölkerungsschichten festgestellt, daß es bei natürlicher Entwicklung der Sexualität keine Latenzzeit gibt. Sie ist ein unnatürliches Kulturprodukt. Ich wurde deshalb von den Analytikern angegriffen. Nun wurde es von Malinowski bestätigt: Die sexuelle Betätigung der Trobrianderkinder verläuft *ununterbrochen* entsprechend dem jeweiligen Alter, ohne Latenzzeit. Der Geschlechtsverkehr setzt ein, wenn die Pubertät es fordert. Das Geschlechtsleben der Jugendlichen ist monogam, der Wechsel der Partner vollzieht sich ruhig, geordnet, ohne Eifersuchtsgewalt. Und die Trobriand-Gesellschaft sorgt ganz im Gegensatz zu unserer Zivilisation für Ruhe und Hygiene des jugendlichen Geschlechtslebens, vor allem in bezug auf Räumlichkeiten und sonst, soweit es ihre Kenntnis der Naturvorgänge zuläßt.

Es gibt nur *eine* Gruppe von Kindern, die aus diesem natürlichen Ablauf ausgeschlossen ist. Es sind diejenigen Kinder, die zu einer bestimmten ökonomisch vorteilhaften Eheschließung, zur Kreuz-Vetter-Basen-Heirat, bestimmt sind. Diese Heirat bringt dem Häuptling wirtschaftliche Vorteile und bildet den Kern, aus dem die patriarchalische Ordnung sich entwickelt. Die Kreuz-Vetter-Basen-Heirat fand sich überall, wo die ethnologische Forschung bisher das Mutterrecht aktuell oder historisch nachweisen konnte. (Vgl. Morgan, Bachofen, Engels usw.) Diese Kinder sind, ganz wie die unseren, zu asketischem Leben verhalten und zeigen Neurosen und Charakterzüge, wie sie uns vom Charakterneurotiker her bekannt sind. Ihre Askese hat die Funktion, sie botmäßig zu machen. *Die Sexualunterdrückung wird ein wesentliches Werkzeug der wirtschaftlichen Versklavung.*

Die Sexualverdrängung beim Kleinkind und beim Jugendlichen ist also nicht, wie die Psychoanalyse in Übereinstimmung mit der überlieferten falschen Erziehungsanschauung behauptet, die Vorbedingung für kulturelle Anpassung, Sozialität, Arbeitsamkeit und Reinlichkeit, sondern vielmehr das gerade Gegenteil davon. Die Trobriander haben bei voller Freiheit der natürlichen Sexualität nicht nur eine hohe Stufe der Ackerbaukultur erreicht, sondern sie haben durch das Fehlen der sekundären Triebe sogar einen Zustand erhalten, der jedem europäischen Staat von 1930 und 1940 wie ein Traum erscheinen muß.

Gesunde Kinder sind in natürlicher Weise spontan sexuell tätig.

Kranke Kinder sind unnatürlich sexuell, das heißt pervers tätig. Wir stehen also in der sexuellen Erziehung nicht vor der Alternative: *sexuell* oder *asketisch*, sondern vor der: *natürlich-gesundes oder pervers-neurotisches Geschlechtsleben.*

Die Sexualverdrängung ist sozialökonomischen und nicht biologischen Ursprungs. Ihre Funktion ist die Grundlegung der autoritär-patriarchalischen Kultur und der wirtschaftlichen Sklaverei, wie sie uns besonders ausgeprägt in Japan, China, Indien etc. entgegentritt. Die Urzeit der Menschen folgte im Geschlechtsleben natürlichen Gesetzen, die eine natürliche Sozialität begründeten. Die Zwischenzeit des autoritären Patriarchats von etwa vier- bis sechstausend Jahren hat mit der Energie der unterdrückten natürlichen Sexualität die sekundäre, perverse, kranke Sexualität des heutigen Menschen geschaffen.

3. *Faschistischer Irrationalismus*

Es ist nicht zu gewagt zu behaupten, daß die kulturellen Umwälzungen unseres Jahrhunderts durch das Ringen der Menschheit nach Wiedergewinnung der *natürlichen* Gesetze des Liebeslebens bestimmt sind. Dieses Ringen um Natürlichkeit und Einheit von Natur und Kultur gibt sich in den verschiedenen Formen mystischer Sehnsucht, kosmischer Phantasien, »ozeanischer« Gefühle, religiöser Ekstasen, und vor allem im Fortschreiten der sexuellen Freiheiten bekannt; es ist unbewußt, neurotisch widerspruchsvoll, angsterfüllt, und es erfolgt oft in den Formen, die die sekundären, perversen Triebe kennzeichnen. Eine Menschheit, die jahrtausendelang gezwungen war, ihr biologisches Grundgesetz zu verleugnen und infolgedessen eine zweite Natur, die eine Widernatur ist, erworben hat, kann nur in irrationale Raserei geraten, wenn sie die biologische Grundfunktion restituieren will *und davor Angst hat.*

Die patriarchalisch-autoritäre Ära der Menschheitsgeschichte hat versucht, die sekundären asozialen Triebe durch zwangsmoralische Verbote in Schach zu halten. So kam der fragwürdige Kulturmensch dazu, ein strukturell *dreifach geschichtetes Lebewesen* zu werden. An der Oberfläche trägt er die künstliche Maske der Selbstbeherrschung, der zwanghaft unechten Höflichkeit und der gemachten Sozialität. Damit verdeckt er die zweite Schicht darunter, das Freudsche »Unbewußte«, in dem Sadismus, Habgier, Lüsternheit, Neid, Perversion aller Art etc. in Schach gehalten sind, ohne jedoch das geringste an Kraft einzubüßen. Diese zweite Schicht ist das Kunstprodukt der sexualverneinenden Kultur und wird bewußt meist nur als gähnende innere Leere und Öde empfunden. Hinter ihr, in der

Tiefe, leben und wirken die *natürliche* Sozialität und Sexualität, die *spontane* Arbeitsfreude, die *Liebesfähigkeit*. Diese letzte und dritte Schicht, die den *biologischen Kern* der menschlichen Struktur darstellt, ist unbewußt und gefürchtet. Sie widerspricht jedem Zug autoritärer Erziehung und Herrschaft. Sie ist gleichzeitig die einzige reale Hoffnung, die der Mensch hat, das gesellschaftliche Elend einmal zu bewältigen.

Alle Diskussionen über die Frage, ob der Mensch gut oder böse, ein soziales oder ein unsoziales Wesen sei, sind philosophische Spielereien. Ob der Mensch ein soziales Wesen oder ein merkwürdig vernunftlos reagierender Protoplasmahaufen ist, hängt davon ab, ob seine biologischen Grundbedürfnisse in Einklang oder in Widerspruch stehen mit den Einrichtungen, die er sich geschaffen hat. Es ist daher auch unmöglich, den arbeitenden Menschen aus der Masse von der Verantwortung zu befreien, die er für die Ordnung oder Unordnung, also für die *soziale und individuelle Ökonomie der biologischen Energie* trägt. Es ist eines seiner wesentlichsten Kennzeichen geworden, diese Verantwortung mit Begeisterung von sich auf irgendwelche Führer und Politiker abzuwälzen, da er sich selbst wie seine Institutionen nicht mehr begreift und nur mehr fürchtet. Er ist im Grunde hilflos, freiheitsunfähig und autoritätssüchtig, denn er kann nicht spontan reagieren; er ist gepanzert und erwartet Befehle, denn er ist widerspruchsvoll und kann sich auf sich selbst nicht verlassen.

Das kultivierte Bürgertum Europas im 19. Jahrhundert und im Anfang des 20. Jahrhunderts hatte die zwangsmoralischen Formen des Verhaltens vom Feudalismus übernommen und zum Ideal des menschlichen Gehabens gemacht. Seit der Aufklärung hatte man nach der Wahrheit zu forschen und nach Freiheit zu rufen begonnen. Solange die zwangsmoralischen Institutionen außerhalb des Menschen als Zwangsgesetz und öffentliche Meinung und innerhalb des Menschen als Zwangsgewissen herrschten, gab es eine Scheinruhe mit gelegentlichen Durchbrüchen aus der Unterwelt der sekundären Triebe. Ebensolange blieben die sekundären Triebe Kuriositäten und nur psychiatrisch interessante Besonderheiten. Sie erschienen als Symptomneurosen, neurotisch kriminelle Handlungen oder Perversionen. Als aber die gesellschaftlichen Erschütterungen die Menschen Europas mit Sehnsucht nach Freiheit, Unabhängigkeit, Gleichberechtigung und Selbstbestimmung zu erfüllen begannen, drängte es in ihnen natürlicherweise nach Befreiung des Lebendigen. Soziale Aufklärung und Gesetzgebung, sozialwissenschaftliche Pionierarbeit und freiheitliche Organisationen versuchten »die Freiheit« in diese Welt zu setzen. Die europäischen Nachkriegsdemokratien wollten die Menschen »zur Freiheit heranführen«, nachdem der Erste Weltkrieg vie-

le autoritäre Zwangseinrichtungen vernichtet hatte. Doch diese zur Freiheit strebende europäische Welt beging einen schweren Rechenfehler. Sie übersah, was jahrtausendealte Vernichtung des Lebendigen im Menschen unterirdisch großgezüchtet hatte: Sie übersah den tiefgreifenden, allgemeinen Defekt der *Charakterneurose.* In Gestalt des Sieges der Diktaturen brach die große Katastrophe der seelischen Pest, das heißt die Katastrophe der irrationalen menschlichen Charakterbeschaffenheit herein. Was der oberflächliche Firnis an Wohlerzogenheit und künstlicher Beherrschtheit so lange in Schach gehalten hatte, brach nun, von den zur Freiheit strebenden Menschenmassen selbst getragen, durch zur Tat:
in den Konzentrationslagern; in den Judenverfolgungen; in der Vernichtung aller menschlichen Sauberkeit; in der Niedermähung von Stadtbevölkerungen durch sadistisch sportliche Unwesen, die das Lebendige nur noch im Stechschritt zu fühlen vermögen; in dem Riesenvölkerbetrug, der sich staatlich-autoritäre Interessenvertretung nennt; in der Versenkung Zehntausender junger Menschen, die treugläubig und hilflos einer Idee zu dienen glaubten; in der Vernichtung der Milliardenwerte menschlicher Arbeit, deren Bruchteil genügt hätte, die Armut in aller Welt aufzuheben; kurz, in einem Veitstanz, der immer wiederkehren wird, solange es den Trägern des Wissens und der Arbeit nicht gelingen wird, die Massenneurose in sich und außer sich zu vernichten, die sich »hohe Politik« nennt und von der charakterlichen Hilflosigkeit der Erdenbürger lebt.
1928—1930, zur Zeit der geschilderten Auseinandersetzungen mit Freud, hatte ich wenig Ahnung vom Faschismus, etwa so wenig wie der durchschnittliche Norweger 1939 oder der Amerikaner 1940. Ich lernte ihn erst zwischen 1930 und 1933 in Deutschland kennen. Ich war hilflos perplex, als ich ihm begegnete und in seinem Wesen Zug um Zug den Gegenstand der Auseinandersetzung mit Freud wiederfand. Allmählich begriff ich, daß dies logisch war. In den genannten Auseinandersetzungen war um die Beurteilung der menschlichen Struktur, um die Rolle der menschlichen Glückssehnsucht und der Irrationalität im gesellschaftlichen Leben gerungen worden. Im Faschismus bot sich die seelische Massenerkrankung *unverhüllt* dar.
Die Gegner des Faschismus, liberale Demokraten, Sozialisten, Kommunisten, marxistische und nichtmarxistische Ökonomen etc. suchten die Lösung des Rätsels in der Persönlichkeit Hitlers oder in formalpolitischen Fehlern der verschiedenen demokratischen Parteien Deutschlands. Das eine wie das andere bedeutete, die Flut der Pest auf individuelle Kurzsichtigkeit oder die Brutalität eines einzigen Mannes zurückzuführen. In Wirk-

lichkeit war Hitler nur der Ausdruck des tragischen Widerspruchs in den Menschenmassen, des Widerspruchs *zwischen Freiheitssehnsucht und realer Freiheitsangst.*

Der deutsche Faschismus sprach es klar aus, daß er nicht mit dem Denken und dem Wissen der Menschen, sondern mit deren kindlichen Gefühlsreaktionen operiere. Weder das politische Programm noch irgendeine der vielen verworrenen wirtschaftlichen Versprechungen, sondern in der Hauptsache *der Appell an ein dunkles mystisches Gefühl,* an eine *unbestimmte, neblige, doch außerordentlich kräftige Sehnsucht* brachte den Faschismus zur Macht und sicherte ihn in der Folgezeit. Wer dies nicht begriff, begriff auch den Faschismus nicht, der eine internationale Erscheinung ist. Der Irrationalismus in der Willensbildung der deutschen Menschenmassen ist an folgenden Widersprüchen darzulegen.

Die deutschen Menschenmassen wollten »*Freiheit*«. Hitler versprach ihnen autoritäre, absolut diktatorische Führung mit dem ausdrücklichen Ausschluß jeglicher Meinungsäußerung. 17 von 31 Millionen Wählern trugen Hitler 1933 im März jubelnd zur Macht. Wer die Dinge mit offenen Augen ansah, wußte: *Die Menschenmassen fühlten sich hilflos und zur Verantwortung für die Lösung der gesellschaftlichen chaotischen Probleme im alten politischen Denkrahmen und -system unfähig. Der Führer sollte und würde es für sie tun.*

Hitler versprach Aufhebung der demokratischen Auseinandersetzung der Meinungen. Die Menschenmassen liefen ihm zu. Sie waren dieser Auseinandersetzungen müde, da sie an ihren persönlichen Alltagsnöten, also am *subjektiv* Wesentlichen stets vorbeigegangen waren. Sie wollten keine Auseinandersetzung über »Budget« und »hohe Politik«, sondern reales, wahres Wissen um das lebendige Sein. Als sie es nicht bekamen, ergaben sie sich der autoritären Führung und dem illusionären Schutz, die ihnen nun versprochen wurden.

Hitler versprach die Aufhebung der individuellen und die Errichtung der »*nationalen Freiheit*«. Die Menschenmassen tauschten begeistert die Möglichkeiten individueller Freiheit gegen die *illusionäre* Freiheit beziehungsweise die Freiheit durch Identifizierung mit einer Idee aus; denn diese *illusionäre Freiheit* enthob sie jeder individuellen *Verantwortung*. Sie begehrten eine »*Freiheit*«, *die ihnen der Führer erobern und sichern sollte:* zu johlen, vor der Wahrheit in die politische Prinziplüge zu flüchten, sadistisch zu sein, sich — *als reale Null* — mit besonderer Rassenhaftigkeit zu brüsten, mit Uniformen statt mit starker Menschlichkeit Mädchen zu gefallen, statt für reale Lebenskämpfe für imperialistische Ziele sich zu opfern etc. etc.

Die vorausgegangene Erziehung der Menschenmasse zur Anerkennung der formalpolitischen anstelle der *sachlichen* Autorität bildete die Basis, auf der die faschistische Autoritätsforderung sich auswirken konnte. Der Faschismus war somit keine neuartige Lebensanschauung, wie seine Freunde und viele seiner Feinde glauben machen wollten, noch viel weniger hat er etwas mit einer rationalen Revolution unerträglicher gesellschaftlicher Zustände zu tun; der Faschismus war bloß die *extreme reaktionäre Konsequenz aller vergangenen undemokratischen Lenkungsarten im gesellschaftlichen Getriebe. Auch die Rassentheorie* ist nichts Neues, sondern bloß die *folgerichtige* und nur brutal vertretene *Fortsetzung der alten Erblichkeits- und Degenerationstheorien.* Deshalb waren gerade Erbpsychiater und Eugeniker alter Art der Diktatur so sehr zugänglich.

Neu an der faschistischen Massenbewegung ist, daß es nun der extremen politischen Reaktion gelang, sich tiefer Freiheitssehnsüchte der Menschenmassen zu bedienen. *Intensive Freiheitssehnsucht der Massen plus Angst vor freiheitlicher Verantwortung ergibt faschistische Mentalität,* ganz gleichgültig, ob sie sich bei einem Faschisten oder bei einem Demokraten findet. Neu im *Faschismus ist, daß die Menschenmassen praktisch ihre eigene Unterdrückung bejahten und herbeiführten. Die Autoritätsbedürftigkeit erwies sich stärker als der Wille zur Selbständigkeit.*

Hitler versprach die Unterdrückung der Frau durch den Mann, die Aufhebung ihrer materiellen Selbständigkeit, ihre Bindung an den häuslichen Herd, ihren Ausschluß von der Bestimmung des sozialen Lebens. Die Frauen, deren persönliche Freiheit seit Jahrhunderten unterdrückt war und die die Angst vor freiheitlicher Lebensführung besonders stark entwickelt hatten, jubelten ihm an erster Stelle zu.

Hitler versprach die Vernichtung der sozialistischen und der bürgerlich demokratischen Organisationen. Sozialistische und bürgerlich demokratische Menschenmassen liefen ihm zu, weil ihre Organisationen zwar viel von Freiheit geredet hatten, jedoch niemals das schwierige Problem der menschlichen Autoritätssucht und praktisch-politischen Hilflosigkeit auch nur genannt hatten. Die Menschenmassen waren durch die unentschlossene Haltung der alten demokratischen Institutionen enttäuscht. *Enttäuschung der Menschenmassen durch die freiheitlichen Organisationen plus wirtschaftliche Krise plus unbändiger Freiheitswille ergeben faschistische Mentalität,* das heißt die Bereitschaft, sich einer autoritären Vatergestalt zu überantworten.

Hitler versprach schärfsten Kampf gegen die Geburtenregelung und die Sexualreformbewegung. Deutschland umfaßte 1932 etwa 500 000 Menschen in Organisationen, die um rationale Sexualreform rangen. Doch diese Organisationen wagten es niemals, an den Kern des Problems, die sexuelle Glückssehnsucht, zu rühren. Ich weiß aus jahrelanger Arbeit unter den Menschenmassen, daß sie gerade dies erwarteten; sie waren enttäuscht, wenn man ihnen gelehrte Vorträge über die Interessen der Bevölkerungspolitik hielt, statt ihnen zu sagen, wie sie ihre Kinder zu Lebendigkeit erziehen, wie die Jugendlichen mit ihren sexuellen und wirtschaftlichen Nöten fertig werden und wie die Eheleute ihre so typischen Konflikte bewältigen sollten. Die Menschenmassen schienen zu fühlen, daß die Ratschläge zur »Liebestechnik« à la Van de Velde, die ein gutes Geldgeschäft waren, weder das Problem erfaßten noch sympathisch waren. So kam es, daß die enttäuschten Menschenmassen Hitler zuliefen, der, wenn auch mystisch, so doch an tiefe Lebenskräfte appellierte. *Predigen von Freiheit ohne konstante, energisch entschlossene Erkämpfung der freiheitlichen Verantwortungsfähigkeit im täglichen Leben und ihrer sozialen Voraussetzungen führt zum Faschismus.*

Die deutsche Wissenschaft hatte Jahrzehnte um die Trennung des Sexualitätsbegriffes vom Fortpflanzungsbegriff gerungen. Dieses Ringen blieb den arbeitenden Menschenmassen fern, eingeschlossen in akademischen Büchern und daher ohne soziale Wirkung. Nun kam Hitler und versprach, den Fortpflanzungsgedanken, und *nicht das Liebesglück*, zum Grundprinzip seiner Kulturpolitik zu machen. Zur Scham erzogen, das Kind beim rechten Namen zu nennen, durch sämtliche Kanäle des gesellschaftlichen Systems dazu verhalten, »eugenische Höherzüchtung« dort zu sagen, wo man »Liebesglück« meinte, liefen die Massen Hitler zu, *denn er fügte dem alten Begriff eine starke, wenn auch irrationale Emotion an. Reaktionäre Denkinhalte plus revolutionäre Erregung ergeben faschistisches Fühlen.*

Die Kirche hatte das »Glück im Jenseits« gepredigt und mit Hilfe des Sündenbegriffs die hilflose Abhängigkeit von einer überirdischen, allmächtigen Gestalt tief in die menschlichen Strukturen gepflanzt. Doch die wirtschaftliche Weltkrise zwischen 1929 und 1933 stellte die Menschenmassen vor schärfste *irdische* Not. Diese Not *selbst* zu bewältigen, war ihnen weder sozial noch individuell möglich. Da kam Hitler und erklärte sich als von Gott gesandter *irdischer*, allmächtiger und allwissender Führer, der dieses *irdische* Elend beseitigen könnte. Es war alles vorbereitet, ihm neue Menschenmassen zuzujagen, die eingeklemmt waren zwischen der eigenen individuellen Hilflosigkeit und der geringen Befriedigung, die der Gedanke ans Glück im Jenseits real bot. Ihnen war nun ein irdischer Gott, der sie aus allen Kräften »Heil« schreien ließ, gefühlsmäßig wichtiger als ein Gott, den sie niemals sehen konnten und der ihnen nicht einmal emotionell mehr half. *Sadistische Brutalität plus Mystizismus ergibt faschistische Mentalität.*

Deutschland hatte in seinen Schulen und Universitäten jahrzehntelang um das Prinzip der freien Schulgemeinde, der modernen freiwilligen Arbeitsleistung und Selbstbestimmung des Schülers gerungen. Die verantwortlichen demokratischen Autoritäten blieben in der breiten Sphäre der Erziehung an den autoritären Prinzipien haften, die dem Schüler Angst vor der Autorität und gleichzeitig Rebellion mit irrationalen Zielen und Mitteln einflößte. Die freiheitlichen Erziehungsorganisationen genossen nicht nur keinen gesellschaftlichen Schutz, sondern sie waren vielmehr den größten Gefahren ausgesetzt und materiell auf private Unterstützung angewiesen. Kein Wunder, daß diese *Ansätze* zur freiheitlichen *Umstrukturierung* der Menschenmasse ein Tropfen im Meer blieben. Die Jugend lief Hitler massenhaft zu. Er legte ihnen keine Verantwortung auf, sondern stützte sich auf ihre Strukturen, die in den autoritären Familien von früher her festgelegt waren. Hitler siegte in der Jugendbewegung, weil die demokratische Gesellschaft nicht alles und jedes unternommen hatte, die Jugend zu freiheitlicher verantwortungsvoller Lebensführung *zu erziehen.*

Hitler versprach anstelle der freiwilligen Arbeitsleistung das Prinzip der *Zwangsdisziplin und der Pflichtarbeit.* Mehrere Millionen deutscher Arbeiter und Angestellter wählten Hitler. Die demokratischen Institutionen hatten nicht nur versäumt, mit der Arbeitslosigkeit fertig zu werden, sondern sie hatten deutlich Angst gezeigt, wenn es darauf ankam, die *schaffenden Menschenmassen tatsächlich an die Verantwortung für die Arbeitsleistung heranzuführen.* Dazu erzogen und verhalten, nichts vom Arbeitsprozeß zu verstehen, vom Gesamtüberblick über die Produktion ausgeschaltet zu sein und nur den Lohn zu empfangen, fiel es diesen Millionen Arbeitern und Angestellten leicht, das alte Prinzip in *verschärfter* Form auf sich zu nehmen. Sie konnten sich nun mit »dem Staat« und »der Nation« gleichsetzen, die *an ihrer Stelle* »groß und kräftig« waren. Hitler erklärte offen in Schriften und Versammlungen, daß die Masse der Menschen nur wiedergäbe, was in sie hineingetrichtert wird, da sie kindhaft und feminin sei. Menschenmassen jubelten ihm zu, denn da war einer, der sie *schützen* wollte.

Hitler forderte die Unterordnung aller Wissenschaft unter den Begriff der »Rasse«. Große Teile der deutschen Wissenschaft gaben nach, denn die Rassentheorie wurzelte in der metaphysischen Erblichkeitstheorie, die mit ihren »vererbten Stoffen« und »Anlagen« sich immer wieder und gern der Pflicht entzogen hatte, *Lebensfunktionen im Werden zu verstehen* und die

soziale Herkunft des menschlichen Verhaltens real zu erfassen. Es war üblich gewesen zu glauben, daß, wenn man den Krebs oder die Neurose oder die Psychose als vererbt erklärte, man damit auch etwas ausgesagt habe. *Die faschistische Rassenlehre ist nur eine Fortsetzung der bequemen Hereditätslehren.*
Kaum ein anderes Schlagwort des deutschen Faschismus wie das vom »Wallen des deutschen Blutes« und seiner »Reinheit« hat Menschenmassen beseelt. Die Reinheit des deutschen Blutes meint die Freiheit von »Syphilis«, der »jüdischen Verseuchung«. Nun sitzt die Angst vor Geschlechtskrankheiten, als Fortsetzung der kindlichen Genitalangst, tief in jedem einzelnen Erdenbürger. Es ist begreiflich, daß die Menschenmassen Hitler zuliefen, denn er versprach ihnen die »Reinheit des Blutes«. Jedes Menschenkind spürt in sich das, was man die »kosmischen und ozeanischen Gefühle« nennt. Die trockene akademische Wissenschaft fühlte sich zu erhaben, sich mit derartigen Mystizismen abzugeben. Nun ist diese kosmische oder ozeanische Sehnsucht der Menschen nichts anderes als der Ausdruck ihrer orgastischen Lebenssehnsucht. Hitler appellierte an diese Sehnsucht; und daher liefen die Menschenmassen ihm und nicht den trockenen Rationalisten nach, die versuchten, diese dunklen Lebensgefühle mit ökonomischen Statistiken zu ersticken.
Von alters her war in Europa die »Rettung der Familie« ein abstraktes Schlagwort, hinter dem sich reaktionärste Gesinnungen und Handlungen verbargen. Wer die autoritäre Zwangsfamilie von den natürlichen Liebesbindungen der Kinder und Eltern unterschied und kritisierte, war »ein Feind des Vaterlandes«, »Zerstörer der heiligen Institution der Familie«, ein Gesetzloser. Die familiäre Bindung der Menschen war im hochindustriellen Deutschland in scharfen Konflikt mit der kollektiven Industrialisierung des Landes gekommen. Es gab keine offizielle Stelle, die das Kranke an der Familie herauszusondern und die Unterdrückung der Kinder durch die Eltern, den Familienhaß etc. zu meistern wagte. Die typische autoritäre deutsche Familie brütete, besonders auf dem Lande und in kleinen Städten, die faschistische Mentalität millionenfach aus. Sie strukturierte die Kinder im Sinne der Zwangspflicht, der Entsagung, des absoluten autoritären Gehorsams, den Hitler so glänzend auszubeuten verstand. Indem der Faschismus für die »Rettung der Familie« eintrat und *gleichzeitig* die Jugend aus der Familie in seine Verbände zog, trug er *sowohl ihrer familiären Bindung wie der Rebellion gegen die Familie* Rechnung. Indem er die gefühlsmäßige Identität von *»Familie«*, *»Nation«* und *»Staat«* betonte, konnte sich die familiäre Struktur der Menschen in die faschistisch-staatliche glatt fortsetzen. Zwar war damit kein einziges Problem der *realen*

Familie und der *realen* Not der Nation gelöst, doch die Menschenmassen konnten ihre familiären Bindungen aus der Zwangs-Familie in die größere »Familie Nation« übertragen. Dafür war strukturell alles von alters her vorbereitet. »Mutter Deutschland« und »Vater-Gott Hitler« wurden die Sinnbilder tief kindlicher Gefühle. Mit der »starken und einzigartigen deutschen Nation« identifiziert, konnte nun jeder sich minderwertig fühlende und real armselige Bürger selbst, *wenn auch illusionär, etwas* bedeuten. Schließlich vermochte das Interesse an »der Rasse« die aufgebrochenen Quellen der Sexualität aufzufangen und zu verschleiern. *Die Jugendlichen konnten nun Geschlechtsverkehr haben, wenn sie vorgaben, Kinder im Interesse der Rassenzüchtung zu zeugen.*
Die natürlichen Lebenskräfte der Menschen blieben nicht nur verschüttet, sondern waren nun viel mehr gezwungen, sich in weit versteckteren Formen zu äußern als je zuvor. Und Deutschland wies als Resultat dieser »Revolution des Irrationalen« mehr Selbstmorde und sozialhygienisches Elend auf als je vorher. Das Massensterben im Krieg zur Ehre der deutschen Rasse bildet den Schlußakkord dieses Hexentanzes.
Im Einklang mit den Sehnsüchten nach »Blutreinheit«, das heißt Sündenfreiheit, wirkte die Judenfeme. Die Juden versuchten zu erklären oder zu beweisen, daß sie *auch* sittenstreng wären oder *auch* national, oder *auch* »deutsch«. Anthropologen, die gegen Hitler waren, versuchten durch Schädelmessungen zu beweisen, daß die Juden *keine* minderwertige Rasse wären. Christen und Historiker versuchten klarzustellen, daß Jesus jüdischer Abstammung gewesen war. Doch es ging bei der Judenfeme gar nicht um rationale Fragen, also nicht darum, ob die Juden *auch* anständig, ob sie *nicht* minderwertig wären oder ob sie *anständige* Schädelgrößen hätten, sondern um etwas ganz anderes. Gerade an dieser Stelle bewies sich die Folgerichtigkeit und Korrektheit des sexual-ökonomischen Denkens.
Wenn der Faschist »Jude« sagt, so meint er ein bestimmtes irrationales Empfinden. Der »Jude« repräsentiert, wie man sich in jeder Tiefenbehandlung von Juden *und* Nichtjuden überzeugen kann, irrational den »Geldmacher«, den »Wucherer«, den »Kapitalisten«. In tieferer Schicht bedeutet der Begriff »Jude« »schmutzig«, »sinnlich«, »sexuell schweinisch«, aber auch »Shylock«, »Kastrator«, »Schächtjude«. Da nun die Angst vor der natürlichen Geschlechtlichkeit und der Abscheu vor der perversen Geschlechtlichkeit gleich tief in allen Menschen wurzeln, ist es klar begreiflich, daß die so kunstfertig durchgeführte Judenfeme an die tiefsten sexuellen Abwehrfunktionen des sexuell widernatürlich erzogenen Menschen rührte. Die *antikapitalistische* und *antisexuelle* Einstellung der Menschenmassen konnte mit Hilfe des Judenbegriffs vollständig in das Treiben

der faschistischen Flut einbezogen werden. *Unbewußte Sehnsucht nach sexueller Lebensfreude und sexueller Reinheit bei gleichzeitiger Angst vor der natürlichen und bei Abscheu vor der perversen Sexualität ergibt faschistisch-sadistischen Antisemitismus.* Der »*Franzose*« hat dieselbe Bedeutung für den Deutschen wie der »Jude« und der »*Neger*« für den unbewußt faschistischen Engländer: »Jude«, »Franzose« und »Neger« sind Bezeichnungen für »sexuell-sinnlich«.
Und so kam es, daß der moderne Sexualpolitiker des 20. Jahrhunderts, der sexuelle Psychopath und kriminelle Perverse Julius Streicher den »Stürmer« in die Hände von Millionen deutscher Jugendlicher und Erwachsener bringen konnte. An keiner anderen Stelle wie im »Stürmer« wurde klar, daß die Sexualhygiene längst aufgehört hatte, ein Problem medizinischer Zirkel zu sein; daß sie vielmehr eine Frage von entscheidender gesellschaftlicher Bedeutung geworden ist. Folgende Proben aus der Streicherschen Phantasie aus dem Jahre 1934 mögen das Gesagte veranschaulichen (Zitate aus dem »Stürmer«):
»Der junge 20jährige Helmut Daube hatte sein Abitur bestanden. Gegen zwei Uhr morgens ging er nach Hause, um 5 Uhr morgens fanden ihn seine Eltern tot auf der Straße vor der Wohnung liegen. Der Hals war bis zur Wirbelsäule durchgeschnitten, *das Genitale war entfernt.* Blut war keines vorhanden. Die Hände des Unglücklichen waren zerschnitten. *Der Unterleib wies mehrere Messerstiche auf.*«
»Der alte Jude überfiel eines Tages auf dem Dachboden die ahnungslose Nichtjüdin, vergewaltigte und schändete sie. Es kam so weit, daß er, wenn es ihm gefiel, in ihre Kammer schlich, die nicht verschlossen werden konnte.«
»Ein junges Ehepaar ging außerhalb Paderborns spazieren und fand mitten auf dem Wege *ein Stück Fleisch.* Beim genauen Zusehen entdeckten sie zu ihrem Entsetzen, daß es der *von einem weiblichen Körper kunstgerecht losgetrennte Geschlechtsteil war.*«
»Der Jude hatte die ... *zu pfundgroßen Stücken zerschnitten.* Er hatte gemeinsam mit seinem Vater die Stücke in der ganzen Umgebung zerstreut. Man fand sie in einem kleinen Wald, auf Wiesen, auf Weidenstrünken, in einem Teich, in einem Bach, in einem Abflußkanal und in der Jauchegrube. *Die abgeschnittenen Brüste lagen auf dem Heuboden.*«
»Während Moses dem Kinde, das Samuel auf seine Knie legte, mit einem Taschentuch die Kehle zuschnürte, *schnitt jener ihm mit einem Messer ein Stück von der Kinnlade ab.* Die anderen sammelten das Blut in einem Napf, gleichzeitig stachen sie das entkleidete Opfer mit Nadeln ...«
»Die Abwehr der Frau vermochte seine Gier nicht abzukühlen, im Gegenteil. Er versuchte, das Fenster zu schließen, damit die

Nachbarn nicht hereinsehen konnten. Dann aber berührte er die Frau wieder in einer echt jüdischen niederträchtigen Weise ... Er redete eindringlich auf die Frau ein, sie solle doch nicht so zimperlich sein. Er schloß Fenster und Türen ab. Immer schamloser wurden seine Worte und Taten. Immer mehr trieb er sein Opfer in die Enge. Alle Einwendungen der Frau halfen nichts. Selbst über ihre Drohung, sie würde um Hilfe rufen, lachte er, immer mehr drängte er die Frau dem Ruhebette zu. Aus seinem Munde stieß er die unflätigsten und gemeinsten Worte. Dann aber *stürzte er sich wie ein Tiger auf den Frauenkörper, um sein teuflisches Werk zu vollenden.*«

Bis zu dieser Stelle glaubten viele Leser des Buches sicher, daß ich übertriebe, wenn ich von der seelischen Pest sprach. Ich kann nur versichern, daß ich diesen Begriff nicht leichtfertig und auch nicht bloß als eine schöne Redewendung einführe, sondern ihn todernst meine. Millionenfach wirksam in den letzten sieben Jahren hat der »Stürmer« den deutschen und allen anderen Menschenmassen, die ihn lasen, nicht nur die genitale Kastrationsangst bestätigt, sondern darüber hinaus die in jedem schlummernden perversen Phantasien großgezüchtet. Es wird sich nach dem Untergang der Hauptträger der seelischen Pest in Europa zeigen, wie man mit diesem Problem fertig werden wird. Es ist nicht ein deutsches, sondern ein *internationales Problem, weil Liebessehnsucht und Genitalangst internationale Tatsachen sind.* Ich wurde von *faschistischen* Jugendlichen, die sich ein Stück natürlichen Lebensempfindens bewahrt hatten, in Skandinavien aufgesucht und gefragt, wie man sich zu Streicher, zur Rassentheorie und den anderen schönen Dingen verhalten solle. Etwas stimmte da nicht, meinten sie. Ich faßte die notwendigsten Maßnahmen in einem kurzen Resümee zusammen, das ich hier folgen lasse:

»Was ist zu tun?

Allgemein: Dieser reaktionären Schweinerei ist eine gut organisierte und sachlich korrekte Aufklärung über den Unterschied zwischen *kranker* und *gesunder* Sexualität entgegenzusetzen. Jeder durchschnittliche Mensch wird diesen Unterschied begreifen, weil er ihn selbst schon gefühlt hat. Jeder durchschnittliche Mensch schämt sich seiner perversen, krankhaften Sexualvorstellungen und sehnt sich nach Klarheit, Hilfe und natürlicher Sexualbefriedigung.

Wir müssen klären und helfen! Das kann auf folgende Weisen geschehen:

1) Alles Material sammeln, das den pornographischen Charakter des Streicherismus ohne weiteres jedem vernünftigen Menschen klarlegt. In Flugblättern verteilen! Das Sexualinteresse der Masse muß in gesundem Sinne geweckt, bewußt gemacht und gestützt werden.

2) Sammlung und Verbreitung allen Materials, das der Bevölkerung zeigen kann, daß Streicher und seine Komplicen selbst Psychopathen und Schwerverbrecher an der Volksgesundheit sind! Und die Streicher gibt's überall in dieser Welt.
3) Enthüllung des Geheimnisses der Wirkung Streichers auf die Masse: Er provoziert die krankhaften Phantasien. Die Bevölkerung wird gutes Aufklärungsmaterial mit Freuden abnehmen und lesen.
4) *Die krankhafte Sexualität, die den Boden für die Hitlersche Rassentheorie und die Streicherschen Verbrechen bildet, kann nur dadurch bekämpft werden, daß man ihr die natürlichen und gesunden Vorgänge und Verhaltungsweisen im Geschlechtsleben vor Augen hält.* Die Bevölkerung wird den Unterschied sofort begreifen und brennendes Interesse dafür zeigen, wenn man ihr klarmachen wird, was sie wirklich will und nicht auszusprechen wagt; unter anderem:
a) Gesundes und befriedigendes Geschlechtsleben setzt die Möglichkeit, mit dem geliebten Partner allein und ungestört zu sein, unbedingt voraus. Also: Wohnungsbau für alle, die es notwendig haben, auch für die Jugend.
b) Die Sexualbefriedigung ist nicht identisch mit der Fortpflanzung. Der gesunde Mensch hat im Leben etwa drei- bis viertausendmal Geschlechtsverkehr, doch durchschnittlich nur zwei oder drei Kinder. Empfängnisverhütungsmittel sind unbedingt notwendig für die sexuelle Gesundheit.
c) Die allermeisten Männer und Frauen sind durch die sexualunterdrückende Erziehung sexuell gestört, das heißt, sie bleiben beim Geschlechtsverkehr unbefriedigt. Notwendig ist also die Einrichtung genügender Krankenanstalten zur Behandlung der sexuellen Störungen. *Notwendig ist eine rationale liebesbejahende Sexualerziehung.*
d) Die Jugend erkrankt an ihren Onaniekonflikten. Nur Selbstbefriedigung *ohne Schuldgefühl* ist nicht gesundheitsschädlich. *Die Jugend hat ein Recht auf ein glückliches Geschlechtsleben unter den besten Bedingungen.* Sexuelle Abstinenz ist auf die Dauer unbedingt schädlich. Krankhafte Phantasien verschwinden nur bei befriedigendem Geschlechtsleben. Kämpft um dieses Recht!«

Ich weiß, daß mit Flugblättern und Aufklärung allein nicht gedient ist. *Es bedarf allgemeiner, gesellschaftlich gesicherter Arbeit an der menschlichen Struktur, die die seelische Pest produziert,* die es Psychopathen ermöglicht, als Diktatoren und moderne Sexualpolitiker zu fungieren, die das Leben aller vergiftet. Mit einem Wort, es bedarf der *Freilegung der natürlichen Sexualität in den Menschenmassen und ihrer gesellschaftlichen Befürsorgung.*
1930 war die Geschlechtlichkeit der Menschen ein gesellschaft-

liches Aschenbrödel, ein Objekt fragwürdiger Reformgemeinden. 1940 ist sie zu einem Eckpfeiler gesellschaftlicher Problematik geworden. Wenn richtig ist, daß sich der Faschismus der sexuellen Lebenssehnsucht der Menschenmassen in irrationaler Weise mit Erfolg bediente und dadurch Chaos schuf, dann muß richtig sein, daß die Perversitäten, die er losbrechen ließ, durch die universelle *rationale Lösung der Geschlechtsfrage* gebannt werden können.

Die Ereignisse in Europa zwischen 1930 und 1940 hatten durch ihre Fülle an mentalhygienischem Material meinen Standpunkt in den Diskussionen mit Freud bestätigt. Das Schmerzliche an dieser Bestätigung waren die Ohnmacht, die man fühlte, und die Überzeugung, daß die Naturwissenschaft noch weit davon entfernt ist, real zu erfassen, was ich in diesem Buch den »biologischen Kern« der charakterlichen Struktur nenne.

Im großen und ganzen stehen wir als Menschen wie als Ärzte und Pädagogen den biologischen Fehlwirkungen des Lebens ebenso hilflos gegenüber, wie etwa die Menschen im Mittelalter den Infektionskrankheiten. Gleichzeitig fühlen wir die Gewißheit in uns, daß das Erlebnis der faschistischen Pest die notwendigen Kräfte in der Welt mobilisieren wird, mit diesem Zivilisationsproblem fertig zu werden.

Die Faschisten treten mit dem Anspruch auf, die *»biologische Revolution«* durchzuführen. Richtig ist, daß der Faschismus das Problem der *neurotisch gewordenen Lebensfunktion im Menschen restlos aufwarf.* Im Faschismus wirkt, vom Standpunkt der ihm folgenden Masse gesehen, zweifellos ein unbändiger *Lebenswille.* Doch die Formen, in denen dieser Lebenswille der Masse sich kundgab, verrieten allzu deutlich die Folgen uralter seelischer Versklavung. *Zunächst brachen nur die perversen Triebe durch. Die nachfaschistische Welt wird die biologische Revolution durchführen, die der Faschismus nicht schuf, sondern notwendig machte.*

Die folgenden Abschnitte dieses Buches behandeln Funktionen des »biologischen Kerns«. Seine wissenschaftliche Erfassung und soziale Bewältigung wird eine Leistung der rationalen Arbeit, der kämpferischen Wissenschaft und der natürlichen Liebesfunktion sein, eine Leistung *echter* demokratischer, mutiger und kollektiver Anstrengungen. Ihr Ziel ist das irdische materielle und sexuelle Lebensglück der Menschenmassen.

VIII. Der Einbruch ins biologische Fundament

Die Orgasmustheorie hatte mich vor die Frage gestellt, was mit der aus der Verdrängung *befreiten* Sexualenergie im Prozeß der Heilung werden soll. Die Welt sagte zu allem, was die sexuelle Hygiene forderte, *nein*. Die natürlichen Triebe sind *biologische* Tatsachen, nicht aus der Welt zu schaffen und grundsätzlich nicht zu ändern. Der Mensch braucht, wie alles Lebende, zunächst Stillung des Hungers und sexuelle Befriedigung. Die Gesellschaft von heute erschwert die erste und verweigert die zweite. Es gibt also einen scharfen *Gegensatz von natürlichen Ansprüchen* und bestimmten *gesellschaftlichen Einrichtungen*. In ihm lebt der Mensch, folgt bald mehr der einen, bald mehr der anderen Seite des Widerspruchs, schließt Kompromisse, die regelmäßig mißlingen, flüchtet in Krankheit und Tod, oder er rebelliert sinnlos und ergebnislos gegen die bestehende Ordnung. In diesen Kämpfen bildet sich die menschliche Struktur heraus.

In der menschlichen Struktur sind sowohl die biologischen wie die gesellschaftlichen Anforderungen wirksam. Alles, was Rang, Namen und Ansehen hat, verficht die gesellschaftlichen Ansprüche gegenüber den natürlichen. Ich staunte, daß man die überragende Rolle des *natürlichen* Anspruchs so gründlich übersehen konnte. Sogar Freud, der doch ein ganz wesentliches Stück davon entdeckt hatte, wurde inkonsequent. Für Freud waren die Triebe nach 1930 nur mehr »mythische Wesen«. Sie waren ihm »unbestimmbar«, wenn auch »in chemischen Vorgängen verwurzelt«. Die Widersprüche waren groß. In der klinisch-ärztlichen Arbeit bestimmten die Triebansprüche alles und die Gesellschaft so gut wie nichts. Der »gesellschaftliche und kulturelle Anspruch« war mit seiner »Realitätsforderung« nun einmal da. Zwar bestimmen die Triebe das Sein unbedingt und überragend, doch gleichzeitig müssen sie sich der sexualverneinenden Realität anpassen. Zwar entstammen die Triebe physiologischen Quellen, doch gleichzeitig hat das Es einen Eros und einen Todestrieb, die miteinander kämpfen. Der Freudsche Triebdualismus war absolut. Zwischen der Sexualität und ihrem biologischen Widerpart, dem Todestrieb, gab es keine Verbindung an der Basis des Lebens, sondern nur Gegensatz. Freud psychologisierte die Biologie. Es gab »Tendenzen« im Bereiche des Lebendigen, die dies und jenes »beabsichtigten«. Das war Metaphysik in der Anschauung der Dinge. Ihre Kritik rechtfertigt sich durch die späteren experimentellen Beweise für die einfache *funktionelle* Natur des Triebgeschehens. Es gelang nicht,

die neurotische Angst der Auffassung von Eros und Todestrieb einzuordnen. Freud gab schließlich die Libido-Angst-Theorie auf.
Einen weiteren schwierigen Punkt in der Freudschen Triebtheorie bildeten die »Partialtriebe«. Jeder von ihnen, auch die, die Perversionen bedingen, war *biologisch festgelegt.* Damit gab Freud, ob er wollte oder nicht, manchen Anschauungen der Erbwissenschaft schließlich doch recht. Und bei Freud selbst begann allmählich die Konstitutionslehre die dynamische Auffassung der seelischen Erkrankung zu ersetzen. Zerschlug ein Kind ein Glas, so war es der Ausdruck des Destruktionstriebes. Fiel es oft hin, so wirkte der stumme Todestrieb. Fuhr die Mutter davon und spielte das Kind Weggehen und Zurückkommen, so wirkte ein »Wiederholungszwang jenseits des Lustprinzips«.
Der biologische »Wiederholungszwang« jenseits des Lustprinzips sollte die masochistischen Handlungen erklären. Es gäbe einen Willen zu leiden. Das paßte zur Todestrieblehre. Freud übertrug kurz gesagt Gesetze, die er in der psychischen Funktion gefunden hatte, auf ihre biologische Grundlage. Da dieser Auffassung zufolge auch die Gesellschaft wie ein Individuum aufgebaut ist, entstand eine methodische Überlastung der Psychologie, die keiner Kritik standhielt und überdies den Spekulationen über »Gesellschaft und Thanatos« Tür und Tor öffnete. Dabei entwickelte die Psychoanalyse einen immer größeren Anspruch auf Erklärung alles Seins, bei immer größerer Scheu vor der korrekten *soziologischen* und *physiologischen* Erfassung des *einen* Objekts: *Mensch, neben* der *psychologischen.* Es konnte dennoch nicht gezweifelt werden, daß der Mensch sich von den anderen Tieren durch eine besondere *Verflechtung biophysiologischer und soziologischer zu psychischen Vorgängen* unterscheidet. Die Probe auf die Richtigkeit dieser *strukturellen* Grundanschauung bestand meine Theorie bei der Auflösung des Masochismusproblems. Von da ab hellte sich Stück um Stück der seelischen Struktur als einer dynamischen Vereinheitlichung von Biophysiologischem und Soziologischem auf.

1. *Die Lösung des Masochismusproblems*

Für die Psychoanalyse war die Lust, Schmerzen zu erleiden, die Folge biologischer Bedürftigkeit. Der »Masochismus« war ein Trieb wie jeder andere, nur auf ein eigenartiges Ziel gerichtet. Damit war in der Therapie nichts anzufangen. Denn wenn man dem Kranken sagte, daß er »aus biologischen Gründen« leiden *wollte*, dann blieb es auch dabei. Die orgasmotherapeutische Aufgabe stellte mich vor die Frage, aus welchen Gründen der Masochist das sonst klar verständliche Verlangen nach Lust in Verlangen nach Unlust verwandelt. Ein drastisches Vorkommnis befreite mich von einer falschen Fragestellung, die die Psychologie und Sexuologie bis dahin irregeführt hatte. 1928 behandelte ich einen komplett zermürbten Menschen, der pervers masochistisch war. Seine Klagen und sein Verlangen nach Geschlagenwerden übertönten jeden Versuch, durchzukommen. Nach Monaten üblicher Arbeit versagte meine Geduld. Als er wieder einmal von mir forderte, daß ich ihn prügeln sollte, fragte ich ihn, was er wohl sagen würde, wenn ich seinem Wunsch nachgäbe. Er strahlte vor Glückseligkeit. Ich nahm ein Lineal und schlug ihn zweimal heftig aufs Gesäß. Er schrie mächtig auf, von Lust war keine Spur vorhanden, und ich hörte von da ab nichts mehr von derartigen Wünschen. Doch Klagen und Vorwürfemachen blieben. Meine Kollegen wären entsetzt gewesen, hätten sie von dem Vorfall gehört. Ich bedauerte es nicht. Mit einem Male verstand ich, daß der Schmerz und die Unlust gar nicht die Triebziele des Masochisten sind, wie behauptet wurde. Der Masochist empfindet wie jeder andere gewöhnliche Sterbliche, wenn er geschlagen wird, *Schmerz*. Es gibt ganze Industrien, die von der falschen Anschauung über den Masochismus, den sie miterzeugten, leben. Es blieb die Frage: *Wenn der Masochist keine Unlust anstrebt, sie nicht lustvoll erlebt, weshalb drängt es ihn, gepeinigt zu werden?* Nach vielen Mühen fand ich die phantastische Vorstellung, die diesem perversen Gehabe zugrunde liegt. *Der Masochist phantasiert, gepeinigt zu werden, um zu zerplatzen. Auf diese Weise allein hofft er die Entspannung zu erzielen.*

Die masochistischen *Klagen* erwiesen sich als Ausdruck unlösbarer und quälender *innerer Spannung*. Sie sind offen oder verhüllt klagende Bitten um *Erlösung* von der Triebspannung. Da die Fähigkeit zur selbständig aktiven Herbeiführung der Befriedigung durch die Lustangst gesperrt ist, erwarten die Masochisten die orgastische Lösung, die sie am tiefsten fürchten, dennoch als *Erlösung von außen* durch einen anderen. Dem *Wunsche* zu zerplatzen steht die tiefe *Angst* davor entgegen. Die *Selbstverkleinerungssucht* der masochistischen Charaktere erschien nun in einem bis dahin unbekannten Licht. Die *Selbstvergrößerung* ist sozusagen eine biopsychische Erektion, eine phantastische Weitung des seelischen Apparats. Einige Jahre später wußte ich, daß ihr elektrische Aufladungsempfindungen zugrunde liegen. Das Gegenteil davon ist die *Selbstverkleinerung. Man verkleinert sich selbst aus Angst vor dem Platzen.* Hinter der masochistischen Selbstverkleinerung wirkt unfähiger Ehrgeiz und angstbeseelte Größensucht. Die masochistische Provokation von Strafen erklärte sich als Ausdruck des tiefen Begehrens, *gegen den eigenen Willen zur Befriedigung gebracht zu werden.* Charakterlich masochistische Frauen gestatten sich keinen Geschlechtsakt ohne die Phantasie, dazu verführt oder vergewaltigt zu werden. Der Mann soll sie *gegen ihren Willen* zu dem zwingen, was sie angstvoll herbeisehnen. Es selbst zu tun, ist verboten und mit schweren Schuldgefühlen beladen. Die bekannte Rachsucht des Masochisten, dessen Selbstgefühl aufs tiefste geschädigt ist, erfüllt sich dadurch, daß er den anderen als schlecht hinstellt oder zu grausamem Verhalten provoziert.

Auffallend ist die masochistische Vorstellung, daß die Haut, besonders am Gesäß, »warm« werde oder »brenne«. Der Wunsch, mit scharfen Bürsten gerieben oder, bis die Haut »platzt«, geschlagen zu werden, ist nichts anderes als der Wunsch, eine Spannung durch Zerplatzen zur Lösung zu bringen. Der Schmerz ist also keineswegs das Ziel des Antriebs, sondern ein unerfreuliches Erlebnis bei der Erlösung von der zweifellos realen Spannung. Der Masochismus ist der Prototyp eines *sekundären Triebes* und demonstriert eindringlich ein Ergebnis der Unterdrückung der natürlichen Lustfunktion.

Die Orgasmusangst ist beim Masochisten in einer besonderen Form vorhanden. Andersartig Erkrankte lassen es gar nicht zur sexuellen Erregung am Genitale kommen, wie die Zwangsneurosen, oder flüchten rechtzeitig in die Angst, wie die Hysterien. Der Masochist verharrt bei der prägenitalen Reizung. Er verarbeitet sie nicht in neurotischen Symptomen. Dadurch wächst die Spannung und infolgedessen (bei steigender Unfähigkeit zur Entspannung) auch die Orgasmusangst. So gerät er in einen Kreis von Wirkungen schlimmster Art. Je mehr er sich aus der Spannung herausarbeiten will, desto tiefer versinkt er darin. Die masochistischen Phantasien erfahren im Augenblick, wo der Orgasmus eintreten sollte, eine scharfe Steigerung. Oft werden sie erst da bewußt. Der Mann phantasiert etwa, daß er mit Gewalt durchs Feuer gezogen, die Frau, daß ihr Bauch aufgeschlitzt oder die Scheide zersprengt werde. Manche sind nur unter Zuhilfenahme solcher Phantasien zu einem gewissen Maß an Befriedigung fähig. Zum Zerplatzen *gezwungen* zu sein, bedeutet die Inanspruchnahme fremder Hilfe, um die Entspannung zu erreichen. Da nun die Angst vor der orgastischen Erregung in keiner Neurose fehlt, findet man bei jeder seelischen Erkrankung masochistische Phantasien und Haltungen.

Es widersprach also strikte der Klinik, den Masochismus als Wahrnehmung des inneren Todestriebes oder als Ergebnis der »Todesangst« zu erklären. Masochisten entwickeln sehr wenig Angst, solange sie masochistisch phantasieren können. Sie bekommen sofort Angst, wenn eine Hysterie oder Zwangsneurose die masochistischen Phantasien zu verzehren beginnt. Der ausgesprochene Masochismus ist im Gegenteil ein ausgezeichnetes Mittel, die Triebangst zu vermeiden, da doch immer *der andere* das Schlimme tut oder veranlaßt. Überdies erklärt der Doppelcharakter der Vorstellung zu *platzen* (Wunsch nach und Angst vor orgastischer Entspannung) befriedigend alle Eigenheiten der masochistischen Haltung.

Das Bersten- oder Platzenwollen (beziehungsweise -fürchten), das ich dann bei allen meinen Kranken vorfand, stellte mich vor ein Rätsel. Eine seelische Vorstellung muß eine Funktion und eine Herkunft haben. Wir sind gewohnt, die Vorstellungen aus bildhaften Eindrücken abzuleiten. Die Vorstellung entstammt der Außenwelt und wird als Wahrnehmung durch die Sinnesorgane dem Organismus vermittelt. Ihre Energie bezieht sie aus inneren Triebquellen. Für die Vorstellung zu platzen fand sich eine derartige äußere Herkunft nicht. Das gab Schwierigkeiten in ihrer Einordnung.

Auf jeden Fall konnte ich einige wichtige Erkenntnisse buchen: *Der Masochismus entspricht keinem biologischen Trieb. Er ist die Folge einer Befriedigungsstörung* und ein stets erfolgloser Versuch der Korrektur dieser Störung. *Er ist Ergebnis und nicht Ursache der Neurose. Der Masochismus ist Ausdruck unbefriedigbarer Sexualspannung. Seine unmittelbare Quelle ist die Lustangst beziehungsweise die Angst vor orgastischer Entladung. Sein Wesen ist, gerade das herbeizuführen, was am tiefsten gefürchtet ist: die lustvolle Erlösung von Spannungen, die als Platzen oder Bersten empfunden und gefürchtet ist.*

Das Verständnis des masochistischen Mechanismus eröffnete mir den Weg in die Biologie. Die Lustangst der Menschen wurde aus einer grundsätzlichen Veränderung der *physiologischen* Lustfunktion verständlich. *Leiden und Leiden-Ertragen sind Ergebnisse des Verlustes der organischen Lustfähigkeit.*

Damit hatte ich, ohne es zu beabsichtigen, das dynamische Wesen aller Leidensreligionen und Leidensphilosophien getroffen. Als ich als Sexualberater sehr viel mit christlichen Menschen zu tun bekam, stellte sich mir der Zusammenhang her. Die religiöse Ekstase ist ganz nach dem Vorbild des masochistischen Mechanismus aufgebaut: Von Gott, einer allmächtigen Gestalt, wird die Erlösung von der inneren Sünde, das heißt der inneren Sexualspannung erwartet, die man selbst herbeizuführen nicht imstande ist. Man wünscht es mit *biologischer* Energie. Es wird gleichzeitig als »Sünde« erlebt. Also darf man es nicht selbst tun. Ein anderer muß es besorgen – in Form einer Strafe, einer Begnadung, einer Erlösung etc. Darüber wird an anderer Stelle noch einiges zu sagen sein. Die masochistischen Orgien des Mittelalters, die Inquisition, die Kasteiungen und Peini-

gungen, Bußetuereien etc. der Religiösen verrieten ihre Funktion: sie waren *masochistische Sexualbefriedigungsversuche ohne Erfolg!*
Der Masochist unterscheidet sich in seiner Orgasmusstörung von anderen Neurotikern dadurch, daß er *im Augenblick der höchsten Erregung krampft* und festhält. Dadurch schafft er einen Widerspruch zwischen der vorbereiteten höchsten Weitung und der umgekehrten Richtung, die durch das Bremsen gegeben ist. Alle anderen Formen der orgastischen Impotenz bremsen *vor* dem Höhepunkt der Erregung. Diese feine und scheinbar nur akademisch interessante Unterscheidung entschied das Schicksal meiner naturwissenschaftlichen Arbeit. Aus meinen Notizen zwischen 1928 und etwa 1934 geht hervor, daß sich meine biologisch-experimentellen Arbeiten bis zu den Bionversuchen dort vorbereiteten. Es ist unmöglich, das Ganze zu schildern. Ich muß vereinfachen, besser gesagt, meine ersten Phantasien mitteilen, die zu publizieren ich nie gewagt hätte, wenn sie sich nicht durch die experimentelle und klinische Arbeit in den folgenden zehn Jahren bestätigt hätten.

2. *Die Funktion einer lebenden Blase*

Ich hatte die Angst vor Zerplatzen und den Wunsch, zum Bersten gebracht zu werden, bei *einem* masochistischen Falle entdeckt, dann bei allen Masochisten gefunden und schließlich ansatzweise bei ausnahmslos allen seelisch Kranken feststellen können, insofern sie masochistische Leidensneigungen hatten. Die Widerlegung der Vorstellung, daß der Masochismus ein biologischer Trieb wäre wie andere Sexualtriebe, führte über die Kritik des Freudschen Todestriebes weit hinaus. Mich beschäftigte, wie gesagt, unaufhörlich die Frage nach der Herkunft der Vorstellung vom »Platzen«, die sich bei allen Behandelten regelmäßig knapp vor der Erreichung der orgastischen Potenz einstellt. In den meisten Fällen tritt diese Vorstellung als eine kinästhetische Empfindung vom Zustand des eigenen Körpers auf. Deutlich ausgeprägt geht sie regelmäßig mit der Vorstellung einer *prallen Blase* einher. Die Kranken klagen über »Gespanntsein wie zum Bersten«, »Gefülltsein wie zum Zerspringen«. Sie kommen sich »aufgeblasen« und »gedehnt« vor. Jeden Eingriff in ihre Panzerung fürchten sie, als ob sie »angestochen würden«. Manche sagen, sie fürchten zu »zerfließen«, zu »zergehen«, ihren »Halt« oder ihre »Kontur« zu verlieren. Sie halten sich an die starren Panzerungen ihrer Bewegungen und Haltungen wie ein Ertrinkender an eine Schiffsplanke. Andere wünschen nichts sehnlicher als zu zerspringen. Mancher Selbstmord hat hier seinen Ursprung. Je schärfer die sexuellen Spannungszustände werden, desto besser prägen sich diese Empfindungen aus. Sie verschwinden prompt, sobald die Orgasmusangst überwunden wird und die sexuelle Entspannung eintreten kann. Dann verlieren die harten Charakterzüge ihr Gepräge, das Wesen wird »weich« und nachgiebig und elastisch-kräftig zugleich. Die Krise jeder gelingenden Charakteranalyse tritt genau dann ein, wenn kräftige präorgastische Sensationen durch angstbedingte Krämpfe der Muskulatur am geordneten Ablauf behindert werden. Ist die Erregung aufs höchste gestiegen, fordert sie glatte Entladung, dann wirkt der Beckenmuskelkrampf wie das Anziehen der Handbremse im Hundertkilometertempo: alles gerät durcheinander; so auch der Kranke im echten Gesundungsprozeß. Er ist vor die Entscheidung gestellt, entweder die körperlichen Bremsmechanismen ganz fallen zu lassen oder in seine Neurose zurückzufallen. *Die Neurose ist nichts anderes als die Summe aller chronisch automatisierten Bremsungen der natürlichen Sexualerregung.* Alles andere, das sonst aufgezählt wird, ist Ergebnis dieser *ursprünglichen* Störung. Ich begann 1929 zu begreifen, daß der Ausgangskonflikt der seelischen Erkrankung (der ungelöste Widerspruch von Luststreben und moralischer Versagung) sich in Form der muskulären Störung physiologisch strukturell verankert. *Der seelische Widerspruch von Sexualität und Moral wirkt in der biologischen Tiefe des Organismus als Widerspruch zwischen Lusterregung und muskulärem Krampf.* Die masochistischen Haltungen gewannen große Bedeutung für die sexualökonomische Theorie der Neurosen: Sie stellen diesen Widerspruch in Reinkultur dar. Die Zwangsneurosen von Hysterien, die der orgastischen Sensation durch Angstentwicklung oder neurotische Symptome aus dem Wege gehen, passieren im Heilungsprozeß regelmäßig eine masochistische Leidensphase. Sie passieren sie dann, wenn die Angst vor der Sexualerregung bereits soweit abgebaut ist, daß sie sich der präorgastischen Erregung am Genitale überantworten, ohne jedoch den *Höhepunkt* der Erregung *ohne Bremsung,* das heißt *ohne Angst* zuzulassen.

Der Masochismus wurde darüber hinaus ein Zentralproblem der Massenpsychologie. Es erschien von entscheidender Bedeutung, wie man diese Frage einmal praktisch beantworten würde. Die Millionen arbeitender Menschen leiden schwere Not jeder Art. Sie werden von einigen wenigen Machthabern beherrscht und ausgebeutet. Der Masochismus in Gestalt der verschiedenen patriarchalischen Religionen blüht als Ideologie und Tat wie Unkraut und erwürgt jeden natürlichen Lebensanspruch. Er hält die Menschen in tiefer demütiger Duldsamkeit. Er zersplittert ihre Versuche, zu gemeinsamem rationalem Handeln zu gelangen, und füllt sie mit Angst vor Verantwortung für ihr Dasein. Daran scheitern die besten Bestrebungen nach Demokratisierung der Gesellschaft. Freud erklärte die chaotischen und katastrophalen gesellschaftlichen Zustände aus einem Todestrieb, der in der Gesellschaft wütete. Psychoanalytiker behaupteten, die Massen wären *biologisch* masochistisch. Die strafende Polizei, sagten manche, wäre ein natürlicher Ausdruck des biologischen Massenmasochismus. Die Menschen sind den autoritären Staatsführungen in der Tat hörig wie der einzelne dem übermächtigen Vater. Da nun aber die Rebellion gegen die diktatorische Autorität des Vaters als neurotisch, die Anpassung an seine Einrichtungen und Forderungen dagegen als normal galt, bedurfte es *beider* Beweisführungen gegen diese Lehre: erstens, daß es keinen *biologischen* Masochismus gibt; zweitens, daß die Anpassung an die heutige Realität, z. B. irrationale Erziehung oder irrationale Politik, selbst neurotisch ist. Ich ging nicht mit diesem Vorsatz an die Arbeit heran. Im Zusammenspiel der vielfältigen Beobachtungen ergaben sich diese beiden Beweise — weit ab vom tobenden Kampf der Weltanschauungen. Sie ergaben sich an der einfachen Lösung einer fast stupiden Frage:

Wie würde sich eine Schweinsblase benehmen, die von innen her mit Luft aufgepumpt wäre und nicht zerplatzen könnte? Ihre Hülle wäre zwar dehnbar, doch unzerreißbar. Dieses Bild vom menschlichen Charakter als eines Panzers um den Kern des Lebendigen lag nahe. Wäre die Schweinsblase in einen unlösbaren Spannungszustand versetzt und könnte sie sich äußern, so würde sie jammern. Hilflos geworden, würde sie die Gründe ihres Leidens *außen* suchen und Vorwürfe machen. Sie würde flehen, daß man sie aufsteche. Sie würde die Umgebung so lange provozieren, bis sie ihr Ziel zu erreichen glaubt. *Das, was sie spontan von innen her nicht zustande brächte, würde sie passiv und hilflos von außen erwarten.*

Stellen wir uns nun den biopsychischen Organismus mit gestörter Energieabfuhr nach dem Muster einer *gepanzerten* Blase vor. Die Hülle wäre der charakterliche Panzer. Die Dehnung erfolgt durch die ständige Produktion innerer Energie (Sexualenergie — oder — biologische Erregung). Die vegetative Energie drängt nach außen, sei es zur lustvollen Entladung, sei es zum Kontakt mit Menschen und Dingen. Dadurch ist der Expansionsdrang als *Richtung aus sich heraus gegeben.* Ihr wirkt die umfassende Mauer des Panzers entgegen. Der Panzer behindert nicht nur das Platzen, sondern übt darüber hinaus einen *Druck von außen nach innen* aus.

Dieses Bild stimmte mit den physikalischen Vorgängen von *Binnendruck und Oberflächenspannung* überein. Damit war ich anläßlich eines 1926 für die Psychoanalytische Zeitschrift besprochenen, höchst bedeutungsvollen Buches von Fr. Kraus, dem berühmten Berliner Internisten, in Berührung gekommen.[1]

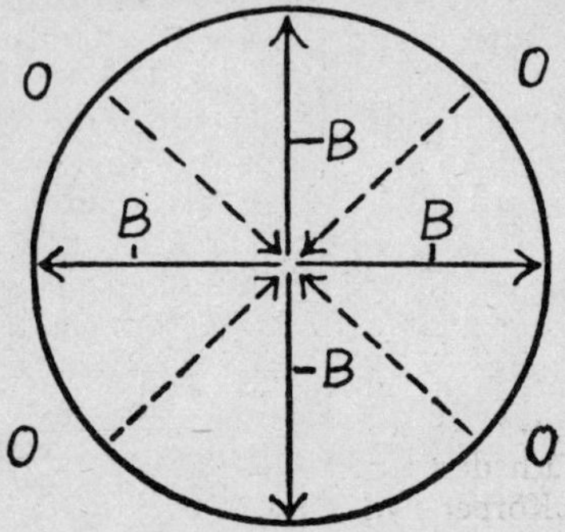

O = Oberflächenspannung
B = Binnendruck

Der neurotische Organismus konnte mit einem so einfachen System wie dem einer prallen, doch peripher gepanzerten Blase ausgezeichnet verglichen werden. Die merkwürdige Analogie zwischen einer physikalischen und der so gut bekannten charakterlichen Situation hielt den klinischen Forderungen stand. Der seelisch Kranke ist an der Körper*peripherie* »steif« geworden und hat seine anspruchsvolle Lebendigkeit im Zentrum beibehalten. Er fühlt sich »unbehaglich in seiner Haut«, »gehemmt«, kann »sich nicht verwirklichen«, fühlt sich »wie ummauert«, »ohne Kontakt«, »zum Bersten gespannt«. Er strebt mit allen Mitteln »zur Welt«, doch er ist »wie festgebunden«. Mehr: Die Anstrengungen, in Kontakt mit dem Leben zu kommen, sind oft derart schmerzhaft, er ist so wenig fähig, die

1 Kraus, Fr., *Allgemeine und spezielle Pathologie der Person.* I. Teil: *Tiefenperson.* Leipzig, Thieme, 1926, S. 252. Anmerkung des Übersetzers der amerikanischen Ausgabe. *The Discovery of the Orgone. The Function of the Orgasm*, 1942: Die Befunde und Begriffe von Kraus waren zur Zeit ihrer Veröffentlichung revolutionierend, das heißt, sie standen im Widerspruch zum üblichen mechanistischen Denken in der Medizin. Entsprechend trafen sie auf wenig Verständnis. G. R. Heyer gesteht in einem seiner Bücher über psychosomatische Medizin offen, daß ihm das Buch von Kraus zu schwierig war, um es zu verstehen. Die meisten Kritiker erklären einfach, daß Kraus in allem unrecht habe, ohne sich die Mühe zu machen, seine Werke tatsächlich zu studieren oder seine Befunde zu beweisen oder zu widerlegen.

Schwierigkeiten und Enttäuschungen zu ertragen, daß er sich lieber »in sich verkriecht«. *Der biologischen Funktionsrichtung »Zur Welt«, »Aus sich heraus« wirkt also die andere, »Weg von der Welt«, »In sich zurück« entgegen.*

Diese Gleichstellung von höchst Kompliziertem mit Einfachem faszinierte.

Der neurotisch gepanzerte Organismus kann nicht platzen wie eine gewöhnliche Schweinsblase, um seine innere Spannung loszuwerden. Er kann nur »masochistisch« werden oder aber »gesunden«, das heißt die *orgastische Entladung der aufgestauten Energie zulassen.* Diese orgastische Entladung besteht in einer Verringerung der inneren Spannung durch eine »Entladung nach außen« in Form von Gesamtkörperzuckungen. Noch war unklar, *was* nach außen entladen wird. Von den gegenwärtigen Einsichten über das Funktionieren der biologischen Energie war ich weit entfernt.

Ich stellte mir auch den Orgasmus mit seiner Entleerung von Stoffen aus dem Körper nach dem Muster einer Sprossung aus einer hochgespannten Blase vor. Nach Ablösung des Sprossenden verringert sich die Spannung der Oberfläche mitsamt dem Binnendruck. Es war klar, daß dafür nicht die Samenausstoßung allein aufkommt. Denn die *lustlose* Ejakulation löst die Spannung *nicht.* Ich habe diese Spekulation nie bedauert. Sie führte mich zu sehr konkreten Tatsachen.

Ich erinnere in diesem Zusammenhang an eine kleine, aber eindrucksvolle Begebenheit aus dem Jahre 1922. Es war vor dem Berliner Kongreß der Psychoanalytiker. Ich hatte, noch ganz unter dem Eindruck von Semon und Bergson, eine naturwissenschaftliche Phantasie gesponnen. Man müßte, sagte ich zu Freunden, Freuds Bild von der »Libidoaussendung« wörtlich ernst nehmen. Freud verglich das Ausschicken und Einziehen der seelischen Interessen mit dem Ausschicken und Einziehen der Pseudopodien der Amöbe. Die Vorstreckung der sexuellen Energie wird sichtbar in der Erektion des männlichen Gliedes. Die Erektion müßte funktionell identisch sein mit der Pseudopodienausstreckung bei der Amöbe. Die erektive Impotenz infolge Angst, wobei das Glied einschrumpft, wäre dagegen identisch mit dem Einziehen des Plasmafüßchens. Meine Freunde waren entsetzt über so viel Unkorrektheit im Denken. Sie lachten mich aus, und ich war gekränkt. Dreizehn Jahre später bestätigte ich diese Annahme experimentell. Nun ist zu schildern, wie mich die Tatsachen hinführten.

3. *Die funktionelle Gegensätzlichkeit von Sexualität und Angst*

Die Gleichsetzung der Erektion mit der Plasmaausstreckung veranlaßte mich, eine *funktionelle Gegensätzlichkeit von Sexualität und Angst* anzunehmen. Die Gegensätzlichkeit drückte sich *in der Richtung* der biologischen Tätigkeit aus. Dieser Gedanke ließ nicht mehr locker. Da alles in Fluß gekommen war, was ich von Freud an Triebpsychologie gelernt hatte, verknüpfte sich das genannte Bild mit der so ernsten Frage nach der *biologischen Basis* des seelischen Geschehens. Freud hatte ein physiologisches Fundament für die Tiefenpsychologie gefordert. »Das Unbewußte« Freuds tauchte tief ins biophysiologische Geschehen ein. In der seelischen Tiefe wichen die klaren seelischen Tendenzen einem geheimnisreichen Getriebe, das sich psychologischem Denken allein verschloß. Freud hatte versucht, die psychischen Begriffe an den Lebensquellen anzuwenden. Das mußte zu einer Personifizierung der biologischen Vorgänge führen und metaphysische Annahmen zurückbringen, die sonst aus der Psychologie verjagt waren. Ich hatte beim Studium der Orgasmusfunktion gelernt, daß es unzulässig ist, im körperlichen Bereich nach dem Muster des Seelischen zu denken. Jedes seelische Geschehen hat neben einer kausalen Gesetzlichkeit noch einen *Sinn* in der Beziehung zur Umwelt. Dem entsprach die psychoanalytische *Deutung*. Doch im Bereich des Physiologischen gibt es keinen solchen Sinn. Es kann keinen geben, ohne daß man eine überirdische Macht wieder einführt. *Das Lebendige funktioniert bloß*, es hat keinen »Sinn«.

Die Naturforschung versucht, metaphysische Annahmen auszuschalten. Wenn man nicht erklären kann, aus welchem Grunde und wie das Lebendige funktioniert, sucht man nach einem »Zweck« oder einem »Sinn«, die man ins Funktionieren legt. Ich fand mich wieder mitten in den Problemen der Frühzeit meiner Arbeit, in den Problemen des *Mechanismus* und *Vitalismus*. Ich vermied es, spekulativ zu antworten. Eine Methode zur korrekten Lösung dieser Fragen hatte ich noch nicht. Den dialektischen Materialismus kannte ich, doch ich wußte nicht, wie ich ihn in der naturwissenschaftlichen Forschung anwenden sollte. Zwar hatte ich die Freudschen Entdeckungen funktionell interpretiert; doch die Einbeziehung der physiologischen Grundlage stellte mich vor die neue Frage nach der *korrekten Methode*. Daß das Körperliche das Seelische bedingt, ist richtig, aber einseitig. Daß umgekehrt das Seelische das Körperliche bedingt, kann man immer wieder sehen. Das Seelische so sehr zu erweitern, daß seine Gesetze auch im Körperlichen gelten, geht nicht an. Die Auffassung, daß Seelisches und Körperliches zwei voneinander unabhängige Prozesse wären, die nur in »Wechselbeziehung« miteinander stehen, widerspricht der täglichen Erfahrung. Ich hatte keine Lösung. Nur eines war klar: Das Erlebnis der Lust, das heißt der Streckung, *ist an die Funktion des Lebens untrennbar geknüpft.*

Da griff meine junge Auffassung der masochistischen Funktion helfend ein.

Die Überlegung sagte: Das Seelische ist durch *Qualität,* das Körperliche durch *Quantität* bestimmt. In jenem gilt die *Art* einer Vorstellung, eines Begehrens, in diesem gilt nur das *Ausmaß* der funktionierenden Energie. Insofern waren also Körperliches und Seelisches verschieden. Doch die Vorgänge im Orgasmus zeigten, daß *die Qualität einer seelischen Haltung von der Größe der ihr zugrunde liegenden körperlichen Erregung abhängt.* Die Vorstellung von der Geschlechtslust im Akt ist im Zustand starker körperlicher Spannung intensiv, farbig, lebhaft. Nach der Befriedigung läßt sie sich nur schwer reproduzieren. Ich hatte das Bild einer Meereswelle vor mir, die hochsteigt und absinkt und dabei die Bewegung eines Holzstückchens an der Oberfläche beeinflußt. Es war nicht mehr als eine dunkle Andeutung, daß sich das Psychische aus dem tiefen biophysiologischen Prozeß je nach dessen Zustand heraushebt oder senkt. Entstehen und Vergehen des Bewußtseins beim Erwachen und Einschlafen schienen mir diesen Wellenprozeß ausdrücken zu wollen. Es war dunkel, nicht zu fassen. Klar war nur, daß die biologische Energie sowohl das Psychische als auch das Körperliche beherrscht. Es herrscht *funktionelle Einheit.* Es können also zwar biologische Gesetze im Psychischen, jedoch nicht psychische Eigentümlichkeiten im Biologischen gelten. Das zwang zu einer kritischen Überlegung der Freudschen Annahmen, die die Triebe betrafen.

Die bildhafte Vorstellung ist zweifellos ein psychischer Vorgang. Es gibt unbewußte Vorstellungen, die aus Äußerungen erschließbar sind. Das Unbewußte selbst kann man nach Freud nicht fassen. Doch wenn es ins Biophysiologische »eintaucht«, dann muß es mit Hilfe einer Methode zu fassen sein, die das *Gemeinsame* trifft, das den *gesamten* biopsychischen Apparat beherrscht. Das kann nicht der »Sinn« sein. Auch nicht der »Zweck«. Die sind *sekundäre* Funktionen. Konsequent funktionell gesehen gibt es im Biologischen keinen Zweck, kein Ziel, sondern nur Funktion und Entwicklung, die gesetzmäßig ablaufen. Es blieb die *dynamische Struktur,* das *Kräftespiel.* Dies gilt in allen Bereichen. Daran konnte man sich halten. Das, was die Psychologie »Spannung« und »Entspannung« nennt, ist ein Kraftgegensatz. Meine Idee von der Blase, so einfach sie war, entsprach durchaus der Vorstellung von der *Einheitlichkeit des Physischen und Psychischen. Neben der Einheitlichkeit besteht gleichzeitig Gegensätzlichkeit.* Dieser Gedanke war der Keim meiner Sexualitätstheorie.

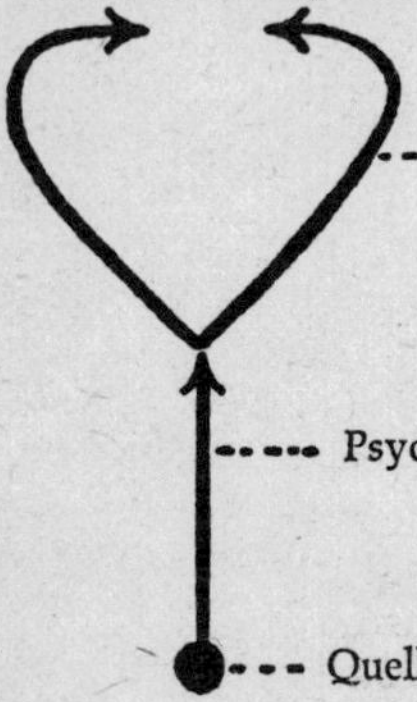

Schema: Psychosomatische Identität und Gegensätzlichkeit

1924 hatte ich angenommen, daß sich im Orgasmus eine Erregung an der *Peripherie* des Organismus, besonders an den Geschlechtsorganen, konzentriert, dann ins *vegetative Zentrum* rückflutet und dort verebbt. Unvermutet schloß sich ein Kreis von Gedanken: Was früher als psychische Erregung erschienen war, trat nun als biophysiologische Strömung auf. Der Binnendruck und die Oberflächenspannung einer Blase sind doch nichts anderes als Funktionen von *Zentrum* und *Peripherie* eines Organismus. Sie sind funktionell gegensätzlich, widersprechen einander. Von ihrem Verhältnis zueinander hängt das »Schicksal« der Blase ab, ebenso wie vom Energieausgleich im Sexuellen die seelische Gesundheit. *»Sexualität«* konnte nichts anderes sein als *die lebendige Funktion der Streckung »aus sich heraus« vom Zentrum zur Peripherie.* Die *Angst* wieder konnte nichts anderes sein als *die umgekehrte Richtung von der Peripherie her zum Zentrum »in sich zurück«.* Sie sind entgegengesetzte Richtungen an ein und demselben Erregungsvorgang. Rasch stellte sich der Zusammenhang dieser Theorie mit einer Fülle von klinischen Tatsachen her. In der sexuellen Erregung sind die Gefäße peripher erweitert. In der Angsterregung fühlt man eine zentrale innere Spannung wie zum Bersten; die

peripheren Gefäße kontrahieren sich. Sexuell erregt streckt sich das Glied. Ängstlich eingeschüchtert schrumpft es zusammen. Im *»biologischen Energiezentrum«* liegen die *Quellengebiete* der funktionierenden Energie. An der Peripherie liegen ihre *Funktionsgebiete,* im Kontakt mit der Welt, im sexuellen Akt, in der orgastischen Entladung, in der Arbeit etc.
Diese Ergebnisse lagen bereits jenseits der Psychoanalyse. Sie stürzten viel um. Die Psychoanalytiker konnten nicht folgen, und meine Position war zu exponiert, als daß meine Meinung ruhig in derselben Organisation hätte existieren können. Freud hatte den Versuch, die Libidoprozesse dem autonomen Lebenssystem zuzuordnen, abgelehnt. Als Psychoanalytiker in vorderster Front stand ich mit den offiziellen Psychiatern und anderen Klinikern nicht besonders gut. Sie hätten wegen ihrer mechanistischen und analytisch unorientierten Denkart wenig davon begriffen. Die neugeborene Theorie der Sexualität fand sich allein, umgeben nur von einem weiten, leeren Raum. Mich tröstete die Fülle von Bestätigungen, die ich in der experimentellen Physiologie für meine Anschauung fand. Sie schien auf einen einfachen Nenner bringen zu können, was Generationen von Physiologen an Tatsachen erarbeitet hatten. Im Zentrum stand der Gegensatz von Vagus und Sympathikus.

4. *Was ist die »biopsychische Energie«?*

Nach etwa 60 Jahren Sexualforschung, 40 Jahren Psychoanalyse und fast 20 Jahren eigener Arbeit an der Orgasmustheorie stand diese Frage unbeantwortet vor dem Kliniker, der die menschlichen Sexualstörungen, mit einem anderen Wort, *Neurose* zu heilen hatte. Erinnern wir uns an den Ausgangspunkt der Orgasmustheorie. Neurose und funktionelle Psychose werden durch überschüssige, nicht ordentlich abgebaute sexuelle Energie aufrechterhalten. »Seelische Energie« hieß es vorerst. Was sie eigentlich war, wußte man nicht. Die Wurzel der seelischen Erkrankung lag zweifellos »im Körperlichen«. Es mußte eine *Energiestauung* sein, die unzweckmäßige seelische Wucherungen speiste. Nur wenn diese *Energiequelle der Neurose* durch Herstellung der vollen orgastischen Potenz beseitigt war, erschien der Kranke gegen Rückfall gefeit. An eine Massenprophylaxe der seelischen Erkrankungen war ohne Kenntnis ihrer biologischen Grundlage nicht zu denken. Am Satz »Bei befriedigendem Liebesleben gibt es keine neurotischen Störungen« war nicht zu rütteln. Diese Behauptung hatte natürlich sowohl individuelle wie soziale Konsequenzen. Die Bedeutung der Frage liegt auf der Hand. Doch die offizielle Naturwissenschaft wollte trotz Freud nichts von der Einbeziehung der Sexualität wissen. Die Psychoanalyse selbst wich vor der Frage immer mehr zurück. Sie grenzte auch zu sehr an die massenhaften Ergüsse einer krankhaften, verzerrten, irgendwie immer pornographisch tönenden »Sexualität«, die das menschliche Leben beherrscht. Die scharfe Unterscheidung der »natürlichen« von den *krankhaften, kulturgewordenen* Sexualäußerungen, der *»primären«* von den *»sekundären«* Trieben, ermöglichte es, auszuharren und am Problem zu haften. Nachdenken allein hätte keine Lösung gebracht, auch nicht die Zusammenfassung so mancher prächtiger Ansätze in der modernen physiologischen Literatur, die etwa ab 1925 immer mehr hervortraten und sich im Sammelwerk von Müller, *Die Lebensnerven,* kondensierten.

Wie immer führte auch diesmal der Weg der klinischen Beobachtung korrekt weiter. In Kopenhagen (1933) behandelte ich einen Mann, der der Aufdeckung seiner passiv-homosexuellen Phantasien besonderen Widerstand entgegensetzte. Dies äußerte sich in einer außerordentlich versteiften Hals-Nacken-Haltung (»Hartnäckigkeit«!). Durch einen scharfen Eingriff in seine Abwehr gab er mit einem Male in erschreckender Weise nach. Drei Tage lang war er von schweren vegetativen Schockerscheinungen geschüttelt. Die Gesichtsfarbe wechselte rasch von weiß über gelb zu blau. Die Haut war fleckig und verschiedenfarbig. Er litt an heftigen Nacken- und Hinterhauptschmerzen. Das Herz arbeitete rasch und angestrengt hypertonisch. Er hatte Darmdurchfall, fühlte sich müde und war wie ohne Halt. Ich war unruhig. Zwar hatte ich ähnliche Symptome oft gesehen, doch nie derartig heftig. Hier war etwas passiert, das irgendwie gesetzmäßig zur Arbeit gehörte, aber nicht einsichtig war. *Affekte waren körperlich durchgebrochen, nachdem er in einer seelischen Abwehrhaltung nachgegeben hatte.* Der steife Nacken, der straffe Männlichkeit betonte, hatte offenbar körperlich-vegetative Energien gebunden, die nun in unbeherrschter und ungeordneter Weise losbrachen. Einer solchen Reaktion ist ein Mensch mit geordnetem Sexualhaushalt nicht fähig. Dazu bedarf es dauernder Bremsung und Aufstauung der biologischen Energie. Die Muskulatur konnte die Funktion der Bremsung erfüllen. Als die Nackenmuskeln nachgaben, brachen mächtige Impulse, wie von einer Feder losgeschnellt, durch. Die abwechselnde Blässe und Röte des Gesichts konnte nichts anderes als hin- und herflutende Körperflüssigkeit sein, einfaches Erweitern und Verengen der Gefäße. Das paßte ausgezeichnet zu meinen früher beschriebenen Anschauungen über die Funktionsweise der biologischen Energie. Die Richtung »Heraus aus sich — Hin zur Welt« wechselte rasch und unaufhörlich mit der entgegengesetzten »Weg von der Welt — In sich zurück«.

Die Muskulatur ist in der Lage, Blutströmungen durch Spannungen zu behindern, mit anderen Worten, die Bewegung der Körperflüssigkeiten auf ein Minimum herabzusetzen. Ich kontrollierte die Sache an einigen anderen Fällen und überdachte früher Behandelte. Die Sache stimmte. In kurzer Zeit verfügte ich über eine Fülle von Tatsachen. Sie drängten sich zu einer knappen Formulierung zusammen: *Die sexuelle Lebensenergie kann durch dauernde muskuläre Spannungen gebunden werden. Auch Wut und Angst können durch muskuläre Spannungen gebremst werden.* Wo immer ich von nun an eine muskuläre Bremsung oder Spannung auflöste, brach eine der drei biologischen Grunderregungen des Körpers aus: *Angst, Haß* oder *sexuelle Erregung.* Das hatte ich ja schon längst durch Auflösung rein charakterlicher Hemmungen und Haltungen zustande gebracht. Aber die Durchbrüche der vegetativen Energie waren nun voller, besser erlebt, kräftiger, und sie erfolgten *rascher.* Dabei lösten sich die charakterlichen Bremsungen spontan. Ich publizierte diese zuerst 1933 beobachteten Tatsachen unvollständig erst 1935 und abgerundet 1937.[1] Rasch hellten sich einige entscheidende Fragen der Seele-Körper-Beziehung auf:

Die charakterlichen Panzerungen erschienen nun als *funktionell identisch* mit muskulärer Hypertonie. Der Begriff »funktionell identisch«, den ich neu einführen mußte, besagt nichts anderes, als daß muskuläre und charakterliche Haltungen im seelischen Getriebe dieselbe Funktion haben, einander ersetzen und gegenseitig beeinflußt werden können. Im Grunde sind sie nicht zu trennen, in der Funktion *identisch.*

Annahmen, die sich durch Vereinheitlichung von Tatsachen ergeben, führen sofort weiter. Wenn die charakterliche Panzerung sich durch die muskuläre Panzerung und umgekehrt ausdrücken lassen konnte, dann war die *Einheit* der seelischen und körperlichen Funktionen im Prinzip erfaßt und konnte praktisch *lenkbar* werden. Von nun an konnte ich mich dieser Einheitlichkeit beliebig oft *praktisch* bedienen. Reagierte eine charakterliche Bremsung auf psychische Beeinflussung nicht, so nahm ich die entsprechende körperliche Haltung zu Hilfe, und umgekehrt. Kam ich an eine störende körperlich-muskuläre Haltung schwer heran, so arbeitete ich an ihrem charakterlichen Ausdruck und konnte sie lockern. Ein typisch freundliches Lächeln, das die Arbeit behinderte, konnte ich nun ebensogut durch Beschreiben des Ausdrucks wie direkt durch Störung der muskulären Haltung, etwa durch Herabziehen des Kinns, beheben. Dies war ein Riesenschritt vorwärts. Die weitere Ent-

1 Wilhelm Reich, *Psychischer Kontakt und vegetative Strömung,* 1934, und *Orgasmusreflex, Muskelhaltung und Körperausdruck,* 1937.

wicklung der Technik zur Vegetotherapie von heute dauerte sechs Jahre.

Die Auflockerung der starren muskulären Haltung ergab bei den Kranken merkwürdige Körperempfindungen: unwillkürliches Zittern, Zucken der Muskulatur, Kälte und Wärmeempfindungen, Jucken, Ameisenlaufen, Prickeln, Gruseln und *körperliche* Wahrnehmungen von Angst, Wut und Lust. Ich mußte mit allen alten Vorstellungen über die Leib-Seele-Beziehung brechen, wollte ich diese Erscheinungen erfassen. Sie waren nicht »Folgen«, »Ursachen«, »Begleiterscheinungen« »seelischer« Vorgänge, sondern einfach *diese selbst* im *Bereiche des Körpers.* Ich faßte alle körperlichen Erscheinungen, die im Gegensatz zur starren muskulären Panzerung sich durch Bewegung kennzeichnen, als *»vegetative Strömungen«* zusammen. Sofort meldete sich die Frage: *Sind diese vegetativen Strömungen nur Flüssigkeitsbewegungen oder mehr als das?* Ich durfte mich mit der Auskunft, daß es bloß mechanische Flüssigkeitsbewegungen wären, nicht begnügen. Sie konnten die Wärme- und Kälteempfindungen, das Blaß- und Rotwerden, das »Wallen des Blutes« etc. erklären, doch es versagte beim Verständnis des Ameisenlaufens, des Prickelns, des Schauderns, des süßlichen präorgastischen Lustempfindens etc. Noch immer war das große Problem der orgastischen Impotenz unbeantwortet: *Es gibt Blutfüllungen der Genitalorgane ohne eine Spur von Erregungsgefühl.* Die sexuelle Erregung kann also keinesfalls mit Blutbewegung allein identisch oder ihr Ausdruck sein. Es gibt Angstzustände ohne besondere Blässe des Gesichts oder der Körperhaut. Das Gefühl der »Enge« in der Brust (»angustiae«, Angst), die »Beklemmung«, konnte nicht nur auf Blutstauung in den zentralen Organen zurückgeführt werden. Sonst müßte man nach einem guten Mahl, wo das Blut im Bauch konzentriert ist, Angst spüren. *Zur Blutbewegung kommt etwas hinzu, das je nach seiner biologischen Funktion Angst, Wut oder Lust macht.* Die Blutbewegung kann dabei nur ein wesentliches *Mittel* darstellen. Vielleicht kommt dieses unbekannte *»Etwas«* nicht zustande, wenn die Körperflüssigkeit sich in den Blutbahnen schlecht bewegt. So lauteten die etwas laienhaften Überlegungen.

5. *Die Orgasmus-Formel: Spannung — Ladung — Entladung — Entspannung*

Das unbekannte Etwas, das ich suchte, konnte nichts anderes als die *Bioelektrizität* sein. Das fiel mir eines Tages ein, als ich mir den Vorgang der sexuellen Reibung zwischen Glied und Scheidenschleimhaut im Geschlechtsakt physiologisch verständlich zu machen suchte. Die sexuelle Reibung ist ein grundlegender biologischer Vorgang. Er kommt überall im Tierreich vor, wo die Fortpflanzung nach Geschlechtern getrennt abläuft. Zwei Oberflächen von Körpern reiben einander. Dabei entsteht *biologische Erregung* zugleich mit der Füllung, Streckung, »Erektion«. Der Berliner Internist Kraus hatte aufgrund von bahnbrechenden Versuchen festgestellt, daß der Körper von elektrischen Prozessen gesteuert wird. Er besteht aus unzähligen *»Grenzflächen« zwischen Membranen und Elektrolytflüssigkeiten* verschiedener Dichte und Zusammensetzung. Nach einem bekannten physikalischen Gesetz entstehen an den Grenzen von leitenden Flüssigkeiten und Membranen elektrische Spannungen. Da die Konzentrationsverhältnisse und Anordnungen der Membranen nicht gleichartig sind, entstehen *Unterschiede in den Grenzflächenspannungen,* und mit diesen Unterschieden sind *Potentialgefälle* verschiedener Stärke gegeben. »Potentialgefälle« bedeutet etwa der Unterschied in der Höhenlageenergie zweier Körper. Der höher gelegene Körper vermag beim Fallen mehr Arbeit zu leisten als der tiefer liegende. Das gleiche Gewicht von, sagen wir, einem Kilogramm schlägt einen Pflock im Fallen tiefer in die Erde, wenn es von drei Meter Höhe herabsaust als von einem Meter Höhe. Die »potentielle Energie der Lage« ist höher, und daher wird auch die »kinetische Energie« größer, die bei der Entbindung dieser potentiellen Energie entsteht. Das Prinzip der »Potentialdifferenz« läßt sich ohne Schwierigkeiten auf die Unterschiede in elektrischen Spannungen übertragen. Verbinde ich einen stark geladenen Körper mit einem weniger stark geladenen durch einen Draht, so fließt ein Strom vom ersten zum zweiten. Dabei verwandelt sich die statische elektrische Energie in bewegte. Es erfolgt ferner ein Ausgleich der beiden Ladungen, ebenso wie sich der Höhenstand des Wassers in zwei Gefäßen ausgleicht, wenn ich sie mittels einer Röhre verbinde. Der Ausgleich der Energie setzt voraus, daß die potentielle Energielage *verschieden* ist. Unser Körper besteht aus Milliarden solcher Potentialflächen *verschiedener* potentieller Energie. Infolgedessen ist die Energie im Körper in ständiger Bewegung von Orten höheren zu Orten niedrigeren Potentials. Träger der elektrischen Ladungen im ständigen Ausgleichsprozeß sind die Partikelchen der Körperflüssigkeiten, die *Ionen.* Das sind Atome, die ein bestimmtes Quantum elektrischer Ladung besitzen und, je nachdem, ob sie zum negativen oder positiven Pol wandern, Kation beziehungsweise Anion genannt werden. Was hat das alles mit dem Sexualitätsproblem zu tun? Sehr viel!

Die sexuelle Spannung wird im ganzen Körper verspürt, doch besonders stark am Herzen und im Bauch. Die Erregung konzentriert sich allmählich auf die Geschlechtsorgane. Sie füllen sich mit Blut, elektrische Ladungen gelangen an die Oberfläche der Geschlechtsorgane. Wir wissen aus der Erfahrung, daß die sexuelle Erregung bei *sanfter* Berührung andere Organe miterregt. In der Reibung steigert sich die Spannung oder Erregung. Sie erreicht den Höhepunkt, den *Orgasmus,* einen Zustand, in dem *unwillkürliche Zuckungen der Muskulatur der Genitalien und des Gesamtkörpers einsetzen.* Es ist bekannt, daß die Muskelzuckung mit Entladung elektrischer Energie einhergeht. Die Entladung zuckender Muskeln ist meßbar und in Form einer graphischen Kurve darstellbar. Manche Physiologen meinen, daß die Nervenerregung die Energie auflädt, während die Muskelzuckung sie *entlädt,* denn nicht der Nerv, sondern nur der Muskel, der zucken kann, kann Energie entladen. Bei der sexuellen Reibung wird in beiden Körpern zunächst Energie gespeichert und dann *im Orgasmus entladen.* Der *Orgasmus kann nichts anderes als eine elektrische Entladung sein.* Der physiologische Bau der Geschlechtsorgane ist dafür besonders geschaffen: weite Bluträume, dichtes Nervengeflecht, Fähigkeit zur Erektion, eine Muskulatur, die spontane Zuckungen besonders leicht auszuführen vermag.

Untersucht man den Vorgang genauer, so entdeckt man einen merkwürdigen *Viertakt* des Erregungsablaufs:

Die Organe füllen sich erst mit Flüssigkeit: Erektion mit *Mechanischer Spannung.* Dies führt eine starke Erregung mit sich, wie ich annahm, elektrischer Natur: *Elektrische Ladung.* Im Orgasmus baut die Muskelzuckung die elektrische Ladung beziehungsweise sexuelle Erregung ab: *Elektrische Entladung.* Diese geht über in eine Entspannung der Genitalien durch Abfluß der Körperflüssigkeit: *Mechanische Entspannung.*

Den Viertakt: *Mechanische Spannung — Elektrische Ladung — Elektrische Entladung — Mechanische Entspannung* nannte ich *Orgasmusformel.*

Praktisch können wir uns den Vorgang, den sie deckt, in einem einfachen Bilde vorstellen. Damit komme ich zur Funktion einer gefüllten und dehnbaren Blase zurück, die ich sechs Jahre vor der Auffindung der Orgasmusformel phantasiert hatte.

Denken wir uns zwei Kugeln, die eine starr aus Metall, die andere dehnbar, etwa wie ein lebender Organismus, eine Amöbe, ein Seestern, hergestellt.

Die Metallkugel wäre hohl, der Organismus dagegen würde ein kompliziertes System von Flüssigkeiten und Membranen verschiedener Dichte und elektrischer Leitfähigkeit umgeben. Die Metallkugel bekäme ihre elektrische Ladung *von außen,* etwa mit Hilfe einer Elektrisiermaschine, zugeführt. Die Schweinsblase dagegen hätte einen automatisch arbeitenden

Aufladeapparat *im Zentrum,* würde sich also *von innen* her *spontan* aufladen. Die elektrische Ladung der Metallkugel

Schema der anorganischen und organisch-lebendigen Kugel

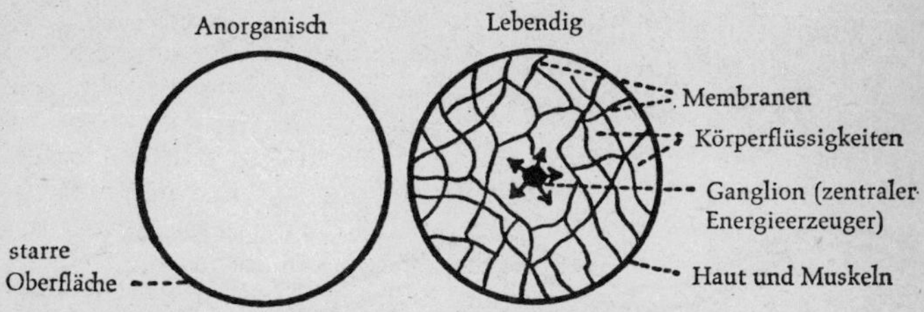

Elektrische Energie	Elektrische Energie
Nur auf der Oberfläche, gleichmäßig verteilt, von außen geladen; das ganze System ist starr.	Im ganzen Körper, ungleichmäßig verteilt, aus eigener Quelle gespeist; das gesamte System vermag sich auszudehnen und zusammenzuziehen.

wäre entsprechend physikalischen Grundgesetzen an der Oberfläche, und nur an dieser, gleichmäßig verteilt. Die gefüllte Schweinsblase dagegen würde durch und durch elektrisch geladen sein, infolge der Verschiedenheit in Dichte und Art der Flüssigkeiten und Membranen, hier mehr, dort weniger. Die elektrischen Ladungen wären bei dieser idealen Schweinsblase in unausgesetzter Bewegung von Orten höheren zu Orten niederen Potentials. Doch im allgemeinen würde *eine* Richtung überwiegen: die vom *Zentrum,* wo die Quelle der elektrischen Ladungen wirkt, zur *Peripherie.* Die Blase würde sich infolgedessen mit Vorliebe im Zustand der Streckung und Dehnung befinden. Ab und zu würde sie wie das Glockentierchen in die Kugelform zurückgehen, in der bei gleichem Körperinhalt die *geringste Spannung der Oberfläche herrscht,* bei zu großer innerer Energieproduktion könnte die Blase durch einige Zukkungen die Energie nach außen abführen, also *regulieren.* Diese Energieentladung wäre äußerst lustvoll, weil sie von gestauter Spannung befreit. Im Zustand der Längsstreckung könnte die Blase verschiedene rhythmische Bewegungen ausführen, zum Beispiel eine Welle abwechselnder Weitung und Verengung ablaufen lassen, die Wurmbewegung, oder die peristaltische Darmbewegung:

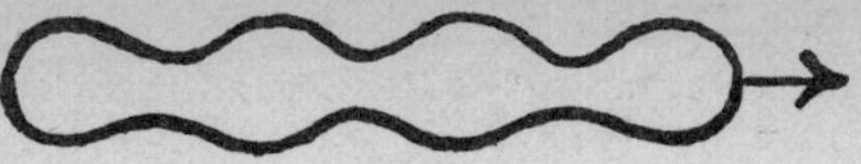

Sie könnte eine Wellenlinie mit dem Gesamtkörper beschreiben, die *Schlangenbewegung:*

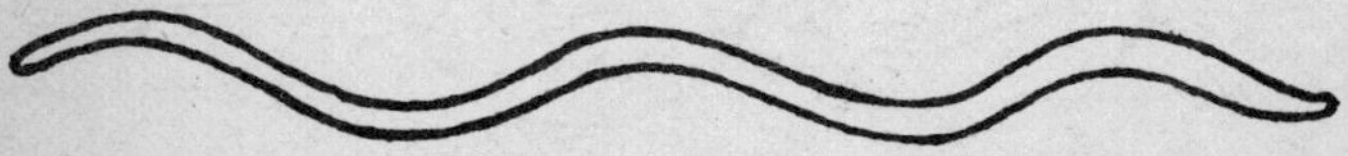

In dieser Bewegung würde der Organismus der elektrischen Blase eine *Einheit* bilden. Besäße er Selbstempfinden, würde er den *rhythmischen Wechsel* von Streckung, Weitung und Verengung lustvoll empfinden. Er käme sich dabei wie ein kleines Kind vor, das vor Freude rhythmisch hüpft. Im Verlaufe dieser Bewegungen würde sich die vegetative elektrische Energie unausgesetzt in Spannung — Ladung beziehungsweise Entladung — Entspannung befinden. Sie könnte sich umsetzen: in Wärme, in mechanische Bewegungsenergie, in *Leistung.* Eine solche Blase würde sich genauso wie ein kleines Kind eins mit der Umgebung, der Welt, den Dingen fühlen. Zwischen den verschiedenen Blasen bestünde unmittelbarer Kontakt, durch Identifizierung im Empfinden der Bewegung und Rhythmik mit denen der anderen. Für Verachtung natürlicher Bewegungen gäbe es kein Verständnis, ebensowenig für unnatürliche Handlungen. Durch die fortdauernde innere Energieproduktion wäre *Entwicklung* gegeben und *gesichert,* wie die Knospung bei der Blume oder die fortschreitende Eiteilung nach der Energiezufuhr durch die Befruchtung. Mehr, es gäbe kein Ende der Entwicklung. Die Leistung stünde im Rahmen der allgemeinen biologischen Aktivität und *nicht gegen sie.*
Längsstreckung durch große Zeiträume würde den Zustand fixieren und etwa einen Stützapparat im Organismus zur Entwicklung bringen. Dieser würde zwar das Zurückgehen zur Kugelform unmöglich machen, doch das Zucken durch *Beugung* und *Streckung* verliefe weiter ungestört: damit wäre der Umsatz der Energie gesichert. Allerdings, ein fixierter Stützapparat würde bereits eine der Voraussetzungen bilden, gegen verderbliche Bremsungen der Beweglichkeit weniger geschützt

zu sein. Doch er wäre in keiner Weise selbst eine Bremsung. Eine solche wäre nur zu vergleichen mit dem Festbinden einer Schlange an *einer* Stelle des Körpers. Eine beliebig festgehaltene Schlange würde sofort auch in den noch freien Körpergebieten ihren Rhythmus und die Einheitlichkeit der organischen Wellenbewegung verlieren:

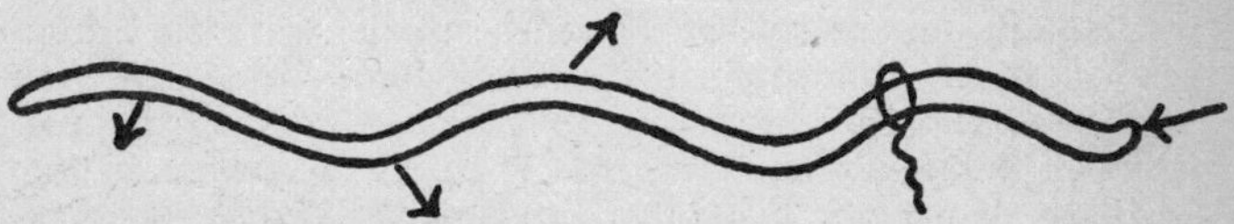

Der tierische und menschliche Körper ist mit der soeben beschriebenen Blase zu vergleichen. Um das Bild zu vervollständigen, müssen wir noch ein automatisch arbeitendes Pumpwerk einführen, ein künstliches Herz, das die Flüssigkeit in stetig rhythmischem Kreislauf fließen läßt, und zwar *vom Zentrum zur Peripherie* und wieder zurück: das Blutgefäßsystem. Der tierische Körper verfügt auf allerniedrigster Entwicklungsstufe über die zentrale Elektrizität erzeugenden Apparate. Das sind die sogenannten *vegetativen Ganglien*, nervöse Zellanhäufungen, die, in regelmäßigen Abständen angeordnet, die unwillkürlichen Lebensfunktionen beherrschen und durch feinste Stränge mit sämtlichen Organen und ihren Teilen verbunden sind. Sie sind die *Organe der vegetativen Gefühle und Empfindungen.* Sie bilden eine zusammenhängende Einheit, ein sogenanntes »Syncytium«, und teilen sich in zwei entgegengesetzt funktionierende Gruppen auf: den *Vagus* und den *Sympathicus* (vgl. nächsten Abschnitt).

Unsere künstliche Blase kann sich strecken und zusammenziehen. Sie könnte sich außerordentlich dehnen und dann mit ein paar Zuckungen entspannen. Sie könnte schlaff, gespannt, entspannt oder erregt sein. Sie könnte die elektrischen Ladungen zusammen mit den sie tragenden Flüssigkeiten hier mehr, dort weniger konzentrieren. Sie könnte bestimmte Teile dauernd gespannt, andere dauernd in Bewegung halten. Würde man sie an einer Stelle zusammenpressen, so würden sofort an einer anderen Überspannung und Überladung eintreten. Würde man sie gar an der gesamten Oberfläche zusammengepreßt halten, ihr die Ausdehnung bei fortschreitender innerer Energieproduktion unterbinden, dann hätte sie dauernd *Angst*, das heißt ein Gefühl der Beklemmung und Enge. Könnte sie sprechen, würde sie um »Erlösung« aus dem qualvollen Zustand flehen. Der Blase wäre gleichgültig, was mit ihr geschähe, unter *einer* Voraussetzung: daß *Bewegung, Veränderung* in ihren starren, zusammengepreßten Zustand käme. Selbst kann sie es nicht leisten. Das muß ein anderer an ihrer Stelle *für sie* tun, durch Herumwerfen im Raume (*Gymnastik*), durch Kneten (*Massage*), durch Aufstechen, wenn es sein muß (*Phantasie*, aufgestochen zu werden, zu bersten), durch Verletzungen (*masochistische Prügelphantasie, Harakiri*) und, wenn nichts hilft, durch *Zergehen, Vergehen, Auflösung (Nirwana, Opfertod)*. Eine Gesellschaft, die aus solchen Blasen bestünde, wäre die Schöpferin idealster Philosophien über das Ideal des *»Leidlosen Zustands«*. Da jede Streckung zur Lust hin oder durch Lustregungen veranlaßt nur schmerzhaft empfunden wäre, würde die Blase Angst vor lustvollen Erregungen (*Sexualerregungsangst*) und dazu Theorien über das »Böse«, »Verdammte«, »Vernichtende« der Lust entwickeln. Kurz, sie wäre ein Asket des zwanzigsten Jahrhunderts. Am Ende würde sie jede Erinnerung an die Möglichkeit der so heiß ersehnten Entspannung fürchten, dann hassen und schließlich mit Todesstrafe verfolgen. Sie würde sich mit Gleichgearteten zu merkwürdig steifen Wesen vereinigen und starre Regeln des Lebens ersinnen. Diese Regeln hätten einzig die Funktion, die geringste mögliche Energieentfaltung im Innern zu garantieren, also Ruhe, geschlossene Marschroute, Beharren in gewohnten Reaktionen. Überschüsse an innerer Energie, die durch natürliche Lust oder Bewegung nicht abgebaut werden könnten, würde sie in unzweckmäßiger Weise zu bewältigen versuchen. Sie würde etwa sinnlose sadistische Handlungen oder Zeremonielle einführen, die viel Automatik und wenig Zweck haben *(religiöse Zwangshandlungen). Reale* Ziele besitzen Eigenentwicklung und daher den *Zwang* zur Bewegung und Unruhe für ihre Träger.

Die Blase könnte von plötzlich auftretenden Konvulsionen geschüttelt werden, in denen die aufgestaute Energie sich entlädt. Sie würde also *hysterische* oder *epileptische Anfälle* bekommen. Sie könnte auch komplett erstarren und veröden wie die katatone *Schizophrenie*. Auf jeden Fall hätte diese Blase immer *Angst*. Aus der Angst folgt alles andere von selbst. So mystische Religion, Führerglaube, sinnlose Todesbereitschaft. Da sich in der Natur alles bewegt, verändert, entwickelt, streckt und zusammenzieht, würde sich die *gepanzerte* Blase der Natur gegenüber fremd und feindselig verhalten. Sie wäre »etwas ganz Besonderes«, »Rassisches«, zum Beispiel im steifen Kragen oder in der Uniform. Sie würde die »Kultur« oder die »Rasse« repräsentieren, die sich mit »Natur« nicht verträgt. Natur wäre »niedrig«, »dämonisch«, »triebhaft«, »unbe-

herrscht«, »unvornehm«. Doch gleichzeitig müßte die Blase von der Natur, deren letzte Spuren sie in sich fühlt, schwärmen, sie verkitschen, zum Beispiel als »hehre Liebe« oder als »Wallen des Blutes«. Sie mit körperlichen Zuckungen in einem Atem zu denken, wäre bereits Blasphemie. Gleichzeitig würde sie Pornographie-Industrien schaffen und den Widerspruch nicht merken.
Die Spannungs-Ladungs-Funktion faßte alte Gedanken zusammen, die sich beim Studium der klassischen Biologie seinerzeit vorgewagt hatten. Überprüfung ihrer theoretischen Haltbarkeit war notwendig. Von der Physiologie her wurde meine Therapie durch die bekannte Tatsache gestützt, daß Muskeln *spontan zucken*. Die Muskelzuckung kann durch elektrische Reize provoziert werden. Sie erfolgt aber auch, wenn man zum Beispiel nach Galvani den Muskel an einer Stelle verletzt und das Ende der durchschnittenen Nerven mit der verletzten Muskelstelle verbindet. Das Zucken geht einher mit der meßbaren Äußerung des sogenannten elektrischen *Aktionsstroms*. Es gibt bei verletzten Muskeln auch einen *Ruhestrom*. Er zeigt sich, wenn man die Mitte der Oberfläche des Muskels mit dem verletzten Ende durch einen elektrischen Leiter, etwa Kupferdraht, verbindet.
Das Studium der Muskelzuckungen bildet seit Jahrzehnten ein weites Gebiet der Physiologie. Ich verstand nicht, weshalb die Muskelphysiologie den Anschluß an die Lehre von der *allgemeinen* tierischen Elektrizität nicht fand. Legt man zwei Nerv-Muskel-Präparate so übereinander, daß der Muskel des einen den Nerv des anderen berührt; bringt man nun den ersten am Nerv durch elektrischen Schlag zur Zuckung, so zuckt auch der zweite Muskel. Der erste zuckt als Antwort auf den elektrischen Reiz und entwickelt dabei selbst einen biologischen Aktionsstrom. Dieser wieder wirkt als elektrischer Reiz auf den zweiten Muskel. Er antwortet mit einer Zuckung, wobei ein biologischer Aktionsstrom Nr. 2 entsteht. Da die Muskeln im tierischen Körper aneinanderliegen und durch die Körperflüssigkeit mit dem *Gesamtorganismus* verbunden sind, muß jede Muskelaktion einen erregenden Einfluß auf den Gesamtorganismus haben. Natürlich verschieden je nach der Lage der Muskeln, der Ausgangsreizung und ihrer Stärke, doch immer mit *Wirkungen für den Gesamtorganismus*. Als Musterbeispiel dafür darf die orgastische Zuckung der Genitalmuskulatur gelten, die so kräftig ist, daß sie sich auf den Gesamtorganismus überträgt. Darüber fand sich in der Literatur, die ich antraf, nichts. Es schien dennoch entscheidend wichtig.
Genauere Betrachtung der Herzaktionskurve bestätigte meine Annahme, daß der Spannungs-Ladungs-Vorgang auch die Herzfunktion dirigiert. Er läuft als elektrische Welle vom Vor-

hof mittels des Herzleitungssystems bis zu Herzspitze ab. Voraussetzung des Beginns der Zuckung ist die *Füllung* des Vorhofs mit Blut. Das Resultat der Ladung und Entladung ist die Entleerung des Bluts durch die Aorta infolge des Zusammenziehens des Herzens.

Quellende Heilmittel wirken abführend auf den Darm. Die Quellung wirkt auf die Muskeln wie ein elektrischer Reiz. Sie spannen und entspannen sich in rhythmischer Welle. Dabei entleert sich der Darm. Das gleiche gilt für die Harnblase. Wird sie mit Flüssigkeit gefüllt, so kontrahiert sie sich und entleert dabei den Inhalt.

Bei dieser Schilderung hat sich unbemerkt eine außerordentlich wichtige Tatsache bekanntgegeben. Sie mag als Grundbeispiel zur Widerlegung des finalen »Zweck«-Denkens in der Biologie gelten. Die Harnblase kontrahiert sich nicht, »um die Funktion der Harnentleerung zu erfüllen«, kraft göttlichen Willens oder jenseitiger biologischer Mächte. Sie kontrahiert sich aus einem höchst ungöttlichen *Ursachenprinzip* heraus: *weil ihre mechanische Füllung eine Zuckung bewirkt.* Das kann auf jede andere Funktion beliebig übertragen werden. Man verkehrt nicht geschlechtlich, »um Kinder zu zeugen«, sondern weil Flüssigkeitsüberfüllung die Genitalorgane bioelektrisch auflädt und zur Entladung drängt. In der Entspannung werden die Sexualstoffe entleert. Es steht also nicht die »Sexualität im Dienst der Fortpflanzung«, sondern die Fortpflanzung ist ein fast zufälliges Ergebnis des Spannungs-Ladungs-Vorgangs im Gebiete der Genitalien. Das ist deprimierend für die eugenische Moralphilosophie, doch *wahr.*

1933 fiel mir eine experimentelle Arbeit des Berliner Biologen Hartmann in die Hände. Er wies in speziellen Sexualitätsversuchen mit Gameten nach, daß die männliche beziehungsweise die weibliche Funktion in der Kopulation nicht festgelegt ist. Ein schwächerer männlicher Gamet kann sich einem stärkeren *männlichen* Gameten gegenüber weiblich verhalten. Hartmann ließ das Problem offen, wodurch die Gruppierung der gleichgeschlechtlichen Gameten, ihre »Paarung«, wenn man will, bedingt ist. Er nahm »bestimmte«, noch unerforschte »Stoffe« an. Ich verstand, daß es sich um elektrische Vorgänge handelt. Einige Jahre später konnte ich die Gruppierung an den Bionen durch das *elektrische* Experiment bestätigen. Es sind *bioelektrische* Kräfte, die bewirken, daß die Gruppierung in der Gametenkopulation so und nicht anders erfolgt. Um die gleiche Zeit erhielt ich einen Zeitungsausschnitt zugesandt, der über Versuche in Moskau berichtete. Einem Forscher (sein Name ist mir entfallen) war es gelungen nachzuweisen, daß Ei- und Samenzellen je nach Art der Ladung männliche beziehungsweise weibliche Individuen geben.

Die Fortpflanzung ist also eine Funktion der Sexualität und nicht umgekehrt, wie man bisher glaubte. Freud hatte es für die Psychosexualität behauptet, als er die Begriffe »sexuell« und »genital« trennte. Doch er hatte aus einem mir unbegreiflichen Grunde »die Genitalität in der Pubertät« doch schließlich wieder »in den Dienst der Fortpflanzung« gestellt. Von Hartmann kam der Nachweis in der Biologie, daß nicht die Sexualität eine Funktion der Fortpflanzung ist, sondern umgekehrt die Fortpflanzung eine Funktion der Sexualität. Ich konnte ein drittes Argument anfügen, das sich auf experimentelle Untersuchungen verschiedener Biologen stützte: *Die Eiteilung, wie die Zellteilung überhaupt, ist ein orgastischer Vorgang. Sie wird von der Spannungs-Ladungs-Funktion beherrscht.* Die Konsequenz für die moralische Bewertung der Sexualität ist evident: Sexualität kann nicht mehr als eine unerwünschte Beigabe der Erhaltung der Art angesehen werden.

Ist das weibliche Ei befruchtet, hat es die *Energie* der Samenzelle aufgenommen, so *spannt* es sich zunächst. Es nimmt Flüssigkeit auf, die Membran wird prall. Das bedeutet, daß die Oberflächenspannung mit dem Binnendruck zugleich wächst. Je größer der Druck des Inhalts der *Blase*, die das Ei darstellt, wird, desto schwieriger wird es der Oberfläche, das System »zusammenzuhalten«. Das sind Vorgänge, die noch durchaus dem Widerspruch zwischen Binnendruck und Oberflächenspannung entstammen. Eine rein physikalische Blase würde, weiter gedehnt, *platzen.* Bei der Eizelle setzt nun der Vorgang ein, der für die lebendige Funktion so kennzeichnend ist: *Die Dehnung wird mit Kontraktion beantwortet.* Das Wachstum der Eizelle ist der lebhaften Flüssigkeitsaufnahme zuzuschreiben und geht immer nur bis zu einem bestimmten Punkt. Der Kern der Zelle beginnt zu »strahlen«, das heißt Energie zu entwikkeln. Gurwitsch nannte das Phänomen die *»mitogenetische Strahlung«.* Mitose bedeutet Kernteilung (»mitotische Kernfigur«). Später lernte ich, die Lebendigkeit von Bion-Kulturen am Grade bestimmter Strahlungsphänomene im Innern der Gebilde zu beobachten und zu beurteilen. Im Innern der Zelle geht die extreme Füllung, die mechanische *Spannung,* mit einer elektrischen *Aufladung* einher. An einem bestimmten Punkte beginnt die Membran sich zu kontrahieren, und zwar dort, wo der größte Umfang der Kugel ist und die größte Spannung herrscht. Das ist immer der Äquator oder, wenn man will, irgendein Meridian der Kugel. Diese Kontraktion ist, wie man beobachten kann, kein allmählich stetiger, sondern ein kämpferisch-widerspruchsvoller Vorgang. Die Membranspannung am Ort der Kontraktion kämpft gegen den eben dadurch stärker werdenden Druck vom Innern her. Es ist leicht verständlich, daß sich Binnendruck und Oberflächenspannung aneinander in die Höhe heben, einander verstärken. Dadurch kommt das sichtbare Vibrieren, Wallen und Zucken zustande:

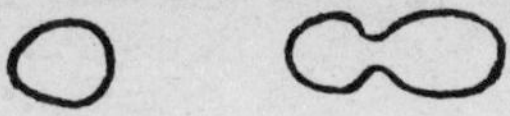

Die Einschnürung geht immer weiter. Die innere Spannung steigt immer höher. Könnte die Eizelle sprechen, würde sie *Angst* verraten. Es gibt nur eine einzige Möglichkeit, diese innere Spannung zu lösen (außer Platzen): die *»Teilung«* der *einen großen* Blase mit *gespannter* Oberfläche in *zwei kleinere* Blasen, bei denen der *gleiche Volumeninhalt von einer weit größeren und daher weniger gespannten Oberflächenmembran umgeben ist. Die Eiteilung entspricht also einer Spannungslösung.* Der Kern macht *vor* der Gesamtzelle den Prozeß in der Spindelbildung durch. Die Spindelbildung wird von vielen Biologen als elektrisch begründete Spaltung oder Gegenüberstellung angesehen. Könnten wir den elektrischen Zustand des Kerns nach der Zellteilung messen, würden wir höchstwahrscheinlich eine *Entladung* feststellen. Die »Reduktionsteilung«, bei der die Hälfte der Chromosomen (deren Zahl durch die Spindelbildung sich *verdoppelt* hatten) ausgestoßen wird, weist auf diesen Vorgang hin. Jede der beiden Tochterzellen enthält nun dieselbe Anzahl an Chromosomen. Die Fortpflanzung ist vollzogen.

Die Zellteilung folgt somit ebenfalls dem *Viertakt* der Orgasmusformel: Spannung–Ladung–Entladung–Entspannung. Sie ist der bedeutsamste Vorgang im Lebendigen. Die Orgasmusformel konnte daher auch *»Lebensformel«* genannt werden. Ich wollte in jenen Jahren nichts davon publizieren, beschränkte mich auf Andeutungen im Rahmen klinischer Darstellungen und ließ nur eine kleine Arbeit, »Die Fortpflanzung als Funktion der Sexualität«, aufgrund der Experimente von Hartmann erscheinen (1935). Die Sache erschien so entscheidend, daß ich ohne spezielle Experimente, die die Hypothese bestätigen oder widerlegen sollten, auf Publikationen verzichten wollte. Ich habe später die vegetativen Strömungen, die Zukkungen bei Protozoen, das dynamische Wechselspiel von Oberflächenspannung und Binnendruck unter dem Bilde der membranösen, energiegeladenen organischen Blase fruchtbar verständlich einordnen gelernt.

6. *Lust (Expansion) und Angst (Kontraktion): Urgegensätze des vegetativen Lebens*

1933 hatte sich meine Vorstellung von der Einheitlichkeit des seelischen und körperlichen Funktionierens auch in folgender Richtung geklärt:
Die grundsätzlichen biologischen Funktionen der *Kontraktion* und der *Expansion* ließen sich dem Seelischen in gleicher Weise zuordnen wie dem Körperlichen. Es ergaben sich zwei Reihen von Wirkungen, die einander entgegengesetzt waren. Ihre Elemente repräsentierten verschiedene Tiefen des biologischen Funktionierens.
Eine Überlegung zeigt, daß die Impulse und Empfindungen von den Nerven nicht erzeugt, sondern nur vermittelt werden. Impulse und Empfindungen sind biologische Aktionen des Gesamtorganismus. Sie sind im lebenden System vorhanden, lange ehe es zur Ausbildung eines organisierten Nervengeflechts kommt. Protozoen zeigen grundsätzlich dieselben Aktionen und Impulse wie ein Vielzeller, obgleich sie keine organisierte Nervenzellsubstanz haben.[1] Es war das große Verdienst von Friedrich Kraus und Zondek, nachgewiesen zu haben, daß die Funktionen des autonomen Nervensystems durch chemische Stoffe nicht nur angeregt oder herabgesetzt, sondern vielmehr *ersetzt* werden können.
Kraus kommt aufgrund seiner Experimente zur Auffassung, daß Nervenwirkung, Giftwirkung und Elektrolytwirkung sich im biologischen System in Hinsicht auf die Hydration beziehungsweise Deshydration der Gewebe (wie wir hörten, die Grundfunktion des Lebendigen) gegenseitig austauschen lassen. Ich lasse nun eine Gegenüberstellung folgen, die sich an der Gesamtfunktion orientiert.

Die in dem Schema zusammengeschlossenen Tatbestände ergeben somit:
1. die Gegensätzlichkeit der Kalium- (*Vagus*) und der Calcium-(*Sympathikus*)Gruppe: Expansion und Kontraktion;
2. die Gegensätzlichkeit von *Peripherie* und *Zentrum* in bezug auf Erregung;
3. die funktionelle Identität der sympathischen beziehungsweise vagischen Funktionen mit denen chemischer Reizstoffe.

1 Anmerkung des Übersetzers der amerikanischen Ausgabe *The Discovery of the Orgone, The Function of the Orgasm*, 1942: Es könnte hier behauptet werden, daß die Entdeckung eines »Silver-line-Systems« bei Ziliaten zu dieser Feststellung in Widerspruch steht. Obwohl das »Silver-line-System« »sehr wohl ein Mechanismus sein kann, durch den die Koordination des gesamten Organismus bewirkt werden kann« (Calkins) und ein einheitliches Funktionieren des Organismus kaum ohne eine Art von Koordinationsmechanismus denkbar ist, stellt das »Silver-line-System« dennoch kein nervöses System dar.

4. Die Abhängigkeit der Innervation der Erfolgsorgane von der funktionellen Einheit und Gegensätzlichkeit des Gesamtorganismus.

Vegetative Gruppe (Gegenseitige Steigerung und Ersetzbarkeit)	*Allgemeine Wirkung auf Gewebe*	*Zentrale Wirkung*	*Periphere Wirkung*
Sympathicus Calcium (Gruppe) Adrenalin Cholesterin H-Ionen	Erniedr. d. Oberfl.-Spannung Wasserexpulsion (hydrophob) *Quergestr. Muskel: schlaff* Verringerung der elektr. Erregbarkeit Steigerung des O-Verbrauchs Steigerung des Blutdrucks	systolisch Herzmuskel erregt	Vasokonstriktion
Vagus Kalium (Gruppe) Cholin Lezithin OH-Ionen	Erhöhung d. Oberfl.-Spannung Wasseraufnahme (Quellung d. Gewebe) *Muskel tetanisch verkürzt* Steigerung d. elektr. Erregbarkeit Herabsetzung des O-Verbrauchs Senkung des Blutdrucks	diastolisch Herzmuskel schlaff	Vasodilatation

Nun lassen sich, wie wir gehört haben, sämtliche biologischen Impulse und Organempfindungen auf *Expansion* (Streckung, Weitung) und *Kontraktion* (Abkugelung, Einengung) zurückführen.

Wie ist die Beziehung dieser beiden Grundfunktionen zum autonomen Nervensystem beschaffen? Untersucht man die sehr komplizierten vegetativen Erregungen der Organe, so entdeckt man, daß der *Vagus (Parasympathicus)* immer dort funktioniert, wo *Dehnung, Weitung, Blutfüllung, Spannung* und *Lust* auftreten. Die *sympathischen* Nerven dagegen sind überall dort in Funktion, wo sich der Organismus *zusammenzieht* und *verengt, Blut entleert, Blässe, Angst* und *Schmerz*

zeigt. Ein Schritt noch, und wir begreifen, daß der *Vagus die Richtung der Expansion »aus sich heraus – hin zur Welt«, Lust und Freude, der Sympathicus dagegen die Richtung der Kontraktion »weg von der Welt – in sich zurück«, Trauer und Unlust bestreitet.* Der Lebensprozeß spielt sich im steten Wechsel von Expansion und Kontraktion ab.
Weitere Überlegung zeigt, daß Vagus- und *Sexual*funktion einerseits, Sympathicus- und *Unlust*- oder *Angst*funktion andererseits *identisch* sind. Wir sehen, daß sich die Gefäße in der Lust an der Peripherie weiten, die Haut sich rötet, Lust empfunden wird bis zur höchsten sexuellen Ekstase; im Angstzustand dagegen gehen Blässe, Zusammenziehen der Gefäße und Unlust Hand in Hand. Im Lustzustand »weitet sich das Herz« (vagische Dilatation), der Puls schlägt ruhig und voll. Im Angstzustand verengt sich das Herz, es »krampft sich zusammen«, schlägt rasch und angestrengt. Es hat im ersten Falle weite, im zweiten enge Gefäße mit Blut zu füllen. Im ersten Falle hat es daher leichte Arbeit, im zweiten schwere zu leisten. Im ersten ist das Blut überwiegend in den Gefäßen verteilt, im zweiten haben die zusammengepreßten Gefäße das Blut gegen das Herz gestaut. So begreifen wir unmittelbar, daß man bei Angst Herzbeklemmungen und bei Herzbeklemmungen Angst hat. Es ist das Zustandsbild der sogenannten cardio-vasculären *Hypertonie,* das die Organmedizin außerordentlich beschäftigt. *Diese Hypertonie entspricht einem allgemeinen sympathicotonen Kontraktionszustand des Organismus.*

	Angstsyndrom	*Lustsyndrom*
Hautgefäße	kontrahiert	erweitert
Herzaktion	beschleunigt	verlangsamt
Blutdruck	erhöht	gesenkt
Pupille	erweitert	verengt (Diaphragma-Wirkung)
Speichelsekretion	vermindert	vermehrt
Muskulatur	gelähmt oder in Krampf	tonisiert – locker

Auf höchstem psychischen Niveau wird die biologische Expansion als Lustempfindung, die Kontraktion als Unlust erlebt. Im Bereiche des *Triebgeschehens* funktionieren Expansion und Kontraktion als Sexualerregung und Angst. In tiefer physiologischer Schicht sind Expansion und Kontraktion dem Vagus, resp. dem Sympathicus zugeordnet. Nach den Kraus-Zondekschen Entdeckungen läßt sich die Vagusfunktion durch die Kalium-Ionen-Gruppe, die Sympathicus-Gruppe durch die Calcium-Ionen-Gruppe ersetzen. So bietet sich das überzeugende und eindrucksvolle Bild *einheitlichen Funktionierens vom*

Sympathikuswirkung	*Organ*	*Vaguswirkung*
Hemmung von m. sphincter pupillae (Vom Halssympathikus) Stimulierung von dilator pupil. (3. Gehirnnerv) *Resultat: erweiterte Pupillen.*	Irismuskulatur	Irritation des 3. Gehirnnervs bewirkt Strammen von m. sphincter pupillae. *Resultat: Zusammenziehung der Pupillen.* (Linsendiaphragmawirkung – schärferes Sehen.)
Hemmung der Tränendrüsen. »*Trockene Augen*«. Depression.	»Tränendrüsen«	Stimulierung der Tränendrüsen durch corda tympani. »*Glänzende Augen*«. Freude.
Hemmung der Speicheldrüsen. »*Trocken im Mund*«.	Speicheldrüsen	Stimulierung und verstärkte Sekretion der Speicheldrüsen. »*Mund wäßrig machen*«.
Stimulierung der Schweißdrüsen im Gesicht und am Körper.	Schweißdrüsen	Hemmung der Schweißdrüsen im Gesicht und am Körper.
Zusammenziehung der Arterien im Gesicht und am Körper. Lähmung des Dehnungsmuskels der Arterien. »*Kalter Schweiß*«, *Blässe, Angst.*	Arterien	Hemmt die Zusammenziehung der Arterien. Stimuliert den Dehnungsmuskel der Arterien. »*Frische Röte der Haut, stärkerer Turgor ohne Schwitzen*«.
Haarbalgmuskulatur wird stimuliert. *Die Haare sträuben sich.* »*Gänsehaut*«, *Frieren.*	Piloarrektoren	Hemmen Piloarrektoren. Die Haut wird glatt. *Wärme der Haut.*

Lähmung der zusammenziehenden Muskulatur.	Bronchialmuskulatur	Stimuliert die Strammheit der Bronchialmuskulatur. Lähmt die Ausweitung.
Stimuliert alle Qualitäten der Herzreaktion. *Herzklopfen. Rasches Herz.*	Herz	Hemmt alle betreffenden Qualitäten der Herzreaktion. *Ruhiges Herz, langsamer Puls.*
Hemmt alle Bewegungen im Verdauungskanal. *Setzt die Sekretion der Verdauungsdrüsen herunter.*	Verdauungstrakt von der Speiseröhre zum Rektum, Leber, Bauchspeicheldrüsen, Niere, alle Verdauungsdrüsen.	Stimuliert alle Bewegungen und Funktionen.
Stimuliert. *Verstärkt Adrenalinsekretion,* Angstreaktion.	Nebennieren	Hemmt. *Setzt die Adrenalinsekretion herab.* Lustreaktion.
Hemmt Öffnungsmuskulatur. Stimuliert Schließmuskulatur. *Schließung vor Urin und Abführung.*	Urinblase	Stimuliert Öffnungsmuskulatur. Läßt Schließmuskulatur abschlaffen. *Öffnet für Urin und Abführung.*
Strafft die glatte Muskulatur. Setzt alle Sekretionen der Drüsen herab. Anämisierung. Trokkene Scheide. *Herabgesetztes Sexualgefühl.*	Weibliche Sexualorgane	Lockert die glatte Muskulatur. Stimuliert alle Drüsenfunktionen. Verstärkt den Blutzustrom. Feuchte Scheide. *Sexualisierung.*
Straffung der glatten Muskulatur des Scrotums. Herabsetzung der Drüsenfunktion. Anämisiert. Schlaffes Glied. *»Herabgesetzter Sexualtrieb«.*	Männliche Sexualorgane	Lockerung der glatten Muskulatur. Verstärkt alle Sekretionen. Verstärkte Blutfüllung. Erektion. *»Verstärkter Sexualtrieb«.*

höchsten psychischen Empfinden bis zum tiefsten biologischen Reagieren.
Im folgenden sind die beiden Funktionsreihen entsprechend der Tiefe geordnet aufgeführt:

Lust	*Unlust und Angst*
Sexualität	Angst
Vagus	Sympathicus
Kalium	Calcium
Lecithin	Cholesterin
Cholin	Adrenalin
OH-Ionen	H-Ionen
(Quellungsfördernde Basen)	(Wasserentziehende Säuren)
Expansionsfunktion	Kontraktionsfunktion

Aufgrund der so gewonnenen einheitlich gegensätzlichen Leib-Seele-Funktion hellten sich einige bis dahin unverstandene Widersprüche der autonomen Innervation auf. Bis dahin schien die autonome Innervation des Organismus zersplittert und ungeordnet. Das eine Mal bringt das parasympathische Nervensystem Muskeln zur Kontraktion, das andere Mal der Sympathicus. Drüsenfunktionen werden hier vom Parasympathicus angeregt (Genitaldrüsen), dort dagegen vom Sympathicus (Schweißdrüsen). Eine tabellarische Gegenüberstellung der sympathischen und parasympathischen Innervationen an den autonom funktionierenden Organen bringt die scheinbare Ungesetzmäßigkeit noch stärker zum Ausdruck.
Im Verlauf der Beweisführung für die zwei Richtungen der bio-elektrischen Energie hat sich unbemerkt eine Feststellung eingeschlichen, der wir bisher wenig Beachtung schenkten. Eindeutig beschrieben ist nunmehr die *vegetative Peripherie*. Unbestimmt ist noch der Ort, an dem sich die bioelektrische Energie konzentriert, sobald ein Angstzustand eintritt. Es muß ein *vegetatives Zentrum* geben, von dem die bioelektrische Energie ausgeht und zu dem sie zurückkehrt. Mit dieser Frage finden wir den Anschluß an bekannte Tatbestände der Physiologie. Im Bauchraum, dem bekannten Sitz der Gefühlsemotionen, liegen die Generatoren der bio-psychischen Energie. Es sind die großen Zentren des autonomen Nervenapparates, vor allem der Solarplexus, der plexus hypogastricus und der Frankenhäusersche Genitalplexus. Ein Blick auf die anatomische Tafel, die das vegetative Nervensystem darstellt, überzeugt, daß die vegetativen Geflechte in der Bauch- und Genital-Region am dichtesten sind. Folgendes Schema zeigt die Funktionsbeziehung von *Zentrum* und *Peripherie*.
Der Versuch, Sinn in die scheinbare Ungesetzmäßigkeit zu bringen, gelang dadurch, daß ich die vegetativen Innervationen

am betreffenden Organ jeweils mit Bezug auf die biologische Expansion (Öffnung, Weitung) beziehungsweise Kontraktion (Absperrung) des *Gesamtorganismus* untersuchte. Mit anderen Worten, ich fragte mich, wie sich das betreffende Organ im Lust- beziehungsweise im Angstzustand natürlicherweise verhalten würde und in welcher Weise die autonome Innervation dabei erfolgen müßte. Auf die *Gesamtfunktion des Organismus* bezogen, entpuppte sich die anscheinend wider-

Schemata a, b und c

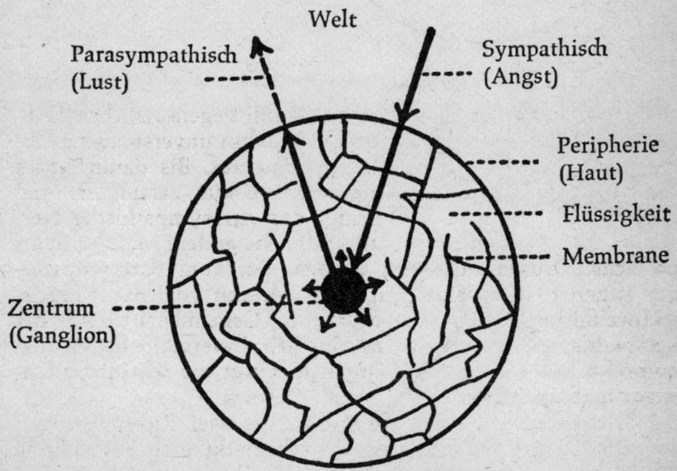

Parasympathisch	*Sympathisch*
Schwellende Ausdehnung	Schrumpfung
Verstärkter Turgor (Oberflächenspannung)	Verringerter Turgor (Oberflächenspannung)
Geringe zentrale Spannung	Hohe zentrale Spannung
Offen	Verschlossen
Der Welt zugewandt, nicht ichbezogen	Der Welt abgewandt, ich-bezogen
Sexuelle Erregung; warme, rote Haut	Angst, Blässe, kalter Schweiß
»Strömung« vom Zentrum zur Peripherie	»Strömung« von der Peripherie zum Zentrum

Parasympathikonie, Entspannung ◄— Lebensprozeß schwankt zwischen —► Sympathikotonie, hohe Spannung

Schema a): *Die Grundfunktionen des vegetativen Nervensystems.*

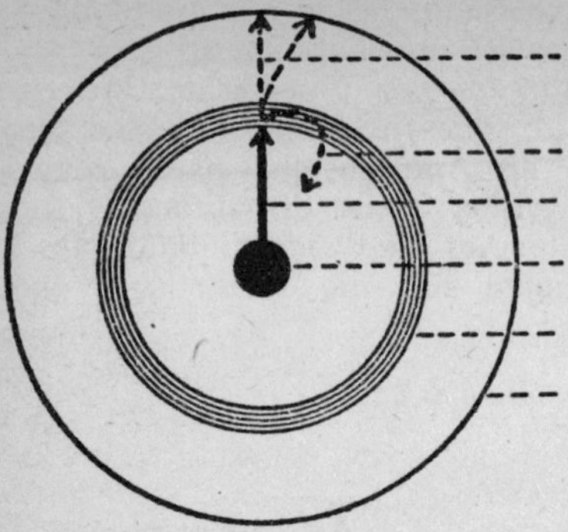

Schema b): *Die gleichen Funktionen in einem gepanzerten Organismus. Die Behinderung des primären Impulses erzeugt einen sekundären Impuls und Angst.*

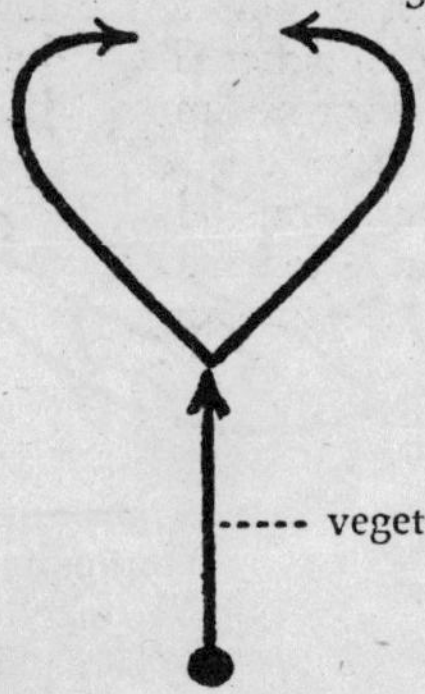

Schema c): *Einheitlichkeit und Gegensätzlichkeit des autonomen Nervensystems.*

spruchsvolle Innervation als durchweg gesetzmäßig und verständlich.

Das ist an der Gegensätzlichkeit der Innervation am Herzen, dem »Zentrum«, und an den Gefäßen und Muskeln, der »Peripherie«, am eindrucksvollsten zu zeigen. Der Vagus *fördert* die Blutbewegung an der Peripherie durch Weitung der Gefäße, hemmt dagegen die Herzaktion. Der Sympathicus dagegen hemmt die peripheren Gefäße, erschwert die Blutaktion an der Peripherie, fördert dagegen die Herzaktion. Aufs *Ganze* bezogen ist der Gegensatz in der Innervation verständlich, denn in der Angst hat das Herz die periphere Hemmung zu überwinden, in der Lust kann es ruhig und langsam arbeiten. *Zwischen Peripherie und Zentrum besteht ein funktioneller Gegensatz.*

Die sympathische Angstfunktion ist einheitlich sinnvoll, wenn derselbe Nerv, der die Speicheldrüse hemmt, die Adrenalinausschüttung, also die Angst, fördert. Dasselbe ist an der Harnblase der Fall, wo das Angstnervensystem den Muskel erregt, der den Abfluß des Harns behindert, den Muskel dagegen, der den Harn aus der Blase entleert, zum Erschlaffen bringt oder hemmt; der Vagus wirkt umgekehrt. Es ist ebenso, aufs Ganze bezogen, sinnvoll, daß in der lustvollen Spannung die Pupille, entsprechend einer Kamerairis, vagisch verengt, die Sehschärfe steigert, sie in der angstvollen Lähmung dagegen durch Erweiterung herabsetzt.

Die Zurückführung der autonomen Innervationen auf die biologischen Grundfunktionen von Expansion und Kontraktion des Geamtorganismus war natürlich ein wichtiger Schritt vorwärts und gleichzeitig eine gut bestandene Probe auf die Brauchbarkeit meiner biologischen Hypothese. Danach innerviert also der Vagus die Organe immer dann, gleichgültig ob spannend oder lösend, wenn der *Gesamtorganismus* im Zustande der lustvollen Streckung oder Öffnung sich befindet. Der Sympathicus dagegen erregt sämtliche Organe biologisch sinnvoll dann, wenn der Gesamtorganismus sich im Zustande

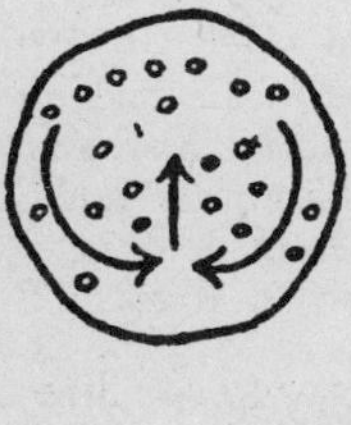

Abkugelung bei starkem elektrischen Reiz

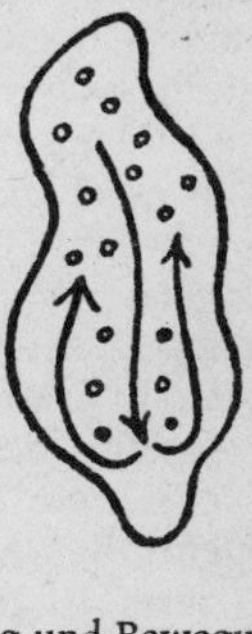

Streckung und Bewegung

Die Plasmaströmung bei der Amöbe im Zustand der Expansion und der Kontraktion der angstvollen Kontraktion oder Schließung befindet. Der Lebensprozeß, im speziellen die Atmung, ließ sich derart als ein dauernder Schwingungszustand erfassen, in dem der Organismus unausgesetzt zwischen vagischer Expansion (*Exspiration*) und sympathischer Kontraktion (*Inspiration*) hin und her pendelt. Bei diesen theoretischen Ableitungen hatte ich die Rhythmik einer Amöbe, einer lebenden Qualle oder eines tierischen Herzens vor mir. Die Funktion der Atmung ist zu kompliziert, um hier kurz entsprechend den neuen Einsichten dargestellt zu werden.

Wird der biologische Schwingungszustand in der einen oder der anderen Richtung gestört, überwiegt die Expansions- oder die Kontraktions-Funktion, dann muß eine Störung des allgemeinen biologischen Gleichgewichts zustande kommen. Dauerndes Verharren im Zustande der Expansion ist gleichbedeutend mit allgemeiner *Vagotonie*. Umgekehrt ergibt dauerndes Verharren im Zustande der angstvollen Kontraktion das Zustandsbild der *Sympathicotonie*. So wurden sämtliche körperlichen Zustände, die in der Klinik als cardiovasculäre Hypertonie bekannt sind, als Zustände chronisch fixierter sympathicotoner Angsthaltung verständlich. Im Zentrum der allgemeinen Sympathicotonie wirkt die Orgasmusangst, das heißt die Angst vor Weitung und unwillkürlicher Zuckung.

Über die vielfältigen Innervationstatsachen gab es in der physiologischen Literatur eine Fülle von Untersuchungen und Ergebnissen. Die Leistung meiner sexualökonomischen Theorie lag nicht darin, neue Tatsachen in diesem Bereiche aufgedeckt zu haben, sondern zunächst nur darin, allgemein bekannte Innervationen auf eine allgemein gültige biologische Grundformel zurückgeführt zu haben. Die Orgasmustheorie konnte sich rühmen, einen wesentlichen Beitrag zum Verständnis der Physiologie des Organismus geleistet zu haben. Diese Vereinheitlichung führte zur Erschließung neuer Tatsachen.

Ich verfaßte eine knappe Monographie »Der Urgegensatz des vegetativen Lebens« und publizierte sie in der nach dem Bruch mit der Internationalen Psychoanalytischen Vereinigung herausgegebenen »Zeitschrift für Sexualökonomie und Politische Psychologie« in Dänemark 1934. Sie fand erst mehrere Jahre später in biologischen und psychiatrischen Kreisen Beachtung und Anerkennung.

Über die peinlichen Vorgänge am 13. Psychoanalytischen Kongreß in Luzern, August 1934, wurde ausführlich in der »Zeitschrift für Sexualökonomie« berichtet, so daß ich mich hier zur allgemeinen Orientierung ganz kurz fassen kann. Als ich nach Luzern kam, erfuhr ich vom Sekretär der Deutschen Psychoanalytischen Gesellschaft, der ich zuletzt angehört hatte, daß ich bereits 1933, nach meiner Übersiedlung nach Wien, ausgeschlossen worden war. Ich war davon nicht verständigt worden, und niemand hatte es für nötig befunden, mir die Gründe mitzuteilen. Ich erfuhr schließlich, daß meine gegen den Irrationalismus der Faschisten gerichtete massenpsychologische Arbeit (vgl. *Massenpsychologie des Faschismus*, 1933) mich in eine zu exponierte Stellung gebracht hatte, so daß ich für die Psychoanalytische Gesellschaft als Mitglied nicht mehr tragbar gewesen wäre. Vier Jahre später mußte Freud aus Wien nach London flüchten, und die psychoanalytischen Gruppen wurden von den Faschisten zerschlagen. Im Interesse meiner Unabhängigkeit verzichtete ich später auf die Möglichkeit, durch Aufnahme in die norwegische Gruppe wieder Mitglied der Internationalen Organisation zu werden. Nur *ein* Psychoanalytiker kam in der allgemeinen Verlegenheit auf die intelligente Idee, daß ich schizophren erkrankt wäre; er war eifrig beflissen, seine Diagnose in aller Welt bekannt zu machen.

In der Folgezeit vermied ich den Kontakt mit den früheren Kollegen. Ihr Benehmen war weder besser noch schlechter als das übliche in solchen Fällen. Es war gewöhnlich und uninteressant. Zum Totschweigen gehört nicht mehr als eine tüchtige Dosis Banalität. Da ich wußte, daß ich den Schlüssel zur Biofunktion der Neurose hatte, brauchten mich Unanständigkeiten nicht zu irritieren.

IX. Der Orgasmusreflex und die Technik der Vegetotherapie

1. *Muskelhaltung und Körperausdruck*

In der charakteranalytischen Arbeit versuchen wir in konsequenter und systematischer Weise zunächst die ineinander verflochtenen charakterlichen Haltungen voneinander zu isolieren und sie entsprechend ihrer *aktuellen* Bedeutung und Wirksamkeit der Reihe nach als Abwehrfunktionen zu entlarven. Wir verfolgen dabei den Zweck, durch die Auflockerung der charakterlichen Verkrustungen die Affekte zu entbinden, die seinerzeit Opfer schwerer Hemmung und Bindung wurden. Jede gelungene Lösung einer charakterlichen Verkrustung setzt zunächst Wut- oder Angst-Affekte frei. Indem wir auch die ausgelösten Wut- und Angst-Affekte als psychische Abwehrkräfte behandeln, gelangen wir schließlich dazu, dem Patienten seine sexuelle Beweglichkeit und biologische Empfindsamkeit wiederzugeben. Wir erzielen somit *durch Auflockerung chronischer Charakterhaltungen Reaktionen des vegetativen Nervensystems.* Die Durchbrüche ins Vegetative sind um so vollständiger und energievoller, je gründlicher wir im Zusammenhange mit den charakterlichen die ihnen entsprechenden muskulären Haltungen behandeln. Dadurch verschiebt sich ein Stück der Arbeit vom Psychischen und Charakterlichen weg auf die unmittelbare Zersetzung der *muskulären Panzerung.* Schon früher war es ja klar gewesen, daß die muskuläre Verkrampfung, wo immer sie auftritt, nicht etwa eine »Folge«, ein »Ausdruck« oder eine »Begleiterscheinung« des Verdrängungsmechanismus ist; ich konnte mich am Ende dem Eindruck nicht entziehen, daß die körperliche Verkrampfung das wesentlichste Stück am Verdrängungsvorgang darstellt. Unsere Patienten berichten ausnahmslos, daß sie Perioden in der Kindheit durchmachten, in denen sie es durch bestimmte Übungen im vegetativen Verhalten (Atem, Bauchpresse etc.) lernen, ihre Haß-, Angst- und Liebesregungen zu unterdrücken. Die analytische Psychologie hat bisher nur beachtet, *was* die Kinder unterdrücken und von welchen Anlässen getrieben sie ihre Affekte zu beherrschen lernen. Die *Art,* in der Kinder gegen Affektregungen anzukämpfen pflegen, blieb unbeachtet. Gerade der *physiologische* Vorgang der Verdrängung verdient unsere schärfste Aufmerksamkeit. Es überrascht immer wieder, wie die Lösung einer muskulären Verkrampfung nicht nur vegetative Energie entbindet, sondern darüber hinaus diejenige Situation in der Erinnerung reproduziert, in der die Triebunterdrückung sich durchgesetzt hatte. Wir dürfen sagen: *Jede muskuläre Verkrampfung enthält die Geschichte und den Sinn ihrer Entstehung.* Nicht in der Weise, als ob wir nun aus Träumen oder Einfällen erschließen müßten, in welcher Weise die muskuläre Panzerung entstand; sie ist vielmehr die Form, in der sich das infantile Erlebnis als Schädigung erhält. Die Neurose ist nicht etwa nur der Ausdruck einer Störung des psychischen Gleichgewichts, sondern in einem weit berechtigteren und tieferen Sinne noch der *Ausdruck einer chronischen Störung des vegetativen Gleichgewichts und der natürlichen Beweglichkeit.*

Der Ausdruck »psychische Struktur« erhielt im Verlaufe der letzten Jahre unserer Forschung eine besondere Bedeutung. Wir verstehen darunter die Eigenart der *spontanen* Reaktionen, den für einen Menschen typischen Zustand von mit- und gegeneinanderwirkenden Kräften. Die *psychische Struktur ist somit gleichzeitig eine bestimmte biophysikalische Struktur;* sie stellt einen bestimmten Zustand des vegetativen Kräftespiels der Person dar. Es ist nicht daran zu zweifeln, daß das meiste davon, was man als »Veranlagung« oder »Triebkonstitution« zu bezeichnen pflegt, sich als *erworbenes vegetatives* Verhalten entpuppen wird. Die Umstrukturierung, die wir leisten, ist nichts anderes als eine Veränderung des Kräftespiels im vegetativen Lebensapparat.

Die muskulären Haltungen gewinnen für die charakteranalytische Therapie auch noch andere Bedeutung. Sie bieten nämlich die Möglichkeit, den komplizierten Umweg über die psychischen Gebilde wenn nötig zu vermeiden und direkt von der körperlichen Haltung ins Gebiet der Triebaffekte durchzubrechen. Dabei erscheint der verdrängte Affekt *vor* der entsprechenden Erinnerung. Die Affektbindung ist auf diese Weise gut gesichert, vorausgesetzt, daß Erfassung und Lösung der chronischen Muskelhaltung gelingen. Beim Versuch, die Affekte vom Psychischen allein her zu lösen, ist die Affektproduktion Sache des Zufalls. Die charakteranalytische Arbeit an den Schichten der charakterlichen Verkrustung ist um so wirksamer, je vollständiger sie sich der Lösung der entsprechenden muskulären Haltung bedient. In sehr vielen Fällen weicht eine psychische Bremsung nur der direkten muskulären Lockerung.

Die muskuläre Haltung ist identisch mit dem, was wir *»Körperausdruck«* nennen. Sehr oft kann man sich keine Rechenschaft darüber geben, ob ein Kranker muskulär hypertonisch ist oder nicht. Er »drückt« dennoch im ganzen oder an einzelnen Teilen seines Körpers »etwas aus«. Seine Stirn etwa erscheint »flach«, wie »draufgeschlagen«; oder sein Becken drückt sexuelle Lähmung, »Totsein«, aus. Schultern können »hart« oder »weich« erscheinen. Es ist schwer zu sagen, wodurch wir in die Lage versetzt werden, den Körperausdruck eines Menschen derart unmittelbar zu empfinden und dieser Empfindung entsprechende Worte zu verleihen. Wir denken dabei an das »Erkalten« der Kinder, die erste und wichtigste Erscheinung bei der endgültigen Sexualunterdrückung im 4. bis 5. Lebensjahr. Dieses Erkalten wird im Beginn immer als ein »Totwerden« oder »Eingepanzert-«, »Eingemauertwerden« erlebt. Später mag in dem einen oder anderen Falle das Gefühl des »Gestorben-« oder »Totseins« durch überdeckende psychische Funktionen zum Teil kompensiert sein, etwa durch oberflächliche Heiterkeit oder kontaktlose Geselligkeit.

Die Verkrampfung der Muskulatur ist die körperliche Seite des Verdrängungsvorganges und die Grundlage seiner dauernden Erhaltung. Es sind nie einzelne Muskeln, die in Spannung geraten, sondern Muskelkomplexe, die zu einer vegetativen *Funktionseinheit* gehören. Wenn z. B. ein Weinimpuls unterdrückt werden soll, so wird nicht etwa nur die Unterlippe verkrampft, sondern auch die gesamte Mund- und Kiefermuskulatur sowie die entsprechende Halsmuskulatur; diejenigen Organe also, die als funktionelle Einheit beim Weinen in Tätigkeit kommen. Wir denken dabei an die bekannte Erscheinung, daß hysterische Personen ihre Körpersymptome nicht nach anatomischen, sondern nach funktionellen Gebieten abgrenzen. Ein hysterisches Erröten folgt nicht der Verzweigung einer bestimmten Arterie, sondern erfaßt etwa ausschließlich den Hals oder die Stirn. Die vegetative Körperfunktion kennt nicht die anatomischen Abgrenzungen, die wir künstlich durchführen.

Der körperliche Gesamtausdruck ist gewöhnlich in einer Formel zu fassen, die sich früher oder später im Verlaufe der charakteranalytischen Behandlungen wie von selbst ergibt. Es sind merkwürdigerweise meist Formeln und Bezeichnungen aus dem Tierreiche wie »Fuchs«, »Schwein«, »Schlange«, »Wurm« u. ä.

Der verkrampfte Muskelkomplex enthüllt erst dann seine Funktion, wenn die Aufrollungsarbeit ihn in »logischer Weise« erreicht hat. Man wird vergebens versuchen, etwa eine Bauchspannung gleich im Anfang zu zersetzen. Die Auflösung der muskulären Verkrampfung folgt einem Gesetz, zu dessen Erfassung noch nicht alle Voraussetzungen vorliegen. Soweit man sich nach den bisherigen Erfahrungen ein Urteil erlauben darf, beginnt die Lösung der muskulären Panzerung gewöhnlich an den Stellen, die von der genitalen Apparatur am weitesten entfernt sind, meist am Kopf. Die Gesichtshaltung drängt sich zuallererst auf. Gesichtsausdruck und Stimmlage sind auch diejenigen Funktionen, die der Kranke selbst am häufigsten und gründlichsten beachtet und fühlt; Becken-, Schultern- und Bauchhaltung sind meist verborgen.

Ich möchte nun die wichtigsten Kennzeichen und Mechanismen einiger typischer Muskelhaltungen beschreiben; die Aufzählung ist bei weitem nicht erschöpfend.

Kopf und Hals: Bei vielen Patienten treffen wir das Symptom heftiger Kopfschmerzen an. Sie sind sehr oft oberhalb des Nakkens, über den Augen und an der Stirn lokalisiert. Man pflegt in der Psychopathologie diese Kopfschmerzen als »neurasthenische Symptome« zu bezeichnen. Wie kommen sie zustande? Man versuche seine Nackenmuskulatur längere Zeit hindurch stark anzuspannen, als ob man einen bedrohenden Griff am Genick abwehren wollte; man verspürt sehr bald, daß im Hinterhaupte Schmerzen auftreten, und zwar *oberhalb* der Stelle, an der die Muskulatur gespannt ist. Hinterhauptschmerzen sind somit auf eine Überspannung der Nackenmuskulatur zurückzuführen. Diese Haltung drückt eine ständige Angst aus, daß von hinten her etwas Gefährliches geschehen könnte. Daß man von hinten am Nacken gepackt wird, einen Schlag auf den Kopf erhält und ähnliches mehr.

Der Kopfschmerz an der Stirn über den Augenbrauen, der wie »ein Reifen um den Kopf« gefühlt wird, kommt dadurch zustande, daß die Augenbrauen chronisch hochgezogen werden. Man kann auch diesen Zusammenhang an sich selbst erfassen, wenn man längere Zeit hindurch die Augenbrauen hochgezogen hält. Dabei gerät auch die Stirnmuskulatur wie die gesamte Kopfdeckenmuskulatur in eine Dauerspannung. Diese Haltung drückt dauernde ängstliche Erwartung in den Augen aus. Voll entfaltet würde dieser Ausdruck dem schreckhaften Augenaufreißen entsprechen.

Im Grunde gehören die beiden bisher genannten Kopfhaltungssymptome zusammen. Bei jähem Schreck werden die Augen weit aufgerissen *und* gleichzeitig die Schädeldeckenmuskeln angespannt. Es gibt Patienten mit einem Gesichtsausdruck, den man als »hochmütig« bezeichnen möchte. Seine Zerlegung enthüllt ihn als eine Abwehrhaltung gegenüber schreckhafter oder ängstlicher Aufmerksamkeit im Gesicht. Manche Patienten tragen eine »Denkerstirn« zur Schau. Man wird selten einen derartigen Fall finden, der nicht gleichzeitig in seiner Kindheit eine Genie-Phantasie produziert hätte. Sie entstand gewöhnlich als Abwehr von Angstzuständen meist masturbatorischer Natur; dabei entstand aus der schreckhaften Kopfhaltung die »Denkerhaltung«. Bei anderen Fällen wieder sehen wir eine »glatte«, »flache« oder »ausdruckslose« Stirn, als ob der Kranke »auf den Kopf geschlagen« wäre. Angst vor Schlägen auf den Kopf ist regelmäßig das Motiv dieses Ausdrucks.

Weit bedeutsamer und auch häufiger ist die Verkrampfung der *Mund-, Kinn- und Halspartien.* Viele Menschen haben einen maskenartigen Ausdruck im Gesicht. Das Kinn ist vorgeschoben und macht den Eindruck der Breite; der Hals unterhalb des Kinns »lebt nicht«. Die beiden seitlichen Halsmuskeln, die zum Brustbein laufen, treten als dicke Stränge hervor; der Mundboden ist angespannt; derartige Patienten leiden oft an Brechreiz. Ihre Stimme ist gewöhnlich leise, eintönig oder klingt »dünn«. Auch diese Haltung kann man an sich selbst erproben. Man stelle sich vor, daß man einen Weinimpuls zu unterdrücken hätte. Man wird dabei den Mundboden stark anspannen, die ganze Kopfpartie gerät in Dauerspannung, das Kinn wird vorgeschoben und der Mund schmal.

Man wird vergebens versuchen, in diesem Zustand laut und klangvoll zu sprechen. Derartige Zustände erwerben Kinder oft schon in sehr frühem Alter, wenn sie gezwungen sind, heftige Weinimpulse zu unterdrücken. Dauernde Konzentration der Aufmerksamkeit auf eine bestimmte Körperpartie hat stets eine Fixierung der betreffenden Innervation zur Folge. Ist die betreffende Haltung die gleiche, die man auch bei einer anderen Haltung einnimmt, dann entsteht oft eine Verkoppelung beider Funktionen miteinander. So traf ich besonders häufig eine Verkoppelung des *Brechreizes* mit dem *Weinimpuls* an. Die nähere Untersuchung ergibt, daß beide ungefähr die gleiche Mundbodenhaltung bedingen. Es ist völlig aussichtslos, einen Brechreiz zu beheben, wenn man nicht die Spannung des Mundbodens entdeckt. In diesem Falle ist der Brechreiz Folge der Bremsung eines andern Impulses, nämlich des Weinenwollens und -nichtdürfens. Erst die völlige Lösung der Bremsung des Weinens vermag auch das Übelkeitsempfinden, das chronisch ist, zu beseitigen.

Im Bereiche des Kopfes und Gesichts sind von besonderer Bedeutung die Ausdrucksformen der Sprache. Sie sind meist auf Verkrampfungen der Kiefer- und Schlundmuskulatur zurückzuführen. Bei zwei Patienten konnte ich einen heftigen Abwehrreflex am Halse feststellen, der sich prompt einstellte, wenn man die Kehlkopfgegend auch nur leise berührte. In beiden Fällen fanden sich Phantasien, am Hals durch Griff bzw. Schnitt verletzt zu werden.

Der *Gesamtausdruck* des Gesichts ist unabhängig von den einzelnen Partien sehr zu beachten. Wir kennen das depressive Gesicht des Melancholikers. Es ist sonderbar, wie sich ein Ausdruck der Schlaffheit mit schwerster Dauerspannung der Muskulatur verknüpfen kann. Es gibt Menschen mit einem ständig gekünstelt strahlenden Gesicht; es gibt »steife« oder »hängende« Wangen. Die Patienten finden meist selbst den betreffenden Ausdruck, wenn man sie nur auf die Haltung dauernd hinweist und sie ihnen eine Zeitlang genau beschreibt oder nachahmt. Eine Patientin mit »steifen Wangen« sagte: »Meine Wangen sind wie von Tränen schwer«. Verhaltenes Weinen führt leicht zu einer maskenhaften Verkrampfung der Gesichtsmuskulatur. Schon in sehr frühem Alter tritt bei Kindern die Angst vor den Grimassen auf, die sie vorher gern schnitten. Eine Bremsung der entsprechenden Impulse hat zur Folge, daß sie ihr Gesicht steif »in Ordnung« halten.

2. *Die Bauchspannung*

Ich übergehe jetzt die Symptome an der Brust und an den Schultern, weil es vorteilhafter ist, sie erst nach der Besprechung der Haltungen der Bauchmuskulatur zu behandeln. Es gibt keinen neurotisch erkrankten Menschen, der nicht eine »Spannung im Bauch« aufweisen würde. Es hätte wenig Sinn, die Symptome hier aneinanderzureihen und zu beschreiben, ohne ihre Funktion in der neurotischen Erkrankung zu verstehen.
Es erscheint mir heute unbegreiflich, wie es möglich war, Neurosen auch nur einigermaßen zu lösen, ohne die Symptomatik des *plexus solaris* (Sonnengeflecht) zu kennen; so große Bedeutung gewinnt die Bauchspannung in unserer Arbeit. Die Atmungsstörungen bei Neurosen sind Folgesymptome der Bauchspannungen. Man versuche sich vorzustellen, daß man erschreckt wurde oder sich in gespannter Erwartung einer großen Gefahr befindet. Man wird dabei unwillkürlich den Atem einziehen und in dieser Stellung verharren. Da die Atmung nicht völlig aussetzen kann, wird man bald wieder ausatmen, doch die Ausatmung ist nicht komplett, nicht tief, sondern flach; man atmet nicht voll aus, nur in Absätzen, nicht in *einem* Zug. Im Zustande der Erwartungsangst zieht man unwillkürlich die Schultern nach vorne und verharrt in einer krampfhaften Haltung. Gelegentlich werden die Schultern auch hochgezogen. Hält man längere Zeit in dieser Haltung an, dann stellt sich ein Druck in der Stirn ein. Ich behandelte mehrere Patienten, bei denen es mir nicht gelang, den Stirndruck zu beseitigen, ehe ich die ängstliche Erwartungshaltung der Brustmuskulatur entdeckte.
Welche Funktion hat die beschriebene Haltung der »flachen Atmung«? Überblicken wir die Lage der inneren Organe und ihre Beziehung zum Sonnengeflecht (plexus solaris), dann begreifen wir mit einem Schlage, worum es hier geht. Im Schreck wird unwillkürlich eingeatmet; wir denken an das unwillkürliche Einatmen beim Ertrinken, das erst recht den Tod herbeiführt; das Zwerchfell kontrahiert sich und drückt von oben her auf das Sonnengeflecht. Voll verständlich wird die Funktion dieser muskulären Handlung erst dann, wenn man die Ergebnisse der charakteranalytischen Durchforschung früher infantiler Abwehrmechanismen heranzieht. Kinder pflegen dauernde und qualvolle Angstzustände, die sie im Oberbauche empfin-

den, dadurch zu bekämpfen, daß sie den Atem anhalten. Das gleiche tun sie, wenn sie Lustempfindungen im Bauch oder in den Genitalien verspüren und Angst davor haben.
Das Anhalten der Atmung und die Fixierung des Zwerchfells in kontrahiertem Zustand ist wohl einer der ersten und wichtigsten Akte, die den Zweck haben, sowohl Lustempfindungen im Bauch zu unterbinden wie auch die »Bauchangst« im Keim zu ersticken. Zu dieser Atmungshaltung kommt nun die Wirkung der Bauchpresse hinzu. Die vegetativen Empfindungen im Bauch kennt jeder. Man pflegt sie verschieden zu beschreiben. Wir hören Klagen über einen untragbaren »Druck« im Bauch oder Beschwerden über einen Gürtel um den Oberbauch herum der »beengt«. Bei anderen gibt es eine bestimmte Stelle im Bauch, die sehr empfindlich ist. Alle Menschen haben Angst, in den Bauch gestoßen zu werden. Diese Bauchstoßangst wird das Zentrum sehr reichhaltiger Phantasien. Andere fühlen sich oder etwas im Bauch eingeschlossen: »Es ist etwas im Bauch, das nicht rauskommen kann«; »Ich fühle es wie einen Teller im Bauch«; »Mein Bauch ist tot«; »Ich muß meinen Bauch festhalten« etc. etc. Die allermeisten Schwangerschafts- und Geburtsphantasien der Kleinkinder gruppieren sich um ihre vegetativen Bauchempfindungen.
Drückt man mit zwei Fingern etwa 3 cm unterhalb des unteren Endes des Brustknorpels die Bauchdecke langsam ein, ohne den Patienten zu erschrecken, dann bemerkt man früher oder später eine reflexartige Widerstandsspannung oder eine dauernde Resistenz. *Der Bauchinhalt wird geschützt.* Patienten, die über eine chronische Gürtelspannung oder Druckgefühle klagen, zeigen eine bretharte gespannte Oberbauchmuskulatur. Es besteht also ein Druck von vorne gegen den plexus solaris wie durch das Zwerchfell von oben her. Das elektrische Potential der Bauchhaut sinkt, wie ich früher begründete, sowohl bei direktem Druck wie bei tiefem Einatmen um 10 bis 30 MV durchschnittlich ab.
Ich hatte eine Patientin, die am Rande einer schweren melancholischen Erkrankung stand. Sie war vollkommen hart gespannt in der Muskulatur, depressiv und ein Jahr hindurch nicht dazu zu bringen, auch nur die geringste Affektregung zuzulassen. Ich verstand lange nicht, wie sie es bewerkstelligte, schwersten Situationen ohne Affekt zu begegnen. Endlich begann sich die Situation klarzustellen. Bei der geringsten Regung eines Affektes »rückte sie sich im Bauch zurecht«, hielt den Atem an und starrte durchs Fenster wie in weite Ferne. Die Augen bekamen dabei einen leeren, wie nach innen gekehrten Ausdruck. Die Bauchdecke wurde angespannt und die Gesäßbacken eingezogen. Sie sagte später: »Ich mache den Bauch tot, dann spüre ich nichts mehr; sonst hat mein Bauch schlech-

tes Gewissen«. Gemeint war: »Sexuallust *und daher* schlechtes Gewissen.«
Unsere Kinder besorgen die »Absperrung der Gefühle im Bauch« mit Hilfe der Atmung und der Bauchpresse in typischer, allgemeingültiger Weise. Mit dieser Technik der Affektbeherrschung, der universellen Joga-Kulturen, hat die Vegetotherapie schwer zu ringen.
Wie kann die Atemsperre Affekte unterdrücken oder ganz aufheben? Diese Frage war schlechthin entscheidend. Denn es war nun klar, daß die Atembremsung als der physiologische Mechanismus der Affektunterdrückung und Affektverdrängung auch der Grundmechanismus der Neurose überhaupt ist. Eine einfache Überlegung sagte: Das Atmen hat biologisch die Funktion, Sauerstoff (O_2) zuzuführen und Kohlendioxyd (CO_2) aus dem Organismus zu entfernen. Der Sauerstoff der zugeführten Luft bringt die verdauten Nahrungsstoffe im Organismus zur Verbrennung. Verbrennung heißt im chemischen Sinne alles, was an Verbindung von Stoffen mit Sauerstoff vor sich geht. Durch Verbrennung wird Energie erzeugt. Ohne Sauerstoff gibt es keine Verbrennung und daher auch keine Energieproduktion. Im Organismus wird die Energie durch Verbrennung der Nahrungsstoffe erzeugt. Dabei entsteht Wärme und kinetische Energie der Bewegung. Die Bio-Elektrizität wird in diesem Verbrennungsprozeß erzeugt. Bei eingeschränkter Atmung wird weniger Sauerstoff zugeführt, eigentlich nur so viel, als zur Erhaltung des Lebens notwendig ist. Wird weniger Energie im Organismus erzeugt, dann sind die vegetativen Erregungen geringer und daher auch leichter zu bewältigen. Die Atembremsung der Neurotiker hatte also, biologisch betrachtet, die Funktion, die Energieproduktion im Organismus und damit auch die Angstproduktion herabzusetzen.

3. *Der Orgasmusreflex. Eine Krankengeschichte*

Ich wähle zur Darstellung der direkten Lösung der sexuellen (vegetativen) Energien aus den krankhaften muskulären Haltungen einen Fall, bei dem es besonders gut und rasch gelang, die orgastische Potenz herzustellen. Ich möchte voranschicken, daß dieser Fall als Musterfall keinen Anspruch erhebt, die durchschnittlich großen Schwierigkeiten bei der Bewältigung der Orgasmusstörungen vorzuführen.
Ein 27jähriger Mann, Techniker, suchte mich wegen seiner exzessiven Trunksucht auf. Er litt darunter, daß er dem Drange, sich fast täglich schwer zu besaufen, nachgeben mußte; er befürchtete den vollkommenen Ruin seiner Gesundheit und Arbeitsfähigkeit. Wenn er mit seinen Freunden zusammenkam,

war er rettungslos dem Suff hingegeben. Er lebte in einer äußerst unglücklichen Ehe. Seine Frau war eine recht komplizierte Hysterikerin, die ihm das Leben nicht leicht machte: es war sofort zu sehen, daß die Misere seiner Ehe ein wichtiges Motiv der Flucht in den Alkoholismus bildete. Er beklagte sich ferner, daß er »das Leben nicht fühlte«. Trotz der unglücklichen Ehe brachte er es nicht fertig, sich mit einer anderen Frau zu liieren. Seine Arbeit freute ihn nicht, er vollführte sie mechanisch, unlebendig, ohne jedes Interesse. Er behauptete, daß er, wenn das so weiterginge, in Kürze zusammenbrechen müßte. Dieser Zustand dauerte bereits viele Jahre und hatte sich in den letzten Monaten beträchtlich verschlechtert.

Von ernsten pathologischen Eigenheiten fiel auf, daß er keiner Aggression fähig war. Er spürte in sich den Zwang, immer »nett und höflich« zu sein, alles zu bejahen, was die Menschen sagten, auch wenn es sich um völlig entgegengesetzte, einander widersprechende Meinungen handelte. Er litt unter der Oberflächlichkeit, die ihn beherrschte. Er konnte sich keiner Sache, keinem Gedanken, keiner Arbeit wirklich ernst hingeben. Seine arbeitsfreie Zeit verbrachte er in Kaffeehäusern und Restaurants mit öden, nichtssagenden Gesprächen und Witzeleien. Er spürte zwar, daß es sich um eine krankhafte Haltung handelte, doch zu diesem Zeitpunkt war ihm die krankhafte Bedeutung dieser Züge noch nicht voll bewußt. Er litt an der weitverbreiteten Krankheit, die als falsch verstandene kontaktlose Sozialität zum starren Zwang wird und viele Menschen innerlich verödet.

Sein Gesamtwesen fiel dadurch auf, daß er sich unsicher bewegte, forciert breit einherschritt, so daß der Gang etwas Klobiges an sich hatte. Die körperliche Haltung war nicht straff, sondern drückte Ergebenheit aus, als ob er ständig auf der Hut wäre. Sein Gesichtsausdruck war leer und ohne besondere Note. Die Haut des Antlitzes glänzte leicht, war straff gespannt und wirkte wie eine Maske. Seine Stirn schien »flach«. Der Mund wirkte klein, verkrampft und wurde beim Sprechen kaum bewegt; die Lippen waren schmal wie zusammengepreßt. Die Augen waren ausdruckslos.

Trotz dieser offenbar schweren Schädigung seiner vegetativen Beweglichkeit spürte man ein sehr lebhaftes, intelligentes Wesen dahinter. Dem war es wohl auch zuzuschreiben, daß er mit großer Energie die Beseitigung seiner Beschwerden durchzusetzen versuchte.

Die darauf folgende Behandlung dauerte im ganzen $6^1/_2$ Monate bei täglich einstündiger Sitzung. Ich will versuchen, die wichtigsten Etappen des Verlaufs darzustellen:

Gleich in der ersten Sitzung stand ich vor der Frage, ob ich seine psychische Zurückhaltung oder seinen sehr auffallenden

Gesichtsausdruck zuerst zur Lösung vornehmen sollte. Ich entschloß mich, das zweite zu tun und es dem weiteren Gang der Behandlung zu überlassen, wann und in welcher Form ich die Lösung seiner psychischen Zurückhaltung durchführen sollte. Nach konsequenter Beschreibung der verkrampften Haltung seines Mundes stellte sich ein erst schwaches, dann immer stärker werdendes klonisches Zittern der Lippen ein. Er war von der Unwillkürlichkeit dieses Zitterns überrascht und wehrte sich dagegen. Ich forderte ihn auf, jedem Impuls nachzugeben. Die Lippen begannen daraufhin, sich rhythmisch vorzustülpen und in der Vorstülpung wie in einem tonischen Krampf einige Sekunden zu verharren. Dabei nahm sein Gesicht unverkennbar den Ausdruck eines Säuglings an. Der Patient wurde davon überrascht; er wurde ängstlich und fragte mich, wohin denn das führen könnte. Ich beruhigte ihn und ersuchte ihn nur darum, jeder Regung konsequent nachzugeben und mir jede verspürte Hemmung eines Impulses mitzuteilen.

In den nächstfolgenden Sitzungen wurden die verschiedenen Erscheinungen im Gesicht immer deutlicher, und sie weckten allmählich das Interesse des Kranken. Das müßte doch etwas Besonderes zu bedeuten haben, meinte er. Sehr merkwürdig war, daß er dabei psychisch nicht berührt schien, vielmehr nach einer derart klonischen oder tonischen Erregung seines Gesichts ruhig mit mir sprechen konnte. In einer der nächstfolgenden Stunden steigerte sich das Zucken des Mundes zu verhaltenem Weinen. Er stieß dabei Laute aus, die wie das Aufbrechen eines lange verhaltenen schmerzvollen Schluchzens klangen. Meine stete Aufforderung, jeder muskulären Regung nachzugeben, hatte Erfolg. Die beschriebene Aktivität des Gesichts komplizierte sich nunmehr. Sein Mund verzog sich zwar zu einem krampfhaften Weinen; doch dieser Ausdruck löste sich nicht in Weinen auf, sondern ging zu unserer Überraschung in einen verzerrten Wutausdruck über. Dabei verspürte aber der Patient sonderbarerweise nicht die geringste Wut, obgleich er unmittelbar wußte, daß es Wut war.

Wenn sich diese muskulären Aktionen besonders steigerten, so daß das Gesicht blau wurde, dann wurde er ängstlich und unruhig. Er wollte immer wieder wissen, wohin das führte und was wohl mit ihm da geschähe. Ich begann nun, ihn darauf aufmerksam zu machen, daß die Angst vor einem unerwarteten Geschehnis völlig seiner allgemeinen charakterlichen Haltung entsprach, daß er von einer unbestimmten Angst vor Unerwartetem, plötzlich über ihn Hereinbrechendem beherrscht war.

Da ich die konsequente Verfolgung einer einmal in Angriff genommenen körperlichen Verhaltungsweise nicht preisgeben wollte, mußte ich mir erst klar darüber werden, in welcher Beziehung seine muskulären Gesichtsaktionen zu seiner allgemeinen charakterlichen Abwehrhaltung standen. Wäre die muskuläre Verkrampfung nicht so deutlich gewesen, so hätte ich zunächst die charakterliche Abwehr bearbeitet, die sich mir in Form seiner Zurückhaltung darbot. Mir drängte sich nun die Überlegung auf, daß der psychische Konflikt, der ihn beherrschte, offenbar aufgeteilt war. Die Abwehrfunktion war in diesem Zeitpunkt von seiner allgemeinen psychischen Zurückhaltung ausgeübt, während das, *was* er abwehrte, also die vegetative Erregung, sich in den Muskelaktionen des Gesichts erschloß. Rechtzeitig genug fiel mir ein, daß ja schon in der muskulären Haltung nicht nur der abgewehrte Affekt, sondern auch die Abwehr repräsentiert war. Die Kleinheit und Verkrampftheit seines Mundes konnte ja nichts anderes sein als der Ausdruck des *Gegenteils*, des *vorgestülpten*, zuckenden, weinenden Mundes. Mir lag nun daran, das Experiment der Zerstörung der Abwehrkräfte nicht von der psychischen, sondern von der muskulären Seite her konsequent durchzuführen.

Ich bearbeitete also sämtliche Muskelhaltungen des Gesichts, von denen ich annehmen durfte, daß sie Verkrampfungen, das heißt hypertonische Abwehr der entsprechenden muskulären Aktionen darstellten. Es dauerte einige Wochen, bis sich die Aktionen der Gesichts- und der Halsmuskulatur zu folgendem Bild steigerten: Die Verkrampfung des Mundes wich zunächst einem klonischen Zucken und ging dann in ein Mundspitzen über. Dieses Mundspitzen löste sich in ein Weinen auf, das aber nicht voll ausbrach. Das Weinen wieder machte einer ungeheuer starken Wutreaktion im Gesichte Platz. Dabei verzerrte sich der Mund, die Kiefermuskulatur wurde bretthart gespannt, die Zähne knirschten. Es kamen weitere Ausdrucksbewegungen hinzu. Der Patient richtete sich auf dem Sofa halb auf, schüttelte sich vor Wut, hob die Faust an der bretthart gespannten rechten Hand wie zu einem Faustschlag hoch, *ohne jedoch den Schlag auszuführen.* Dann sank er ermattet zurück, weil ihm der Atem ausgegangen war; das Ganze löste sich in wimmerndes Weinen auf. Diese Aktionen drückten »ohnmächtige Wut« aus, wie sie oft von Kindern Erwachsenen gegenüber erlebt wird.

Nachdem der Anfall abgeklungen war, sprach er seelenruhig, als ob nichts geschehen wäre, über das Vorgefallene. Es war klar: An irgendeiner Stelle mußte die Verbindung zwischen seiner vegetativen muskulären Erregung und der psychischen Empfindung dieser Erregung unterbrochen sein. Ich besprach mit ihm natürlich ständig nicht nur die Folge und den Inhalt seiner muskulären Aktionen, sondern auch die merkwürdige Erscheinung seiner psychischen Verschlossenheit demgegenüber. Was uns beiden besonders auffiel, war, daß er trotz der psychischen Unangegriffenheit unmittelbar die Funktion und den

Sinn seiner Anfälle begriff. Ich brauchte sie ihm gar nicht zu deuten. Im Gegenteil, er überraschte mich immer wieder durch Aufklärungen über seine Anfälle, die ihm *unmittelbar evident* waren. Dieser Tatbestand war sehr erfreulich. Ich erinnerte mich an die vielen Jahre mühevoller Symptomdeutungsarbeit, in denen man aus Einfällen oder aus Symptomen eine Wut oder eine Angst erschloß und dann durch Monate und Jahre versuchte, sie dem Kranken auch nur einigermaßen nahezubringen. Wie selten und wie wenig effektiv gelang es doch damals, über ein bloß intellektuelles Verständnis hinauszukommen. Ich durfte mich also freuen, daß der Kranke ohne jede Erklärung meinerseits ganz unmittelbar den Sinn seiner Aktion spürte. Er wußte, daß er eine ungeheure Wut zum Ausdruck brachte, die er jahrzehntelang in sich verschlossen hatte. Die psychische Gefühlssperre fiel, als ein Anfall die Erinnerung an seinen älteren Bruder, der ihn als Kind sehr beherrscht und malträtiert hatte, hervorrief.

Er verstand nun ganz von selbst, daß er damals seine Wut gegen seinen Bruder, der von seiner Mutter besonders geliebt worden war, unterdrückt hatte. Er entwickelte zur Abwehr eine Nettigkeit und eine Liebe zum Bruder, die mit seinen wahren Empfindungen in heftigstem Streite standen. Er hatte sich's mit der Mutter nicht verderben wollen. Die Wut nun, die damals nicht zum Ausbruch gekommen war, stieg jetzt in den Aktionen auf, als ob die Jahrzehnte ihr nichts hätten anhaben können.

An dieser Stelle müssen wir einen Augenblick verweilen und uns die psychische Situation klarmachen, mit der wir es hier zu tun haben. Analytiker, die die alte Symptomdeutungstechnik ausüben, wissen, daß sie an den psychischen Erinnerungen angreifen und es mehr oder minder dem Zufall überlassen müssen, ob

1) auch die entsprechenden Erinnerungen an frühere Erlebnisse auftauchen,

2) die auftauchenden Erlebnisse auch tatsächlich diejenigen sind, an denen sich die heftigsten und für das künftige Leben wesentlichsten Erregungen entfacht hatten.

In der Vegetotherapie bringt dagegen das vegetative Verhalten notwendigerweise die Erinnerung hervor, die für die Entwicklung des neurotischen Charakterzugs entscheidend war.

Es ist bekannt, daß der Angriff von den psychischen Erinnerungen allein her diese Aufgabe in einem höchst unvollständigen Maße leistet; man erkennt, daß sich die Mühe an Zeit und Energie nicht lohnt, wenn man am Ende einer jahrelangen Behandlung dieser Art die Veränderung des Patienten betrachtet. Die Fälle, bei denen es gelingt, unmittelbar an die muskuläre Bindung der vegetativen Sexualenergie heranzukommen, produzieren den Affekt, ehe sie wissen, um welchen Affekt es sich handelt. Dazu kommt ferner, daß sich die Erinnerung an das Erlebnis, das den Affekt zuerst produzierte, automatisch ohne jede Bemühung nachträglich einstellt; wie etwa in unserem Fall die Erinnerung an die Situation mit dem Bruder, der von der Mutter vorgezogen wurde. Auf diesen Tatbestand kann nicht eindringlich genug hingewiesen werden; er ist ebenso wichtig wie typisch: Es ist nicht so, daß eine Erinnerung unter Umständen einen Affekt nach sich zieht, sondern die Konzentration einer vegetativen Erregung und deren Durchbruch reproduziert die Erinnerung. Freud betonte immer, daß man in der Analyse nur mit »Abkömmlingen des Unbewußten« zu tun hätte, daß sich das Unbewußte wie ein »Ding an sich« verhalte, das heißt, nicht wirklich faßbar wäre. Diese Behauptung war richtig, doch nicht absolut. Wir müssen hinzufügen, daß mit der damals ausgeübten Methode das Unbewußte nur in seinen Abkömmlingen zu erschließen und nicht in seiner eigentlichen Gestalt zu fassen war. Heute gelingt es uns, mit dem direkten Angriff auf die Bindung der vegetativen Energie, das Unbewußte nicht in seinen Abkömmlingen, sondern in seiner Wirklichkeit zu erfassen. Unser Patient erschloß nicht etwa aus verschwommenen, wenig affektbesetzten Einfällen seinen Haß gegen den Bruder, sondern er benahm sich so, wie er sich damals in der Situation hätte benehmen müssen, wenn seinem Haß gegen den Bruder nicht die Angst vor dem Verlust der Mutterliebe entgegengestanden hätte. Mehr: wir wissen, daß es kindliche Erlebnisse gibt, die niemals bewußt geworden waren. Aus der späteren Analyse unseres Patienten geht hervor, daß ihm wohl intellektuell sein Neid auf den Bruder bewußt gewesen war, niemals jedoch das Ausmaß und die Intensität der Wut, die er in Wirklichkeit in sich mobilisiert hatte. Nun ist, wie wir wissen, ein psychisches Erlebnis in seinen Wirkungen nicht durch seinen Inhalt bestimmt, sondern durch das Maß an vegetativer Energie, das durch dieses Erlebnis mobilisiert wird. Bei der Zwangsneurose etwa sind sogar Inzestwünsche bewußt, aber wir behaupten dennoch, daß sie »unbewußt« wären, denn sie haben ja den Affektgehalt verloren; und wir haben alle erfahren, daß es bei der Zwangsneurose auf die übliche Art nicht gelingt, den Inzestwunsch anders als in intellektueller Form bewußt zu machen. Das bedeutet aber in Wahrheit, daß die Behebung der Verdrängung *nicht* gelang. Um das Gesagte zu illustrieren, wenden wir uns den weiteren Vorkommnissen in dieser Behandlung zu.

Je intensiver die muskulären Aktionen des Gesichts wurden, desto mehr breitete sich die körperliche Erregung, noch immer unter vollkommener Absperrung von der psychischen Bearbeitung, gegen Brust und Bauch hin aus. Nach einigen Wochen

berichtete der Patient, daß er im Verlaufe der Zuckungen der Brust, besonders aber wenn sich diese lösten, »Strömungen« nach dem Unterbauch hin verspürte. In diesen Tagen zog er von seiner Frau weg in der Absicht, sich mit einer anderen Frau zu liieren. Doch im Verlaufe der nächsten Wochen zeigte es sich, daß die beabsichtigte Liierung ausblieb. Das fiel dem Kranken zunächst gar nicht auf. Erst als ich ihn darauf aufmerksam machte, versuchte er nach einigen harmlos scheinenden Erklärungen, sich dafür zu interessieren; doch man merkte deutlich, daß er einer inneren Sperrung unterworfen war, diese Frage auch wirklich affektiv zu behandeln. Da es in der charakteranalytischen Arbeit nicht üblich ist, Themen, auch wenn sie sehr aktuell sind, zu behandeln, wenn der Kranke nicht von selbst mit voller Affektivität dazu gelangt, schob ich die Angelegenheit auf und verfolgte weiter die Linie, die die Ausbreitung seiner muskulären Aktionen mir vorschrieb.
Der tonische Krampf bretthart werdender Muskulatur breitete sich also auf Brust und Oberbauch aus. Es war, als ob ihn in solchen Anfällen eine innere Kraft gegen seinen Willen von der Unterlage weg hob und hochhielt. Es war eine ungeheure Anspannung der Bauchdecken- und Brustmuskulatur. Es dauerte ziemlich lange, bis ich verstand, weshalb eine weitere Ausbreitung nach unten ausblieb. Ich hatte erwartet, daß die vegetative Erregung nunmehr vom Bauch her auf das Becken übergreifen würde, doch das blieb aus. An dessen Stelle traten lebhafte klonische Zuckungen der Beinmuskulatur und eine ungeheuere Steigerung des Patellarreflexes auf. Zu meinem größten Erstaunen teilte mir der Patient mit, daß er die Zuckungen der Beinmuskulatur äußerst angenehm empfand. Ich mußte dabei unwillkürlich an die epileptischen Klonismen denken und fand meine Auffassung bestätigt, daß es sich bei den epileptischen und epileptiformen Muskelzuckungen um Angstlösungen handelt, die nur angenehm (*lustvoll*) empfunden werden können. Es gab Zeiten in der Behandlung meines Kranken, in denen ich nicht ganz sicher war, ob ich nicht eine richtige Epilepsie vor mir hatte. Äußerlich zumindest waren die Anfälle des Patienten, die tonisch anfingen und sich gelegentlich klonisch auflösten, nur sehr wenig von den epileptischen Anfällen zu unterscheiden. Ich hebe hervor, daß in diesem Stadium nach etwa dreimonatiger Behandlung die Muskulatur des Kopfes, der Brust und des Oberbauches mobilisiert waren, ebenso die der Beine, besonders Knie- und Oberschenkelmuskulatur. Unterbauch und Becken waren und blieben unbewegt. Auch die Spaltung zwischen den muskulären Aktionen und ihrer Wahrnehmung durch das Ich hielt sich konstant. Der Patient wußte vom Anfall. Er konnte dessen Bedeutung erfassen, aber er spürte den Affekt des Anfalls nicht. Die Hauptfrage war nun wie

früher: Was steht dazwischen? Es wurde immer klarer, daß der Patient sich dagegen wehrte, das Ganze in allen seinen Teilen zu erfassen. Wir wußten beide: *Sein Ich war sehr vorsichtig.* Die Vorsicht äußerte sich nicht nur in seiner psychischen Haltung. Nicht nur darin, daß er mit seiner Nettigkeit und seiner Anpassung an die Erfordernisse der Arbeit immer nur bis zu einer bestimmten Grenze ging und sich irgendwie abweisend oder kalt machte, wenn die Arbeit bestimmte Grenzen überschritt. Diese »Vorsicht« war auch in seiner muskulären Aktivität enthalten, also sozusagen doppelt festgehalten. Er selbst beschrieb und erfaßte den Tatbestand in der Weise, daß er einen Knaben darstellte, den ein Mann verfolgte und prügeln wollte. Dabei machte er einige ausweichende Schritte, sah ängstlich nach hinten und zog das Gesäß nach vorn, wie um es dem Verfolger zu entziehen. In üblicher analytischer Sprache hätte man da gesagt: Hinter dem Prügeln steht wohl die Angst vor dem homosexuellen Angriff. Der Patient war tatsächlich etwa 1 Jahr in einer Symptomdeutungsanalyse gewesen, in der ständig seine passive Homosexualität gedeutet worden war. »An sich« war das richtig gewesen, doch vom Standpunkt der heutigen Einsichten muß man sich sagen, daß dieses Deuten keinen Sinn gehabt hatte; denn wir sehen, was alles bisher im Patienten einer wirklich affektiven Erfassung dieses Tatbestandes widersprach: seine charakterliche Vorsicht und die muskuläre Bindung seiner Energie, die ja noch lange nicht gelöst waren. Ich fing nun an, seine Vorsicht nicht vom Psychischen her, wie ich sonst in der Charakteranalyse es zu tun pflege, sondern vom Körperlichen her zu behandeln; so zum Beispiel zeigte ich ihm immer wieder, daß er zwar seine Wut in seinen muskulären Aktionen zum Ausdruck brachte, aber niemals die Aktion fortsetzte, niemals die geballte und erhobene Faust auch wirklich niedersausen ließ. Es zeigte sich einige Male, daß in dem gleichen Augenblick, wenn die Faust aufs Sofa niedersausen wollte, die Wut verschwunden war. Ich konzentrierte nunmehr die Arbeit auf die Bremsung der Vollendung der muskulären Aktion, immer von dem Gesichtspunkt geleitet, daß er in dieser Bremsung eben seine Vorsicht zum Ausdruck brachte. Nach einigen Stunden konsequenter Bearbeitung der Abwehr der muskulären Aktion fiel ihm plötzlich folgende Episode aus seinem 5. Lebensjahr ein: Als kleiner Junge wohnte er an einem felsigen Strand, der steil zum Meere abfiel. Er war äußerst lebhaft und damit beschäftigt, am Rande des Felsens ein Feuer anzulegen, und spielte derart selbstvergessen damit, daß er in Gefahr stand, ins Meer zu stürzen. Die Mutter erschien in der Türe des einige Meter entfernten Hauses, erblickte, was er tat, erschrak und versuchte ihn vom Felsen wegzubringen. Sie kannte ihn als motorisch äußerst lebhaften Jungen und war gerade deshalb sehr ängstlich. Sie lockte ihn nun mit den freundlichsten Tönen und mit Versprechungen, ihm Süßigkeiten zu geben, an sich heran. Als er dem nachgab, verprügelte sie ihn furchtbar. Dieses Erlebnis hatte auf ihn einen großen Eindruck gemacht, doch jetzt verstand er es im Zusammenhang mit seiner abwehrenden Haltung Frauen gegenüber und seiner Vorsicht, die er in der Behandlung darbot. Doch damit war die Sache nicht erledigt. Die Vorsicht blieb, wie sie war. Eines Tages erzählte er in der Pause zwischen zwei Anfällen humorvoll folgenden Tatbestand. Er war ein begeisterter Forellenfänger. Er beschrieb die Lust beim Forellenfangen sehr eindrucksvoll; er vollführte die entsprechenden Bewegungen, beschrieb, wie man die Forelle erblickt, wie man die Angel auswirft; er hatte dabei einen ungeheuer gierigen, fast sadistischen Ausdruck im Gesicht. Es fiel auf, daß er zwar den gesamten Vorgang genau beschrieb, doch ein Detail ausließ, nämlich den Augenblick, in dem die Forelle in die Angel hineinbeißt. Ich verstand den Zusammenhang, sah jedoch, daß ihm die Auslassung nicht auffiel. In üblicher analytischer Technik hätte man ihm den Zusammenhang mitgeteilt oder ihn dazu ermuntert, ihn selbst zu erfassen. Doch mir lag gerade daran, das Nichtschildern des Gefangenwerdens und die Motive der Auslassung zunächst herauszubekommen. Es dauerte ungefähr vier Wochen, bis sich Folgendes abspielte: Die Zuckungen im Körper verloren immer mehr den krampfhaften tonischen Charakter. Auch der Klonus wurde geringer, und es traten eigenartige *Zuckungen am Bauch auf*; sie waren mir nicht neu, denn ich hatte sie bei vielen anderen Patienten gesehen, doch nicht in dem Zusammenhang, der sich mir nun erschloß. *Der Oberkörper zuckte nach vorn, die Mitte des Bauches blieb ruhig, und der Unterkörper zuckte gegen den Oberkörper hin.* In solchen Anfällen richtete sich der Patient plötzlich halb auf, während der Unterkörper nach oben fuhr. Das Ganze war eine *organische, einheitliche* Bewegung. Es gab Stunden, in denen sie unausgesetzt erfolgten. Abwechselnd mit diesen Zuckungen des Gesamtkörpers traten Strömungsempfindungen im Körper auf, besonders in den Beinen und im Bauch, die er als angenehm empfand. Die Mund- und Gesichtshaltung veränderte sich ein wenig; in einem solchen Anfall bekam sein Gesicht völlig den Ausdruck eines Fisches. Der Patient sagte unaufgefordert, noch ehe ich ihn darauf aufmerksam gemacht hatte: »Ich fühle mich wie ein Urtier« und bald danach »Ich fühle mich wie ein Fisch«. Was lag also vor? Ohne eine Ahnung davon zu haben, ohne einen Zusammenhang durch Assoziationen erarbeitet zu haben, stellte der Patient in seinen Körperbewegungen einen — offenbar gefangenen — zappelnden Fisch dar. In analytischer Deutungssprache ausgedrückt, würde man sagen: Er »agierte«

die gefangene Forelle. Es war alles vorhanden, um dem Ausdruck zu verleihen. Der Mund war krampfhaft nach vorne gestreckt, starr und verzerrt. Der Körper zuckte von den Schultern bis zu den Beinen. Der Rücken war bretthart. Nicht ganz verständlich war in dieser Phase, daß der Patient beim Zucken eine Zeitlang auch die Arme wie in einer Umarmung mit einer Person nach vorne schlug. Ich erinnere nicht mehr, ob ich den Patienten auf den Zusammenhang mit der Forellengeschichte aufmerksam machte, oder ob er es selbst erfaßte (es ist in diesem Zusammenhang auch nicht sehr wichtig); doch er fühlte den Zusammenhang *unmittelbar* und hatte nicht den geringsten Zweifel daran, daß er sowohl den Forellenfänger wie die Forelle darstellte. Natürlich hatte das Ganze eine unmittelbare Beziehung zu den Enttäuschungen an der Mutter. Sie hatte ihn als Kind von einem bestimmten Zeitpunkt an vernachlässigt, schlecht behandelt, oft geschlagen. Es war oft passiert, daß er von ihr etwas sehr Schönes, Gutes erwartet hatte und daß das gerade Gegenteil davon eintraf. Seine Vorsicht wurde nun begreiflich. Er vertraute niemand, er wollte sich nicht fangen lassen. Es war der tiefste Grund seiner Oberflächlichkeit, seiner Angst vor Hingabe, sachlicher Verpflichtung etc. Als wir diesen Zusammenhang aufarbeiteten, veränderte sich sein Wesen in einer auffallenden Weise. Seine Oberflächlichkeit wich, er wurde ernst. Der Ernst trat ganz plötzlich in einer Stunde auf. Der Patient sagte wörtlich folgendes: »Ich verstehe nicht; es ist alles plötzlich so todernst geworden.« Er hatte also nicht etwa die ernsthafte Gefühlshaltung aus einer bestimmten Zeit der Kindheit erinnert, sondern er veränderte sich tatsächlich vom Oberflächlichen zum Ernsthaften. Es wurde klar, daß seine krankhafte Beziehung zu Frauen, das heißt seine Angst, sich mit Frauen zu liieren, sich Frauen hinzugeben, mit dieser charakterlichen, *strukturgewordenen Angst zusammenhing.* Er war ein sehr umworbener Mann und hatte dennoch merkwürdig wenig Gebrauch davon gemacht.

Von nun an verstärkten sich die körperlichen Strömungsempfindungen zunächst im Bauch, dann auch in den Beinen und im Oberkörper zusehends und rasch. Er beschrieb die Empfindungen nicht nur als Strömen, sondern auch als wollustvoll, »süßlich«. Dies war besonders dann der Fall, wenn er seine Bauchzuckungen stark, lebhaft und rasch aufeinanderfolgend produziert hatte.

An dieser Stelle müssen wir einen Augenblick verweilen, um uns die Situation klarzumachen, in der sich der Patient befand.

Die Bauchzuckungen waren nichts anderes als der Ausdruck davon, daß die tonische Spannung der Bauchdeckenmuskulatur sich löste. Das Ganze arbeitete wie ein Reflex. Wenn man leicht auf die Bauchdecke schlug, löste sich das Zucken sofort aus.

Nach einigen Zuckungen war die Bauchdecke weich und tief eindrückbar; vorher war sie hart gespannt und zeigte eine Erscheinung, die ich noch unverbindlich die *Bauchabwehr* nennen möchte. Sie ist an ausnahmslos allen neurotisch erkrankten Menschen festzustellen, wenn man die Kranken tief ausatmen läßt und dabei die Bauchdecke an der Öffnung der beiden Rippenbogen etwa 3 cm unterhalb des Endes des zentralen Brustknorpels leicht eindrückt; dann verspürt man entweder eine heftige Resistenz im Innern des Bauches, oder aber die Kranken äußern Schmerz ähnlich dem beim Druck auf den Hoden. Ein Blick auf die Lage der Baucheingeweide und des Plexus solaris, des Sonnengeflechts des vegetativen Nervensystems, zeigt uns im Zusammenhang mit noch weiter zu nennenden Erscheinungen, daß die Bauchspannung die Funktion hat, den Plexus solaris zu umschließen. Es ist *ein Druck, der von der Bauchdekke her auf den Plexus ausgeübt wird.* Die gleiche Funktion erfüllt das *gespannte und tiefgestellte Zwerchfell.* Auch dieses Symptom ist typisch. *Ausnahmslos bei allen einigermaßen neurotisch erkrankten Menschen kann man eine tonische Kontraktur des Zwerchfells feststellen;* sie drückt sich darin aus, daß die Patienten *flach und nur abgehackt ausatmen können.* Bei der Ausatmung wird das Zwerchfell hochgehoben, es verändert sich der Druck auf die darunterliegenden Organe, darunter auch auf den Plexus solaris. Mit der Lockerung des Zwerchfells und der Bauchdeckenmuskulatur ist offenbar eine Befreiung des vegetativen Geflechts von dem auf ihm lastenden Druck verbunden. Das äußert sich darin, daß sich dann ein Empfinden einstellt, wie man es beim Schaukeln, beim Fahrstuhlabwärtsfahren und beim Fallen im Oberbauch empfindet. Ich muß aufgrund meiner Erfahrungen annehmen, daß es sich hier um eine äußerst wichtige Erscheinung handelt. Die allermeisten Patienten erinnern, daß sie als Kinder sich darin geübt haben, diese Empfindungen im Oberbauch, die bei Wut oder Angst besonders intensiv auftreten, niederzuhalten und zu unterdrücken; sie *lernen es spontan in der Weise, daß sie den Atem anhalten und den Bauch einziehen.* Das Verständnis der Solarisspannung ist für das des weiteren Verlaufs der Behandlung unseres Patienten unerläßlich. Was nunmehr folgte, stand durchaus im Einklang mit der oben beschriebenen Annahme und bestätigte sie. Je intensiver ich den Patienten die Haltung der Muskulatur in der oberen Bauchgegend beobachten und beschreiben ließ, desto intensiver wurden die Zuckungen, desto stärker wurden die Strömungsempfindungen nach dem Aufhören der Zuckung, desto mehr breiteten sich die wellenförmigen, schlangenartigen Bewegungen des Körpers aus. Doch das Becken blieb noch immer steif, bis ich daranging, dem Kranken die Verkrampfung der Beckenmuskulatur bewußt zu machen. Bei den Zuckungen stieß der gesamte Unterkörper nach vorn. Das Becken blieb dabei ruhig. Ich forderte nun den Kranken auf, die Hemmung, die das Becken behinderte, zu beachten. Es dauerte ungefähr zwei Wochen, bis er seine muskuläre Bremsung im Becken vollkommen erfaßt und die Hemmung überwunden hatte. Er lernte es allmählich, das Becken in die Zuckung miteinzubeziehen. *Nun trat auch im Genitale ein Strömungsempfinden auf, das er vorher nie gekannt hatte.* Er bekam in der Stunde Gliedsteifungen und hatte den mächtigen Impuls, zur Ejakulation zu gelangen. *Die Zuckungen des Beckens, des Oberkörpers und des Bauches waren nunmehr die gleichen, die man im orgastischen Klonus produziert und erlebt.* Von nun an konzentrierte sich die Arbeit darauf, die Haltung des Patienten beim Geschlechtsakt genauestens beschreiben zu lassen. Es stellte sich heraus, was man nicht nur bei allen Neurotikern, sondern bei der überwiegenden Mehrzahl aller Menschen beiderlei Geschlechts findet: *Die Bewegung im Geschlechtsakt ist künstlich forciert, ohne daß die Betreffenden es wissen.* Bewegt wird gewöhnlich nicht das Becken für sich, sondern Bauch, Becken und Oberschenkel in einem Stück. Das entspricht nicht der natürlichen vegetativen Beckenbewegung beim Geschlechtsakt, sondern ist im Gegenteil eine Bremsung des orgastischen Reflexes. Sie ist willkürlich im Gegensatz zum reflektorischen Akt. Sie hat die Funktion, die orgastische Strömungssensation im Genitale herabzusetzen oder gänzlich zu unterbinden. Von diesen Erfahrungen ausgehend, konnte ich nun mit dem Patienten rasch vorwärtskommen. Es zeigte sich, daß er den Beckenboden ständig hochgespannt hielt. Erst bei diesem Fall verstand ich einen Irrtum, dem ich vorher verfallen war. Ich hatte bis dahin bei den Versuchen, die orgastischen Hemmungen zu beseitigen, wohl die Kontraktur des Beckenbodens behandelt und zu lösen versucht, doch es hatte sich mir immer wieder der Eindruck aufgedrängt, daß das nicht genügte, daß das Ergebnis irgendwie unvollständig war. Jetzt begriff ich: *Das Zwerchfell drückte auf den Plexus von oben, die Bauchdecken drückten von vorne und die Kontraktion des gesamten Beckenbodens hatte den Zweck, von unten her den Bauchraum erheblich zu verengen.* Auf die Bedeutung dieser Tatbestände für die Verursachung und Festhaltung neurotischer Situationen komme ich später zurück.

Nach einigen weiteren Wochen gelang die Lösung der muskulären Panzerung des Patienten vollkommen. In dem Maße, in dem sich die strömenden Empfindungen im Genitale verstärkten, nahmen die isolierten Bauchzuckungen ab. Die Ernsthaftigkeit seines Gefühlslebens wuchs. In diesem Zusammenhang erinnerte er ein Erlebnis etwa im zweiten Lebensjahre.

Er ist allein mit der Mutter in einem Sommeraufenthaltsort. Es ist helle Sternennacht. Die Mutter schläft und atmet tief; von draußen her hört er den regelmäßigen Wellenschlag des Meeres. Es war die gleiche tiefernste, etwas traurig-wehmütige Stimmung, die er jetzt verpürte. Wir dürfen sagen, er erinnerte eine der Situationen aus der allerfrühesten Kindheit, in denen er seine vegetative (orgastische) Sehnsucht noch zugelassen hatte. Nach der Enttäuschung an der Mutter, die in seinem fünften Lebensjahr sich vollzog, kämpfte er gegen sein vegetatives Vorleben an, wurde kalt, oberflächlich, kurz, er entwickelte den Charakter, den er zu Beginn der Analyse darbot. Von nun an verstärkte sich das Gefühl eines »sonderbaren Kontaktes mit der Welt«. Er versicherte mir die völlige Identität des Gefühlsernstes, der ihn jetzt beherrschte, mit dem Empfinden, das er als ganz kleines Kind bei der Mutter, besonders in jener Nacht gehabt hatte. Er beschrieb es wie folgt: »Ich bin wie mit der Welt unmittelbar verbunden. Es ist, als ob alles in mir und außerhalb von mir schwingen würde. Es ist, als ob alle Reize viel langsamer wie in Wellen herauskämen. Es ist wie eine schützende Hülle um ein Kind herum. Es ist unglaublich, wie ich die Tiefe der Welt jetzt spüre.« Ich brauchte ihm nicht erst mitzuteilen, weil er es spontan erfaßte: *Die Verbundenheit mit der Mutter ist dieselbe wie die mit der Natur.* Die Gleichsetzung von Mutter und Erde oder Weltenraum erhält einen tieferen Sinn, wenn man sie von dem vegetativen Gleichklang von Ich und Welt her begreift.

An einem der nächsten Tage erlebte der Patient einen schweren Angstanfall. Er fuhr mit schmerzhaft aufgesperrtem Mund auf; auf der Stirn standen Schweißtropfen; seine Muskulatur war bretthart gespannt. Er halluzinierte ein Tier, einen Affen; dabei hatte seine Hand völlig die Haltung einer gekrümmten Affenhand, und er stieß Töne hervor, aus der Tiefe der Brust, »wie ohne Stimmbänder« sagte er nachher. Es war ihm, als wenn ihm jemand ganz nahe kam und ihn bedrohte. Dann rief er wie in Trance »sei nicht böse, ich will ja nur saugen«. Der Angstanfall klang ab, der Patient beruhigte sich, und in den weiteren Stunden arbeiteten wir es durch. Dabei erinnerte er unter vielem anderen, daß er etwa zwei Jahre alt — erfaßbar durch eine bestimmte Wohnungssituation — Brehms Tierleben zum ersten Mal gesehen hatte. Er erinnerte nicht, damals die gleiche Angst produziert zu haben. Doch die Angst entsprach zweifellos dem damaligen Erleben: *Er hatte einen Gorilla* mit großer Bewunderung und großem Erstaunen betrachtet.

Die damals nicht zur Entwicklung gekommene Angst hatte ihn dennoch das ganze Leben lang beherrscht. Jetzt war sie zum Ausbruch gekommen. Der Gorilla stellte den Vater dar, die bedrohende Gestalt, die ihn am Saugen verhindern wollte. Seine Beziehung zur Mutter war also fixiert geblieben und in Form der saugenden Mundbewegungen gleich im Anfang der Behandlung durchgebrochen, doch erst nach Durcharbeitung seiner gesamten muskulären Panzerung wurde sie ihm spontan verständlich. Es war nicht notwendig, fünf Jahre lang an Hand von Erinnerungsspuren nach dem Saugeerlebnis aus jener Zeit zu suchen. Er war aktuell in der Behandlung ein Säugling mit dem Gesichtsausdruck eines solchen und den erlebten Ängsten.

Ich kann nun die Schilderung abkürzen. Nach Lösung seiner Enttäuschung durch die Mutter und seiner konsequenten Hingabeangst, steigerte sich die genitale Erregung rasch. Es dauerte nur wenige Tage, da lernte er eine hübsche junge Frau kennen, mit der er sich leicht und widerspruchslos befreundete. Nach dem zweiten oder dritten Akt kam er strahlend in die Behandlung und berichtete ganz erstaunt, daß sich das Becken dabei »so merkwürdig *von selbst*« bewegt hätte. Es zeigte sich bei der genauen Darstellung, daß er noch eine leichte Bremsung im Augenblicke des Samenergusses hatte. Doch da die Beckenbewegung gelöst war, kostete es nur wenig Mühe, auch diesen letzten Rest zu beseitigen. Es kam nunmehr darauf an, daß er im Augenblicke des Samenergusses nicht stoppte, sondern sich voll der vegetativen Motorik hingeben konnte. Er zweifelte keinen Augenblick daran, daß die Zuckungen, die er in der Behandlung produziert hatte, nichts anderes gewesen waren als die *verhaltenen vegetativen orgastischen Koitusbewegungen.* Der Reflex war jedoch, wie sich später herausstellte, nicht völlig störungsfrei zur Entwicklung gekommen. Die Zuckungen waren noch ruckartig; es bestand eine starke Scheu, den Kopf nach hinten sinken zu lassen, also die Hingabehaltung einzunehmen. Es dauerte nicht lange, bis der Patient das Sträuben gegen einen weichen harmonischen Ablauf der Bewegung aufgab. Jetzt löste sich der Rest seiner Störung, der vorher nicht so deutlich hervorgetreten war. Die harte stoßartige Form in der Zuckung ging einher mit einer psychischen Haltung, die besagte: »Ein Mann ist hart und unnachgiebig, jede Hingabe ist weiblich.« Im Anschluß an diese Erkenntnis löste sich sein alter infantiler Konflikt mit seinem Vater. Er fühlte sich einerseits durch seinen Vater geborgen und beschützt. Er konnte, wie schwierig auch Situationen sein mochten, sich darauf verlassen, daß ihm der »Rückzug« ins väterliche Heim freistünde. Doch gleichzeitig strebte er nach Selbständigkeit und Unabhängigkeit vom Vater; er empfand seine Schutzbedürftigkeit als weiblich und wollte sich davon freimachen. So standen das Selbständigkeitsstreben und das passiv-feminine Schutzbedürfnis einander gegenüber. Beide waren *in der Form* des Orgasmusreflexes gegeben. Die Lösung des psychischen Konfliktes erfolgte Hand in Hand mit der Beseitigung der harten stoßartigen Form des Reflexes und dessen Entlarvung als einer Abwehr der weichen hingebenden Bewegung. Als er die Hingabe im Reflex selbst erlebte, ergriff ihn tiefe Bestürzung: »Ich hätte nie gedacht«, sagte er, »daß auch ein Mann sich hingeben kann. Ich habe es immer für ein weibliches Geschlechtsmerkmal gehalten.« Derart war seine eigene abgewehrte Weiblichkeit verknüpft mit der natürlichen Form der orgastischen Hingabe, wodurch die letzte gestört wurde. Es ist interessant, wie in der Struktur dieses Kranken sich die gesellschaftliche doppelte Moral widergespiegelt und verankert hatte. Auch in der offiziellen gesellschaftlichen Anschauung ist Hingabe mit Weib-sein und unnachgiebige Härte mit Männlichkeit gefühlsmäßig verknüpft. In der gesellschaftlichen Ideologie ist es unvorstellbar, daß ein selbständiger Mensch sich hingeben und ein hingebender Mensch selbständig sein könne. So wie die Frauen aus dieser Gleichsetzung heraus gegen ihre Weiblichkeit protestieren und männlich sein wollen, so wehren sich die Männer gegen ihren natürlichen geschlechtlichen Rhythmus aus Angst, weiblich zu erscheinen; – und daraus schöpft wieder die verschiedene Anschauung des Sexuellen bei Mann und Frau ihre scheinbare Berechtigung.

Im Verlaufe der nächsten Monate vervollständigte sich jeder Zug im Umschwung seines Wesens. Er hörte auf, maßlos zu trinken, versagte sich jedoch den Alkohol gelegentlich in Gesellschaft nicht. Er vermochte die Beziehung zu seiner Frau zunächst in eine brauchbare Richtung zu bringen, liierte sich glücklich mit einer anderen Frau, und er nahm vor allem interessiert und begeistert eine neue Arbeit auf.

Die Oberflächlichkeit war vollkommen gewichen. Er war nicht mehr imstande wie früher, in Gasthäusern öde Gespräche zu führen oder sonst Dinge zu unternehmen, die nicht irgendwie sachlich interessierten. Ich möchte ausdrücklich betonen, daß es mir nicht eingefallen wäre, ihn irgendwie moralisch zu leiten oder zu beeinflussen. Ich war selbst überrascht von der spontanen Wandlung seines Wesens in der Richtung zur Sachlichkeit, zum Ernst. Er begriff die Grundauffassungen der Sexualökonomie nunmehr weniger aus seiner ja nicht sehr langen Behandlung, sondern, das darf man ruhig sagen, spontan von seiner *veränderten Struktur* her, *von seinem Körpergefühl* her, vom Standpunkt der *erlangten vegetativen Beweglichkeit.*

Der Patient war in den folgenden Jahren in fortschreitender Festigung seiner Ausgeglichenheit, Glücksfähigkeit und rationalen Handhabung schwieriger Situationen.

Ich übe die vegetotherapeutische Technik nun schon seit sechs Jahren an Studenten und Kranken aus und kann feststellen, daß sie auch großen Gewinn für die Behandlung von Charakterneurosen bietet. Die Ergebnisse sind besser als vorher und die Behandlungszeiten kürzer. Eine Reihe von Ärzten und Pädagogen hat die Ausübung der charakteranalytischen Vegetotherapie bereits gelernt.

4. *Die Schaffung der natürlichen Atmung*

Ehe ich Einzelheiten dieser Technik schildere, bedarf es einer kurzen Zusammenfassung einiger prinzipieller Tatsachen. Ihre Kenntnis wird uns jede einzelne technische Maßnahme erklären, die allein für sich sinnlos zu sein scheint.

Die vegetotherapeutische Behandlung der muskulären Haltungen verflicht sich in einer ganz bestimmten Weise mit der Arbeit an den charakterlichen Haltungen. Sie schließt also die charakteranalytische in keiner Weise aus. Sie ergänzt sie vielmehr, oder anders ausgedrückt, sie bedeutet die gleiche Arbeit in einer tieferen Schicht des biologischen Organismus. Sind doch nach unseren therapeutischen Anschauungen die charakterliche und die muskuläre Panzerung völlig identisch. Die Vegetotherapie könnte mit gutem Recht »Charakteranalyse« im Bereiche des biophysischen Funktionierens genannt werden.

Die Identität von charakterlicher und muskulärer Panzerung hat jedoch ein Gegenstück. Es lassen sich nämlich ebenso charakterliche Haltungen durch Lösung muskulärer Panzerungen wie umgekehrt muskuläre Haltungen durch Lockerung charakterlicher Eigenarten zersetzen. Hat man die Kraft der muskulären Vegetotherapie einmal erlebt, dann fühlt man sich versucht, ihr die Arbeit an den charakterlichen Verkrustungen zu opfern. Doch die Praxis belehrt einen bald darüber, daß Ausschließlichkeit der einen oder der anderen Arbeitsform unzulässig ist. In dem einen Falle wird von Anbeginn die Arbeit an der Muskelhaltung, in einem anderen die am charakterlichen Verhalten überwiegen. Wir treffen auch einen dritten Typus von Kranken an, bei denen die Arbeit am Charakterlichen und am Muskulären teils gleichzeitig, teils abwechselnd vor sich geht. Doch die Arbeit an der muskulären Panzerung gewinnt am Ende der Behandlung an Bedeutung und Umfang. Sie konzentriert sich in der Aufgabe, den natürlich gegebenen, jedoch bei allen seelisch Kranken zerrütteten Orgasmusreflex wieder funktionieren zu lassen. Dies geschieht auf sehr verschiedene Weise.

Bei der Bemühung, den Orgasmusreflex auszulösen, lernt man eine Menge von Details kennen, die erst das richtige Verständnis der natürlichen Bewegung im Vergleich zur unnatürlichen, neurotisch verkrampften bringen. Der vegetative Impuls und die vegetative Bremsung des gleichen Impulses können in derselben Muskelgruppe lokalisiert sein. So zum Beispiel können in einer geduckten Kopfhaltung sowohl der Impuls, mit dem Kopf in den Bauch eines anderen zu stoßen wie auch dessen Bremsung enthalten sein. Der Konflikt zwischen Trieb und Abwehr, den wir ja vom Psychischen her so genau kennen, findet sich im physiologischen Verhalten genau wieder. In anderen Fällen sind Impuls und Bremsung auf verschiedene Muskelgruppen verteilt. So zum Beispiel gibt es Kranke, bei denen sich der vegetative Impuls in unwillkürlichen Zuckungen der *Oberbauchmuskeln* äußert. Doch die Bremsung dieser vegetativen Impulse liegt an einer anderen Stelle, etwa in einer Verkrampfung der Gebärmutter, die man bei genauem Abtasten des Unterbauchs als abgegrenzten, kugelförmigen Knollen spüren kann. Es sind vegetativ hypertonische Zustände der Muskulatur; der Knollen verliert sich im Verlaufe der Herauslösung des Orgasmusreflexes. Ja, man erlebt es gelegentlich, daß der Knollen innerhalb ein und derselben Sitzung einige Male auftritt und wieder verschwindet.

Dies zu erwähnen, war besonders wichtig, denn die Auslösung des Orgasmusreflexes geht im wesentlichen durch *Verstärkungen* der vegetativen Bremsungen vor sich. Der Kranke weiß ja nichts von seinen muskulären Sperrungen. Er muß sie erst fühlen, ehe er instand gesetzt ist, seine Aufmerksamkeit auf sie zu lenken. Das Bemühen, seine vegetativen Impulse zu verstärken, würde sich vor der Lösung der Bremsungen als aussichtslos erweisen.

Wir wollen uns zur Erleichterung des Verständnisses eines Beispiels bedienen. Eine Schlange oder ein Wurm zeigt eine gleichmäßige, den ganzen Organismus beherrschende wellenförmig-rhythmisch ablaufende Bewegung. Stellen wir uns nun vor, daß einige Segmente des Körpers gelähmt oder irgendwie festgehalten wären, so daß sie sich nicht im Rhythmus des Gesamtkörpers mitbewegen könnten. Dann würde sich der übrige Körper nicht in seinen Teilen wie bisher bewegen, sondern es wäre der *Gesamtrhythmus* durch die Aussperrung einzelner Muskelgruppen gestört. Die *Vollständigkeit* der Körperharmonie und Beweglichkeit hängt also von der *Einheitlichkeit, Ganzheit* und Ungestörtheit der Körperimpulsivität ab. Ein Mensch, der im Becken zurückhält, mag sonst noch so beweglich sein, seine Haltung und Bewegung sind gebremst. Nun besteht der Orgasmusreflex gerade darin, daß eine Welle von Erregung und Bewegung vom vegetativen Zentrum über Kopf, Hals, Brust, Ober- und Unterbauch bis zum Becken und dann zu den Beinen abläuft. Wird diese Welle an irgendeiner Stelle aufgehalten, verlangsamt oder gesperrt, dann ist der Reflex »zersplittert«. Unsere Kranken zeigen nun gewöhnlich nicht *eine*, sondern *viele* derartiger Sperrungen und Bremsungen des Orgasmusreflexes an verschiedenen Körperstellen. An zwei Stellen ist die Bremsung regelmäßig anzutreffen: am *Hals* und am *After*. Daß dies mit der embryonalen Natur der beiden Öffnungen zusammenhängt, kann nur vermutet, jedoch nicht sicher behauptet werden. Schlund- und Darmende sind bekanntlich die beiden Endöffnungen des tierischen Urdarms.

Man findet die einzelnen Bremsungsstellen des Orgasmusreflexes auf und verdeutlicht sie; dann sucht sich der Körper selbst den Weg, den ihm der vegetative Erregungsablauf vorschreibt. Man ist überrascht, wie »logisch« der Körper sich den Gesamtreflex zusammensucht. Wenn man zum Beispiel eine Nakkensteife gelöst oder eine Hals- oder Kinn-Verkrampfung verdeutlicht hat, dann taucht fast regelmäßig irgendein Impuls an der Brust oder in den Schultern auf; es dauert nicht lange, bis er durch die entsprechende Bremsung an dieser Stelle aufgehalten wird. Löst man die nun neu auftretende Bremsung, so macht sich irgendein Impuls am Bauche bemerkbar, bis auch dieser auf eine Bremsung stößt. Derart überzeugt man sich, daß eine Lockerung der vegetativen Beckenbeweglichkeit *vor* der Lösung der oberhalb gelegenen Bremsfunktionen *nicht* möglich ist.

Doch diese Schilderung sollte nicht allzu schematisch aufgefaßt werden. Gewiß macht jede Bremsungslockerung ein Stück vegetativen Impulses »weiter unten« möglich. Doch ebenso kann ein Halskrampf oft erst dann zur vollen Lösung kommen, wenn etwa am Bauch stärkere vegetative Impulse bereits durchgebrochen sind. Beim Hervorbrechen neuer vegetativer Impulse treten bis dahin verborgen gebliebene Bremsungen eindeutig hervor. In manchen Fällen entdeckt man schwere Halskrampfzustände nicht eher, bis die vegetative Erregung des Beckens ein Stück weit zur Entwicklung kam. Die stärkere Erregbarkeit mobilisiert den Rest der verfügbaren Sperrmechanismen.

Besonders wichtig sind in diesem Zusammenhange die *Ersatzbewegungen*. Sehr oft wird ein vegetativer Impuls *vorgetäuscht*, wo nur eine angelernte, halb willkürliche Bewegung vorliegt. Man löst den vegetativen Grundimpuls erst dann aus, wenn die Ersatzbewegung entlarvt und beseitigt wurde. Sehr viele Kranke leiden zum Beispiel an einer dauernden Spannung der Kiefermuskulatur, die ihrem Gesicht in der unteren Hälfte einen »bösen Ausdruck« verleiht. Beim Versuch, das Kinn nach unten zu schieben, merkt man einen starken Widerstand, einen Rigor; fordert man den Kranken auf, den Mund abwechselnd zu öffnen und zu schließen, so vollführt er diese Bewegung erst nach einigem Zögern und mit deutlicher Anstrengung. Doch man muß diese künstliche Art des Mundöffnens und -schließens erst erleben lassen, ehe es gelingt, den

Kranken davon zu überzeugen, daß er eine Bremsung der Kinnbeweglichkeit hat.

Willkürliche Bewegungen von Muskelgruppen können somit als Abwehr von unwillkürlichen funktionieren. Ebenso können unwillkürliche Muskelaktionen als Abwehr von andern unwillkürlichen auftreten, etwa eine rhythmische Bewegung der Lidmuskulatur (»Tic«) als Abwehr angestrengten Schauens. Es können ebenso willkürliche Muskelhandlungen völlig in der Richtung unwillkürlicher liegen; es kann also die bewußte *Nachahmung* einer Beckenbewegung eine unwillkürliche, vegetative Beckenbewegung auslösen.

Das Grundprinzip der Auflösung des Orgasmusreflexes ist:

1. Auffindung der Bremsungen und Zersplitterungsstellen, die die Einheitlichkeit des Orgasmusreflexes behindern.
2. Verstärkung der unwillkürlichen Bremsmechanismen und Impulsbewegungen, wie etwa der Beckenpronation, die den gebremsten vegetativen Gesamtimpuls auszulösen imstande ist.

Das wichtigste Mittel, den Orgasmusreflex auszulösen, ist eine *Atemtechnik*, die sich mir im Verlaufe der Arbeit von selbst ergab. Es gibt keinen neurotisch kranken Menschen, der imstande wäre, in einem Zuge tief und gleichmäßig auszuatmen. Bei den Kranken haben sich alle erdenklichen Praktiken eingenistet, die das *tiefe Ausatmen* verhindern. Sie atmen abgehackt aus, oder sie gehen aus der Ausatmungsstellung rasch wieder in die Einatmung zurück. Manche Kranke beschreiben die Bremsung, die sie dabei verspüren, wie folgt: »Es ist, als ob eine Meereswelle an einen Felsblock stieße. *Es geht nicht weiter.*«

Die Empfindung dieser Bremsung liegt im Oberbauch beziehungsweise in der Bauchmitte. Beim tiefen Ausatmen treten im Bauch lebhafte Lust- beziehungsweise Angstgefühle auf. Diese zu vermeiden, ist gerade die Aufgabe der Atmungssperre. Ich lasse meine Patienten zur Vorbereitung und Auslösung des Orgasmusreflexes zunächst einatmen und »mit dem Atem in Schwung kommen«. Fordert man die Kranken auf, tief zu atmen, dann pressen sie gewöhnlich den Atem künstlich ein und aus. Dieses willkürliche Verhalten dient nur der Behinderung des natürlichen vegetativen Atemrhythmus. Er wird als Bremsung entlarvt; der Kranke wird dazu angehalten, »ganz gewöhnlich« zu atmen, also *keine Atemübungen zu machen*, wie er gerne möchte. Nach 5 bis 10 Atemzügen pflegt sich der Atem zu vertiefen und die ersten Bremsungen treten hervor. Beim *natürlichen* tiefen Ausatmen geht der Kopf am Ende *spontan* nach hinten. Die Kranken können den Kopf nicht natürlicherweise spontan nach hinten gehen lassen. Sie strecken ihn vor, um das »Nach-hinten-Gehen« zu vermeiden, oder sie bewegen ihn mit einem heftigen Ruck zur Seite, jedenfalls anders als die natürliche Bewegung vorschreibt.

Natürlicherweise werden die Schultern beim tiefen Ausatmen locker und gehen sanft und leicht nach vorne. Unsere Kranken halten die Schultern gerade am Ende der Ausatmung fest, heben sie hoch, kurz, sie vollführen verschiedenartige Schulterbewegungen, um die spontane vegetative Bewegung nicht zustande kommen zu lassen.
Ein anderes Mittel der Auflösung ist sanfter Druck auf den Oberbauch. Ich lege die Fingerspitzen beider Hände etwa in der Mitte zwischen Nabel und Brustknorpeleinschnitt auf, lasse tief einatmen und dann ebenso tief ausatmen. Im Verlaufe des Ausatmens drücke ich allmählich und sanft den Oberbauch ein; dabei ergeben sich bei den verschiedenen Kranken sehr verschiedene Reaktionen. Bei manchen zeigt sich eine schwere Druckempfindlichkeit des Solarplexus; bei andern tritt eine Gegenbewegung auf, indem das Kreuz hohlgemacht wird. Es sind die gleichen Kranken, die jede orgastische Erregung im Akt mit Zurückziehen des Beckens und Kreuzhohlmachen unterdrücken. Es gibt Fälle, bei denen nach einiger Zeit auf den Oberbauchdruck hin wellenförmige Zuckungen im Innern des Bauches auftreten. Dadurch löst sich gelegentlich der Orgasmusreflex aus. Regelmäßig wird nach festgesetztem tiefem Ausatmen die früher hart gespannte Bauchdecke weicher. Sie läßt sich leichter eindrücken; die Patienten geben an, daß sie sich »wohler fühlen«, was nur mit Vorbehalt ernst zu nehmen ist. In meiner Praxis hat sich eine Formulierung eingebürgert, die die Kranken spontan begreifen. Ich fordere sie auf, ganz »*nachzugeben*«. Die Haltung des *Nachgebens* ist die gleiche wie die der *Hingabe*: Der Kopf gleitet nach hinten, die Schultern schieben sich nach vorn und oben, die Bauchmitte zieht sich zurück, das Becken wird vorgestreckt, und die Beine weichen spontan auseinander. *Tiefe Ausatmung bringt die Haltung der (geschlechtlichen) Hingabe spontan mit sich.* Derart erklärt sich die Bremsung des Orgasmus bei hingabeunfähigen Menschen durch Anhalten des Atems beim Ansteigen der Erregung zur Akme.
Viele Kranke halten das Kreuz hohl, so daß das Becken zurück- und der Bauch vortritt. Legt man eine Hand unter die Mitte des Kreuzes und fordert man auf, sie niederzudrücken, dann entdeckt man ein Widerstreben dagegen: Das Nachgeben in der Körperhaltung drückt das gleiche aus wie die Hingabehaltung etwa im Akt oder im Zustand sexueller Erregung. Hat der Kranke einmal die Hingabehaltung erfaßt und eingenommen, so ist die erste Voraussetzung für die Weckung des Orgasmusreflexes geschaffen. Auf die Herstellung der Hingabehaltung wirkt lockere Öffnung des Mundes förderlich. Im Verlaufe dieser Arbeit stellen sich zahlreiche Bremsungen neu ein; so zum Beispiel kneifen viele Patienten die Augenbrauen

zusammen, strecken die Beine und die Füße krampfhaft usw. Man kann die Bremsungen somit nicht »fein säuberlich« vorerst beseitigen, um nachher den Orgasmusreflex zu bekommen. Im Prozeß der Wiedervereinheitlichung der zersplitterten organischen Rhythmik des Gesamtkörpers enthüllen sich vielmehr erst all die muskulären Aktionen und Bremsungen, die im Verlaufe des bisherigen Lebens des Patienten seine Sexualfunktion und vegetative Beweglichkeit behindert hatten.
Erst im Verlaufe dieser Arbeit treten die Praktiken hervor, die die Kranken als Kinder ausgeübt hatten, um ihrer Triebregungen und »Ängste im Bauch« Herr zu werden. So heroisch sie seinerzeit den »Teufel« in sich, die Sexuallust, niedergerungen hatten, so unsinnig tapfer wehren sie sich nunmehr gegen die erstrebte Lustfähigkeit. Ich nenne nur einige häufige Formen der körperlichen Verdrängungsmechanismen. Werden die Erregungen im Bauch während der Auslösungsarbeit allzu stark, so starren manche Patienten leer in eine Ecke oder durchs Fenster ins Freie. Geht man diesem Verhalten nach, so erinnern sie, daß sie dies als Kinder bewußt eingeübt hatten, sobald sie Wut gegen die Eltern, Geschwister oder Lehrer beherrschen lernen mußten. Den Atem lange anzuhalten galt als heroische Leistung der Selbstbeherrschung. Kopf und Schultern starr zu machen ebenso. Die »Zähne zusammenzubeißen« wurde zu einer moralischen Forderung. Die Sprache gibt hier den körperlichen Vorgang der Selbstbeherrschung unmittelbar wieder. Bestimmte Phrasen, die man gemeinhin in der üblichen Erziehung hören kann, repräsentieren genau das, was hier als muskuläre Panzerung beschrieben wird.
»Ein Mann muß Selbstbeherrschung zeigen«; »ein großer Junge weint nicht«; »nimm dich zusammen«; »laß dich nicht gehen«; »du sollst deine Furcht nicht zeigen«; »es ist sehr schlimm, seine Beherrschung zu verlieren«; du mußt die Zähne zusammenbeißen«; »ertrage es lächelnd«; »halt den Kopf hoch« usw. Solche typischen Ermahnungen werden zuerst von den Kindern zurückgewiesen, dann widerwillig angenommen und ausgeführt. Sie entkräften immer das charakterliche Rückgrat der Kinder, richten seinen Geist zugrunde, zerstören das Leben in ihm und machen eine wohlerzogene Puppe aus ihm.
Eine geschulte Mutter berichtete mir von ihrem 11jährigen Mädchen; es war bis zu 5 Jahren mit strengen Onanieverboten erzogen worden. Mit ca. 9 Jahren sah sie eine Kindervorstellung, in der ein Zauberer vorkam, dessen Finger künstlich verlängert und ungleich gestaltet waren. Sie regte sich bereits damals über den übergroßen Zeigefinger auf und in späteren Angstvorstellungen tauchte seitdem immer wieder dieser Zauberer auf.
»Weißt du«, sagte sie zur Mutter, »wenn ich die Angst kriege,

fängt es immer im Bauch an (sie krümmt sich dabei wie im Schmerz). Dann darf ich mich nicht rühren. Kein Glied darf ich rühren. Nur mit dem kleinen Glied da unten darf ich spielen (sie meint die Klitoris), das zerre ich dann wie toll, immer hin und her. Der Zauberer sagt: ›Du darfst dich nicht bewegen, nur da unten, das darfst du bewegen.‹ Wenn die Angst immer größer wird, will ich Licht machen. Aber jede große Bewegung macht, daß ich neue Angst bekomme. Nur wenn ich ganz kleine Bewegungen mache, wird es besser. Wenn aber dann das Licht ist und ich habe genug gezerrt, dann werde ich immer ruhiger, und dann ist es danach vorbei. Der Zauberer ist wie die Nana, die sagt auch immer: ›Du darfst dich nicht bewegen, lieg ruhig‹ (macht dabei ein strenges Gesicht). Wenn ich bloß mal die Hände unter der Decke hatte, kam sie und holte sie raus.«

Da sie fast den ganzen Tag die Hand am Genitale hält, fragte die Mutter sie, warum sie das tut. Sie weiß gar nicht, daß sie es so oft tut und schildert mir dann die verschiedene Art ihrer Empfindungen. »Manchmal habe ich nur Lust zu spielen, dann brauche ich auch nicht zu zerren. Aber wenn ich sonst vor Angst ganz steif bin, dann muß ich unten wild reißen und zerren. Wenn jetzt alle fort sind und ich habe keinen, mit dem ich alles besprechen kann, kommt die Angst viel mehr, und dann muß ich immerzu unten was machen.« Etwas später fügte sie hinzu: »Wenn die Angst da ist, werde ich ganz trotzig. Dann will ich gegen irgendwas kämpfen, aber ich weiß gar nicht wogegen. Denk nur gar nicht, daß ich gegen den Zauberer kämpfen will (ich hatte ihn überhaupt nicht erwähnt), vor dem habe ich viel zu sehr Angst. Es ist irgendwas, was ich nicht kenne.«

Dieses Kind gibt eine gute Beschreibung seiner Bauchempfindungen und der Art, in der es sie – mit Hilfe der Phantasie eines Zauberers – zu kontrollieren versucht.

Ein anderes Beispiel möge zeigen, welche Bedeutung die Atmung für die Tätigkeit des Bauchganglienapparates hat. Bei einem Patienten trat im Verlaufe wiederholten tiefen Ausatmens eine starke Sensibilität der Beckengegend auf. Er pflegte darauf mit verhaltenem Atem zu antworten. Berührte man seine Oberschenkel oder seinen Unterbauch auch nur ganz sanft, fuhr er reflexartig zusammen. Ließ ich ihn jedoch mehrere Male tief ausatmen, reagierte er auf Berührung nicht. Bei neuerlichem Anhalten des Atems trat die Erregbarkeit der Beckengegend prompt wieder auf. Das konnte beliebig oft wiederholt werden. Dieses klinische Detail verrät sehr viel. Durch die tiefe Einatmung wird die biologische Aktivität der vegetativen Erregungszentren gestaut und daher die reflexartige Reaktion gesteigert. Nach wiederholtem Ausatmen baut sich die Stauung und mit ihr die ängstliche Erregbarkeit ab. Die Sperre in der

Tiefe der Ausatmung schafft somit einen Widerspruch: Sie entsteht aus dem Bedürfnis, die lustvollen Erregungen des zentralen vegetativen Apparats zu dämpfen, schafft jedoch gerade dadurch eine erhöhte Angstbereitschaft und Reflexerregbarkeit. Ein weiteres Stück der Verwandlung von unterdrückter Sexualerregung in Angst wird somit verständlich. Ebenso der klinische Befund, daß wir bei der Wiederherstellung der Lustfähigkeit zunächst auf physiologische Angstreflexe stoßen. Die Angst ist das Negativ der Sexualerregung und mit ihr energetisch gleichzeitig identisch. Die sogenannte »nervöse Irritabilität« ist nichts anderes als eine Serie von Kurzschlüssen in der Abfuhr elektrischer Ladungen der Gewebe, bedingt durch die Sperre der Energie in der orgastischen Entladung. Man ist »wie elektrisiert«.

Ich hatte einen Patienten, bei dem der zentrale Charakterwiderstand lange Zeit hindurch sich durch Vielreden äußerte. Dabei war der Mund als »fremd« und »tot«, wie »nicht dazugehörig« gefühlt. Der Kranke fuhr wiederholt mit der Hand über den Mund, als ob er sich überzeugen wollte, daß er noch vorhanden war. Die Freude am Erzählen von schwatzhaften Geschichten entschleierte sich dabei als ein Versuch, das Gefühl des »toten Mundes« zu überwinden. Nach Aufhebung dieser Abwehrfunktion begann der Mund spontan eine kindliche Saugehaltung einzunehmen, die mit einem bösen, harten Gesichtsausdruck abwechselte. Dabei nahm der Kopf eine schiefe Rechtsneigung ein. Eines Tages hatte ich den Impuls, dem Patienten an den Hals zu fassen, wie um mich zu überzeugen, ob da alles in Ordnung wäre. Zu meiner größten Überraschung nahm der Kranke sofort die Haltung eines Gehängten ein: Der Kopf sank schlaff zur Seite, die Zunge trat hervor, der Mund blieb starr geöffnet. Und dies, obwohl ich den Hals nur berührt hatte. Von da aus führte ein gerader Weg zu seiner frühkindlichen Todesangst, für begangene Vergehen *(Onanie) gehängt* zu werden.

Dieser Reflex kam nur dann zustande, wenn der Atem gleichzeitig angehalten und das tiefe Ausatmen vermieden wurde. Die reflexartige Reaktion verlor sich, als der Patient allmählich die Angst vor dem Ausatmen zu überwinden begann. Die neurotisch gebremste Atemtätigkeit ist somit ein zentrales Stück des neurotischen Mechanismus überhaupt, in doppelter Hinsicht: Sie sperrt die vegetative Tätigkeit des Organismus und schafft dadurch die Energiequelle für Symptome und neurotische Phantasien aller Art. Die Sprache ist eines der beliebtesten Mittel, Organerregungen zu unterdrücken. Daraus erklärt sich der neurotische Redezwang. Ich lasse in solchen Fällen das Sprechen unterdrücken, bis Unruhe auftritt.

Ein anderer Kranker litt an einem sehr »schlechten Gefühl von sich selbst«. Er fühlte sich als »Schwein«. Seine Neurose bestand wesentlich in mißlingenden Versuchen, das schlechte Ichgefühl durch Aufdringlichkeit zu überwinden. Sein pathologisches Benehmen brachte die Menschen ständig dazu, ihn zu beschimpfen. Dies verstärkte und bestätigte die Schwäche des Selbstgefühls. Er fing nun zu grübeln an, was die Menschen wohl über ihn sagten, weshalb sie so schlecht zu ihm wären, wie er es besser machen könnte etc. Dabei empfand er einen Druck in der Brust, der um so stärker wurde, je intensiver er sein schlechtes Selbstempfinden durch Zwangsgrübelei zu überwinden versuchte. Es dauerte lange, ehe wir den Zusammenhang zwischen der Zwangsgrübelei und dem »Druck in der Brust« aufdeckten. Dem Ganzen ging ein Körperempfinden voraus, das ihm nie bewußt gewesen war: »In der Brust beginnt sich etwas zu regen, dann schießt es in den Kopf, ich bekomme das Empfinden, als ob mein Kopf zerspringen wollte. Es legt sich wie ein Nebel um meine Augen. Ich kann nicht mehr denken. Ich verliere das Empfinden für das, was um mich vorgeht. Ich drohe zu versinken, mich und alles um mich zu verlieren.« Solche Zustände traten immer dann auf, wenn eine Erregung das Genitale nicht erreichte und »nach oben« abgelenkt wurde. Das, was die Psychoanalytiker unter »Verlegung nach oben« verstehen, hat hier seine physiologische Grundlage. Im Gefolge dieses neurotischen Zustandes stellten sich Genie-Phantasien ein, Träume über eine mächtige Zukunft usw.; sie waren um so grotesker, je weniger vereinbar mit der realen Leistung.

Es gibt Menschen, die vermeinen, das bekannte Nage- und Sehnsuchtsgefühl im Oberbauch niemals verspürt zu haben. Es sind meist harte, kalte, eckige Naturen.

Ich hatte zwei Patienten, die zum Zwecke der Unterdrückung der Bauchempfindungen einen pathologischen Eßzwang entwickelt hatten. Die pralle Füllung des Magens wurde sofort in Gang gesetzt, wenn sich ein Angst- oder Depressionsempfinden einstellte. Manche Frauen (ich hatte es bei Männern bisher nicht beobachten können) müssen nach unbefriedigendem Geschlechtsakt, wie eine derartige Patientin sich ausdrückte, »etwas im Bauch niederschieben«. Bei anderen stellt sich das Empfinden ein, »etwas im Darm zu haben, das nicht rauskommen kann«.

5. *Die Lösung des »toten Beckens«*

Der Orgasmusreflex tritt nicht auf einmal komplett auf, sondern er setzt sich sozusagen aus Teilen der Gesamtfunktion zusammen. Zunächst läuft nur eine Welle von Erregung vom

Hals her über Brust und Oberbauch bis zum Unterbauch ab. Das Becken bleibt während der Aktion ruhig. Manche Patienten beschreiben diese Vorgänge wie folgt: »Es ist, als ob die Zuckung an einer bestimmten Stelle unten gestoppt würde.« Das Becken macht die wellenförmig ablaufende Erregung nicht mit. Geht man nun der Bremsung nach, die dies bedingt, so stellt man meist fest, daß das Becken in *zurückgezogener* Stellung festgehalten wird. Gelegentlich ist mit dieser Rückziehung des Beckens eine Krümmung der Wirbelsäule verbunden, wobei der Bauch hervortritt. Eine Hand etwa kann leicht zwischen Kreuz und Sofa geschoben werden. Die Unbewegtheit des Beckens macht den Eindruck der Unbelebtheit. In den allermeisten Fällen ist damit ein Gefühl der »Leere im Becken« oder einer »Schwäche in den Genitalien« verbunden. Diese Erscheinung tritt ganz besonders kraß bei Fällen hervor, die an chronischer Stuhlverhaltung leiden. Wir verstehen den Zusammenhang besser, wenn wir in Betracht ziehen, daß das chronische Stuhlverhalten einer Übererregung des Sympathicus entspricht. Desgleichen die Zurückhaltung im Becken. Die Patienten sind unfähig, das Becken zu bewegen. Sie bewegen *Bauch, Becken und Oberschenkel in einem Stück.* Die Aufgabe der therapeutischen Arbeit ist dementsprechend zunächst die, den Kranken das komplette Empfinden von der Verödung der Beckenerregung zu vermitteln. Sie wehren sich gewöhnlich sehr dagegen, das Becken für sich allein in Bewegung zu bringen, insbesondere es nach vorn und nach oben zu ziehen. Der Vergleich der Fälle mit genitaler Gefühllosigkeit zeigt, daß die Empfindungslosigkeit in den Genitalien, das Gefühl der Leere, Kraftlosigkeit etc. um so intensiver sind, je mehr das Becken an Bewegungsfähigkeit eingebüßt hat. Derartige Kranke sind im Geschlechtsakt regelmäßig schwer gestört. Die Frauen liegen unbewegt da, oder sie überwinden die vegetative Bewegungssperre des Beckens mit forcierten Rumpf-Becken-Bewegungen. Bei Männern äußert sich die Störung in raschen, hastigen und willkürlichen Bewegungen des Gesamtunterkörpers. In keinem dieser Fälle läßt sich das vegetative orgastische Strömungsempfinden nachweisen.

Einige Details dieser Erscheinung müssen besonders hervorgehoben werden: Die Genitalmuskulatur (musculi bulbo-cavernosus und ischio-cavernosus) ist gespannt, so daß keine Friktionszuckung zustande kommt. Die Gesäßmuskulatur ist ebenfalls angespannt. Die Unerregbarkeit wird oft dadurch überwunden, daß die Patienten *willkürliche* Kontraktionen und Entspannungen dieser Muskeln herbeizuführen suchen.

Der *Beckenboden* ist *hochgezogen.* Derart wird ein freies vegetatives Strömen im Bauch von unten her vermieden, genau in der gleichen Weise, wie es durch die Fixierung des Zwerchfells

von oben her und durch die Anspannung der Bauchdeckenmuskulatur von vorne her geschieht.
Die beschriebene Beckenhaltung entstand regelmäßig in der Kindheit anläßlich zweier grundlegender Entwicklungsstörungen. Zunächst wurde sie bei der brutalen Reinlichkeitserziehung vorbereitet, wenn das Kind dazu angehalten wurde, seinen Stuhlgang schon sehr früh zu beherrschen. Desgleichen gibt Bettnässen den Anlaß zur Verkrampfung des Beckens, wenn es unter strenge Strafe gesetzt wird. Doch weit wichtiger ist die Verkrampfung des Beckens, die das Kind in Gang setzt, sobald es die hochgespannten Genitalerregungen zu bekämpfen beginnt, die Anlaß der kindlichen Onanie werden.
Es läßt sich nämlich jede genitale Lustempfindung durch chronisches Verkrampfen der Beckenmuskulatur ertöten. Das beweist sich dadurch, daß sofort genitale Strömungsempfindungen und -sensationen aufzutreten beginnen, wenn es gelingt, die Beckenverkrampfung zu lösen. Um dies zu erreichen, ist es zunächst notwendig, die Beckenhaltung zu fühlen, das heißt, der Patient muß das unmittelbare Empfinden bekommen, daß er sein Becken »still hält«. Ferner müssen alle willkürlichen Bewegungen aufgedeckt werden, die den Zweck haben, die *natürliche* vegetative Beckenbewegung zu *verhindern*. So etwa ist die Bewegung des Bauches, des Beckens und der Oberschenkel *in einem Stück* wohl das wichtigste und häufigste Mittel, die Beckenbewegung für sich allein nicht zustande kommen zu lassen. Es ist völlig zwecklos, den Kranken Beckenübungen machen zu lassen, wie es manche Gymnastiklehrer rein intuitiv versuchen. Solange die überdeckenden und abwehrenden muskulären Haltungen und Aktionen nicht beseitigt sind, kann die natürliche Beckenbewegung nicht zur Entfaltung kommen.
Je intensiver die Arbeit an der Hemmung der Beckenbewegung geleistet wird, desto vollständiger wird das Becken in die Erregungswelle aufgenommen. Es beginnt mitzuschwingen und bewegt sich dabei völlig ohne Hinzutun des Patienten nach vorne und oben. Es ist, als würde es gegen den Nabel zu wie von einer fremden Kraft hochgezogen werden. Dabei bleiben die Oberschenkel ruhig. Es ist außerordentlich wichtig, den Unterschied zwischen der Beckenabwehrbewegung und der natürlichen vegetativen Beckenbewegung zu erfassen. Läuft nun die Welle vom Hals über Bauch bis zum Becken ab, dann verwandelt sich der Charakter des gesamten Reflexes. War er bisher im wesentlichen unlustvoll, gelegentlich sogar schmerzhaft, so beginnt er jetzt lustvoll zu werden. Traten bisher Abwehrbewegungen auf, etwa indem der Bauch vorgeschnellt und der Rücken gehöhlt wurde, so bietet jetzt der gesamte Rumpf das Bild eines sich nach vorn krümmenden Fisches. Die Genitallustempfindungen und die Strömungsempfindungen im Gesamt-

organismus, die jetzt immer stärker werden, lassen keinen Zweifel daran, daß wir die natürliche, vegetative Koitusbewegung vor uns haben. Sie ist in ihrem Charakter völlig verschieden von allen früheren Reflexen und Reaktionen des Körpers. Das Gefühl der genitalen Leere und Verödung weicht rascher oder langsamer und macht einem Empfinden der Fülle und des Drängens Platz. Dadurch stellt sich spontan die Fähigkeit zum orgastischen Erleben im Geschlechtsakt her. Die gleiche Bewegung, die, an einzelnen Muskelgruppen ausgeführt, krankhafte Reaktionen des Körpers darstellt und der Abwehr der Sexuallust dient, ist in ihrer Ganzheit als Wellenbewegung des gesamten Körpers die Grundlage der spontanen vegetativen Lustfähigkeit. Der arc de cercle der Hysterie, bei dem der Bauch und die Brust vorgewölbt, die Schultern und das Becken zurückgenommen werden, wird nunmehr verständlich als das genaue Gegenteil des Orgasmusreflexes.

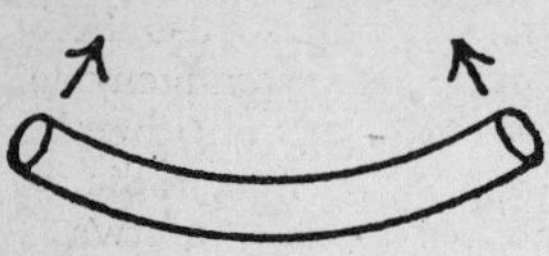

Orgasmusreflex

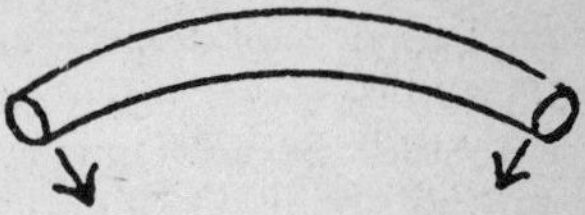

Arc de cercle

Solange mir diese Tatbestände nicht bekannt waren, war ich gezwungen, die Hemmung der Beckenbewegung teilweise durch »Übungen« überwinden zu lassen. Die Unvollständigkeit der Erfolge brachte mich dazu, auf die künstlichen Maßnahmen zu verzichten und nach den Hemmungen der natürlichen Beweglichkeit zu suchen. Die Abwehr des Orgasmusreflexes bedingt eine Reihe von vegetativen Störungen, wie etwa das chronische Stuhlverhalten, Muskelrheumatismus, Ischias und ähnliches. In vielen Fällen löst sich die Stuhlverstopfung, mag sie auch jahrzehntelang bestanden haben, mit der Entwicklung des Orgasmusreflexes. Seiner vollen Entwicklung gehen oft Übelkeit und Schwindelgefühle voraus. Ebenso Krampfzustände des Halses, isolierte Zuckungen der Bauchmuskulatur, des Zwerchfells, Beckens und ähnliches mehr. Alle diese Symptome verschwinden jedoch, sobald seine völlige Entfaltung gelingt. Das »steife, tote, zurückgezogene Becken« gehört zu den häufigsten vegetativen Störungen beim Menschen. Es ist für die Lumbago ebenso verantwortlich wie für hämorrhoidale Erkrankungen. Eine ernste Beziehung zum so häufigen Genitalkrebs der Frauen wird an anderer Stelle nachzuweisen sein.

Das »Totmachen im Becken« hat also die gleiche Funktion wie

das Totmachen im Bauche, die Affektregungen, insbesondere Lust und Angstgefühle, zu vermeiden. Das »vegetative Zentrum« wird von den umliegenden Organen fest umschlossen. Die Lösung erfolgt dadurch, daß die feste Umklammerung gelockert wird.

Nunmehr, da sich die verschiedenen Erscheinungen und Formen der Körperhaltung und des Körperausdrucks in Beziehung zum Orgasmusreflex und seiner Abwehr zusammenfassen lassen, werden viele Vorgänge in der therapeutischen Arbeit klar, die bisher unverständlich waren. Ich erinnere mich an einen Zwerchfelltick bei einer 45jährigen Frau, die ich vor etwa 14 Jahren am Wiener Psychoanalytischen Ambulatorium behandelt und durch Freilegung der Onanie partiell geheilt hatte.[1] Die Patientin hatte seit ihrer Pubertät, also über 30 Jahre, an einigen sehr störenden, mit Lauten einhergehenden Erschütterungen des Zwerchfells gelitten. Der Tick verringerte sich außerordentlich, als ihr die Onanie ermöglicht wurde. Heute ist mir klar, daß die Besserung partieller Lösung der Einatmungssperre des Zwerchfells entsprach. Damals konnte ich nur ganz allgemein sagen, daß die sexuelle Befriedigung ein Stück Sexualstauung behoben und damit den Tick geschwächt hatte. Doch darüber, in welcher Form sich diese Stauung fixiert, an welcher Stelle sie sich Abfuhr geschaffen hatte und in welcher Weise die Sexualbefriedigung die Stauung verringerte, hätte ich nichts zu sagen gewußt.

Die heutigen Erfahrungen rufen mir die Fälle von Epilepsie in Erinnerung, bei denen krampfhafte Konvulsionen mit *Bauchaura* den Körper erschüttern, ohne daß ich mir Rechenschaft darüber zu geben wußte, an welcher Stelle des Körpers, in welcher Funktion und in welchem Zusammenhange mit dem vegetativen Nervensystem dies geschah. Es wurde nun klar, daß die epileptischen Zuckungen Krämpfe des vegetativen Apparats darstellen, bei denen die aufgestaute biopsychische Energie ausschließlich über die Muskulatur unter Ausschluß des Genitals entladen wird. Der epileptische Anfall ist extragenitaler muskulärer Orgasmus.[2] Desgleichen klären sich jetzt die Fälle auf, bei denen man in der Behandlung gelegentlich Bauchflattern beobachten kann.

Bei so vielen Fällen hatte ich das Empfinden einer verhaltenen Bösartigkeit, ohne daß diese Bösartigkeit jemals zum Ausbruch gekommen wäre, ganz abgesehen davon, daß ich nicht in der Lage gewesen wäre, zu sagen, wo diese Bösartigkeit lokalisiert war. Die Behandlung des vegetativen Verhaltens

1 Wilhelm Reich, der Tick als Onanieäquivalent, *Zeitschrift für Sexualwissenschaft*, 1924.

2 Wilhelm Reich, Über den epileptischen Anfall (*Internationale Zeitschrift für Psychoanalyse*, 17, 1931, 263).

ermöglicht, die Bösartigkeit körperlich zu lokalisieren. Es gibt Patienten, die mit den Augen und den Wangen Freundlichkeit ausdrücken, deren Kinn- und Mundausdruck jedoch dem strikte widersprechen. Der Ausdruck in der unteren Hälfte des Gesichts ist durchaus anders als der in der oberen. Die Zersetzung der Mund- und Kinnhaltung entbindet eine unglaubliche Wut. In anderen Fällen spürt man die Unechtheit der konventionellen Höflichkeit, sie verdeckt das Gegenteil, eine hinterlistige Bosheit, die etwa in einer jahrzehntelangen Stuhlverhaltung zum Ausdruck kommt. Der Darm liegt still und seine Funktion muß dauernd unter Zuhilfenahme von Abführmitteln in Gang gehalten werden. Solche Fälle haben oft als Kinder ihre Wutaffekte beherrschen und »die Schlechtigkeit in den Bauch einsperren« müssen. Die Art, in der die Patienten ihre Körperempfindungen beschreiben, gibt fast regelmäßig oft gehörte Sätze aus der Erziehung wieder. Etwa »der Bauch ist schlecht und bösartig, wenn er ›puh‹ macht.« Es liegt dem Kinde so nahe, wenn es sehr »korrekt erzogen« wird, mit einem »puh« darauf zu antworten. Doch das muß es sich bald abgewöhnen, und das kann es nur in der Weise, daß es eben »den Puh in den Bauch einsperrt«. Um dies zu leisten, muß das Kind *jede* Erregung, die im Bauch auftritt, also auch die genitale Sexualerregung, unterbinden, indem es sich in sich zurückzieht, »den Bauch in sich verkriechen läßt«. Der Bauch wird hart, gespannt und hat die »Schlechtigkeit eingesperrt«.

Es würde lohnen, die komplizierten Entwicklungen derartiger Körperhaltungssymptome sehr ausführlich an verschiedenartigen Fällen historisch und funktionell darzustellen. Begnügen wir uns zunächst mit der Andeutung einiger typischer Tatsachen.

Es ist äußerst lehrreich zu sehen, daß der Körper ebenso als einheitlicher Organismus funktioniert, wie er sich in Teile zu zerspalten vermag, wobei der eine Teil vagisch, der andere Teil sympathisch funktioniert. Ich hatte eine Patientin, die in einem bestimmten Stadium der Behandlung im Oberbauch bereits vollkommen gelöst war; sie hatte die bekannten Strömungsempfindungen, die Bauchdecke war leicht eindrückbar etc. Zwischen dem Oberbauch, der Brust und dem Hals bestand keine Unterbrechung der Empfindung mehr. Doch wie mit einer Linie davon abgegrenzt benahm sich der Unterbauch. Hier verspürte man beim Eindrücken der Bauchdecke einen etwa kinderkopfgroßen, harten Knollen. Es wäre heute unmöglich, anatomisch genau anzugeben, wie ein derartiger Knollen zustande kommt, das heißt, welche Organe daran beteiligt sind, doch man kann ihn unzweideutig tasten. In einem späteren Zeitpunkt der Behandlung gab es Tage, in denen der Knollen abwechselnd auftrat und verschwand. Er trat immer dann auf, wenn die Patientin die aufkeimende Genitalerregung aus Angst bekämpfte; er verschwand, wenn sie sich fähig fühlte, die Genitalerregung zuzulassen.

Es ist angezeigt, die körperlichen Erscheinungen bei der Schizophrenie, im besonderen ihrer katatonen Form, einer eigenen Abhandlung an neuem Material vorzubehalten. Die katatonen Stereotypen, Perseverationen, Automatismen aller Art sind auf muskuläre Panzerung und vegetativen Energiedurchbruch zurückzuführen; so in erster Linie der katatone Tobsuchtsanfall. Bei der einfachen Neurose liegt nur eine oberflächliche Erstarrung der vegetativen Beweglichkeit vor, die inneren Erregungen und Abfuhren in der »Phantasie« Raum läßt. Greift die Panzerung in die Tiefe, sperrt sie zentrale Gebiete des biologischen Organismus, erfaßt sie die Muskulatur *komplett*, dann gibt es nur die Auswege des gewaltsamen Durchbruchs (Tobsucht, die als Erlösung erlebt wird) oder allmähliche vollständige Verödung des Lebensapparates.

Desgleichen schließt sich hier die Problematik einer Reihe von organischen Erkrankungen an, wie das Magengeschwür, der Muskelrheumatismus und die Krebserkrankung.

Ich zweifle nicht daran, daß die Psychotherapeuten in ihrer klinischen Praxis derartige Symptome haufenweise beobachten können. Doch sie sind nicht einzeln analysierbar, sondern nur im Zusammenhang mit der biologischen Gesamtfunktion des Körpers und ihrer Beziehung zu den Funktionen der Lust und der Angst faßbar. Es ist unmöglich, die reiche Problematik der Körperhaltungen und des Körperausdrucks zu bewältigen, wenn man die Angst nur als Ursache und nicht in allererster Linie als Folge der sexuellen Stauung begreift. »Stauung« bedeutet nichts anderes als eine Bremsung der vegetativen Expansion und eine Absperrung der Tätigkeit und Beweglichkeit der zentralen vegetativen Organe. Die Erregungsabfuhr ist gesperrt, die biologische Energie gebunden.

Der Orgasmusreflex ist eine einheitliche Gesamtkörperzuckung. Im Orgasmus sind wir nichts als ein zuckender Plasmahaufen. Nach 15jähriger Orgasmusforschung war es endlich gelungen, zum biologischen Kern der seelischen Erkrankungen vorzudringen. Der Orgasmusreflex findet sich bei allen kopulierenden Lebewesen. In der Reihe der noch tieferstehenden biologischen Organismen wie etwa bei Einzellern findet er sich in Gestalt von Plasmazuckungen, die ich an anderer Stelle besprach.[1] Die tiefste Stufe, auf der er zu finden ist, ist die Eiteilung.

Es machte einige Schwierigkeiten, die Frage zu beantworten, was bei den höher organisierten Organismen an die Stelle

1 Wilhelm Reich, *Die Bione*, Sexpol-Verlag, 1938, S. 205.

der Kontraktion zur Kugelform tritt, wenn der Organismus nicht mehr wie ein Orgtierchen zur Kugelform zucken kann. Die Vielzeller haben von einer bestimmten Stufe der Entwicklung an ein knöchernes Stützgerüst. Das behindert die Funktion, die den Weichtieren und Protozoen eigen ist, im Zucken kugelig zu werden. Denken wir uns einen dehnbaren Schlauch, zu dem unsere biologische Blase sich ausgewachsen hat. Führen wir einen nur nach einer Seite stark biegsamen Stock der Länge nach ein. Er stelle die Wirbelsäule dar. Lassen wir nun in dieser langgestreckten Blase den Impuls auftreten, zusammenzuzucken. Wir können sehen, daß der Blase nur eine Möglichkeit offensteht, wenn sie trotz der Unfähigkeit, zur Kugel zu werden, zucken will: *Sie muß sich biegen, extrem und rasch.*

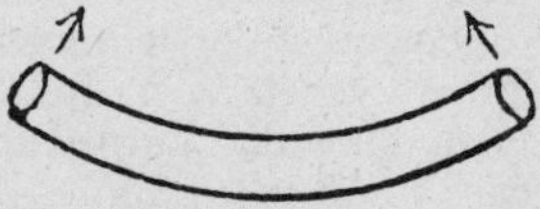

Nichts anderes ist, *biologisch gesehen*, der Orgasmusreflex. Die Körperhaltung ist vielen Insekten, und vor allem der embryonalen Haltung eigen.
Die hysterisch erkrankten Menschen zeigen muskuläre Verkrampfungen mit besonderer Vorliebe an solchen Stellen des Organismus, an denen Ringmuskulatur vorkommt. Am ausgesprochensten am *Hals* und *Darmende.* Doch diese zwei Stellen entsprechen entwicklungsgeschichtlich den beiden Öffnungen des Urdarms.
Daneben tritt die Ringmuskulatur am Eingang des Magens und an seinem Ausgang hervor. Dort gibt es hysterische Spasmen, die oft schwere Folgen für den Allgemeinzustand haben.

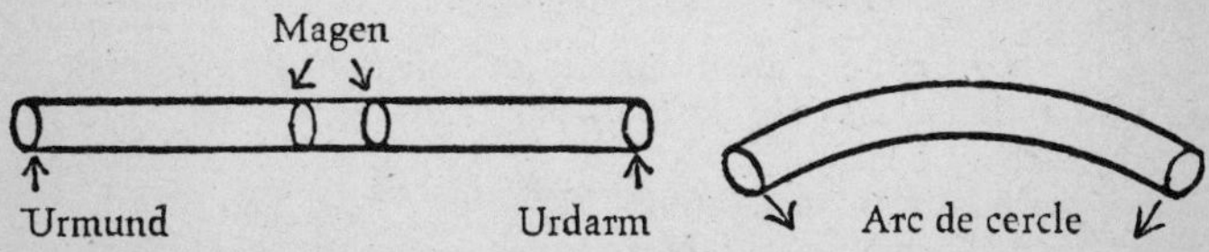

Die zu Dauerkontraktionen besonders disponierten Körperstellen, die biologisch sehr primitiven Entwicklungsstufen entsprechen, geben zu neurotischen Krampfsituationen den häufigsten Anlaß. Sind Hals und Darmende gesperrt, dann ist die orgastische Zuckung unmöglich geworden. Die körperliche »Zurückhaltung« äußert sich in der dem Orgasmusreflex entgegengesetzten Haltung: Kreuz hohl, Nacken steif, After gesperrt, Brust vor, Schultern gespannt. Der hysterische Arc de cercle ist das genaue Gegenteil des Orgasmusreflexes und das Vorbild der Sexualabwehr.

Jeder psychische Impuls ist funktionell identisch mit einer bestimmten körperlichen Erregung. Die Anschauung, daß der psychische Apparat für sich allein funktioniert und den körperlichen Apparat, der ebenfalls für sich allein funktioniert, beeinflußt, kann nicht der wirklichen Sachlage entsprechen. Ein Sprung vom Seelischen ins Körperliche ist nicht vorstellbar, denn die Voraussetzung zweier getrennter Gebiete trifft hier nicht zu. Ebensowenig kann sich der Gehalt einer seelischen Funktion, wie etwa die Vorstellung zu schlagen, körperlichen Ausdruck verschaffen, wenn er nicht selbst bereits Ausdruck eines vegetativen Bewegungsimpulses ist. Die Entstehung einer Vorstellung aus einem vegetativen Impuls gehört zu den schwierigsten Fragen der Psychologie. Aufgrund der klinischen Erfahrungen steht fest, daß sowohl das körperliche Symptom wie die psychische unbewußte Vorstellung Folgeerscheinungen einer widersprüchlichen vegetativen Innervation sind. Dem widerspricht nicht, daß man das körperliche Symptom durch Bewußtmachung seines psychischen Sinnes beheben kann, denn jede Veränderung im Bereiche der psychischen Vorstellungen muß ja wieder notwendigerweise funktionell identisch sein mit Veränderungen vegetativer Erregung. Nicht also das Bewußtwerden einer Vorstellung allein heilt, sondern die *Umstellung im Erregungsablauf*.

Wir haben somit folgende Reihenfolge von Funktionen im Verlauf der Wirkung eines psychischen Vorstellungskreises im körperlichen Bereiche:

a) Die psychische Erregung ist funktionell identisch mit der körperlichen Erregung.

b) Die Fixierung einer psychischen Erregung erfolgt durch Festsetzung eines bestimmten vegetativen Innervationszustandes.

c) Der veränderte vegetative Zustand verändert die Organfunktion.

d) Die »psychische Bedeutung des organischen Symptoms« ist nichts anderes als die körperliche Haltung, in der sich der »psychische Sinn« ausdrückt. (Psychisches Verhaltensein drückt sich aus in vegetativer Verkrampftheit. Der psychische Haß drückt sich in einer bestimmten vegetativen Haßhaltung aus. Sie sind identisch und nicht voneinander zu trennen.)

e) Der fixierte vegetative Zustand wirkt auf den psychischen Zustand zurück; die Wahrnehmung einer realen Gefahr funktioniert identisch mit einer sympathikotonen Innervation; diese erhöht ihrerseits die Angst; die erhöhte Angst erfordert eine Panzerung, die gleichbedeutend ist mit einer Bindung vegetativer Energie in der muskulären Panzerung. Das stört wieder die Abfuhrmöglichkeit und steigert die Spannung und so fort.

Psychisches und Körperliches fungieren vegetativ sowohl als *einander bedingende* als auch als *einheitliche* Systeme.

Versuchen wir das Gesagte an einem konkreten klinischen Fall noch deutlicher zu machen.
Eine Patientin, die außerordentlich hübsch und sexuell anziehend war, klagte über Häßlichkeitsempfindungen, da sie den Körper nicht einheitlich spürte. Sie beschrieb ihren Zustand wie folgt: »Jeder Teil meines Körpers macht sein Eigenes. Meine Beine sind hier, und mein Kopf ist dort, und ich weiß nie recht, wo meine Hände sind. Ich habe meinen Körper nicht beisammen.« Sie litt also an den bekannten Störungen des Ichgefühls, die in der schizoiden Depersonalisation einen besonders lebhaften Ausdruck erfahren. In der vegetotherapeutischen Arbeit zeigte sich nun eine sehr merkwürdige Beziehung der verschiedenen Funktionen ihrer muskulären Haltungen im Gesicht. Gleich zu Beginn ihrer Behandlung fiel auf, wie *»gleichgültig«* ihr Gesicht war. Der Ausdruck der Gleichgültigkeit wurde allmählich so stark, daß die Patientin besonders darunter zu leiden anfing. Sie blickte, wenn man mit ihr auch über ernste Dinge sprach, stets mit einem gleichgültigen Gesichtsausdruck in eine Ecke des Zimmers oder zum Fenster hinaus. Die Augen hatten dabei einen leeren »verlorenen« Ausdruck. Nach gründlicher Zerlegung und Zersetzung des gleichgültigen Gesichtsausdrucks trat nun ein anderer Zug im Gesicht hervor, den man vorher nur andeutungsweise sehen konnte. Die Mund- und Kinnpartie hatte einen anderen Ausdruck als Augen und Stirn. Nachdem sich der Ausdruck im Gesicht verdeutlicht hatte, wurde klar: Mund und Kinn waren *»böse«*, Augen und Stirn dagegen *»tot«*. Diese Worte gaben das innere Empfinden der Patientin wieder. Zunächst separierte ich die Ausdruckshaltung an Mund und Kinn. Im Verlaufe der Bearbeitung entwickelten sich unglaublich starke Reaktionen bisher verhaltener Beißwut, die sie ihrem Mann und ihrem Vater gegenüber entwickelt hatte, ohne die Impulse auszuleben. Die Wutimpulse, die sich derart in der Kinn- und Mundhaltung Ausdruck verschafften, waren bis zur Behandlung durch eine Gleichgültigkeitshaltung im gesamten Gesicht überdeckt gewesen; hatte doch erst die Beseitigung der Gleichgültigkeit den Wutausdruck am Munde zutage gefördert. Die Gleichgültigkeit hatte die Funktion, sich dem quälenden Empfinden des Hasses am Mund nicht ständig auszusetzen. Nach etwa zweiwöchiger Behandlung der Mundpartie wich der böse Ausdruck vollkommen im Zusammenhang mit der Ausarbeitung der sehr kräftigen Enttäuschungsreaktion der Patientin. Einer ihrer Charakterzüge war der Zwang, ständig Liebe zu fordern und böse zu werden, wenn die unbefriedigbaren Ansprüche nicht befriedigt wurden. Nachdem die Mund- und Kinnhaltung zersetzt war, traten die präorgastischen Zuckungen im Gesamtkörper zunächst in Gestalt schlangenartiger Wellenbewe-

gung auf, die auch das Becken erfaßte. Doch die Genitalerregung wurde an einer bestimmten Stelle gebremst. Bei der Suche nach der Bremsfunktion trat der Stirn- und Augenausdruck allmählich stark hervor. Er wurde zu einem Ausdruck bösen, beobachtenden, kritischen und aufmerksamen Schauens. Erst jetzt konnte sich die Patientin Rechenschaft darüber geben, daß sie eigentlich niemals imstande war, »ihren Kopf zu verlieren«: Sie mußte ständig »auf der Hut« sein.

Das Hervortreten und Deutlicherwerden vegetativer Körperimpulse ist wohl das sonderbarste Phänomen, das wir in der Vegetotherapie erleben. Es läßt sich schlecht beschreiben, es muß klinisch erlebt werden. Die »tote« Stirn hatte also die »kritische Stirn« überdeckt. Nun war die nächste Frage, welche Funktion die »kritische, böse« Stirn hatte. Die Aufarbeitung der Details ihrer genitalen Erregungsfunktion zeigte, daß die Stirn genau »aufpaßte, was das Genitale tat«. Historisch leitete sich der strenge Augen- und Stirnausdruck aus einer Identifizierung mit ihrem sehr moralischen und asketisch eingestellten Vater ab. Schon sehr früh hatte ihr der Vater immer wieder eingeschärft, daß es gefährlich wäre, sexuellen Wünschen nachzugeben; er hatte vor allem die Zerstörungen des Körpers durch die Syphilis dargestellt. Die Stirn hielt also anstelle des Vaters Wacht, wenn sie sich einer sexuellen Regung hingeben wollte. Die Deutung, daß sie sich mit dem Vater identifiziert hatte, genügt in keiner Weise; die nächste Frage ist doch, weshalb sie die Identifizierung *gerade an der Stirn* durchgeführt hatte und wodurch die Funktion *aktuell aufrechterhalten* wurde. Wir müssen streng unterscheiden zwischen der historischen Erklärung einer Funktion und der aktuellen dynamischen Erklärung. Das sind zwei ganz verschiedene Dinge. Wir lösen ein Organsymptom nicht, wenn wir es nur historisch begreiflich machen. Wir kommen ohne die Kenntnis der aktuellen Funktionsbeziehung nicht aus. (Nicht zu verwechseln mit dem »aktuellen Konflikt«!) Die Ableitung der Stirnaufmerksamkeit aus der infantilen Identifizierung mit dem kritischen Vater würde nicht im geringsten an der orgastischen Störung rütteln. Der Fortgang des Heilungsprozesses bei dieser Patientin zeigte, daß diese Anschauung richtig ist; denn in dem Maße, in dem der beobachtende kritische Ausdruck an die Stelle des toten Ausdrucks trat, verschärfte sich zunächst die Gesamtabwehr an der Genitalität. Allmählich wechselte der beschriebene strenge Ausdruck mit einem heiteren, etwas kindlichen Stirn- und Augenausdruck ab. Sie war also das eine Mal in Einklang mit ihrem Genitalwunsch, das andere Mal kritisch, ablehnend. Mit der Ersetzung der kritischen Stirnhaltung durch die heitere verschwand auch die Bremsung der genitalen Erregung.

Ich brachte diesen Fall so ausführlich, weil er für eine ganze Reihe von Störungen des Spannungs-Ladungs-Vorganges an der genitalen Apparatur charakteristisch ist. Das »Kopf-oben-Behalten« ist weit verbreitet.
Unsere Patientin hatte das Empfinden eines aufgeteilten, nicht zusammenhängenden, nicht in eins gefaßten Körpers. Daher fehlten ihr auch Bewußtsein und Empfinden von ihrer sexuellen und vegetativen Grazie. Wie ist es möglich, daß ein Organismus, der ein einheitliches Ganzes bildet, in der Empfindung »zerfallen« kann? Der Ausdruck Depersonalisation besagt nichts, denn er bedarf selbst der Erklärung. Woher kommt es, müssen wir uns fragen, daß Organgebiete losgetrennt vom ganzen Organismus für sich allein funktionieren können. Wir kommen hier mit psychologischen Erklärungen nicht weiter, denn das Psychische ist in seiner Affektfunktion völlig abhängig von den Expansions- und Kontraktionsfunktionen des vegetativen Lebensapparats. Er ist seinem Aufbau nach ein inhomogenes System. Experiment und Klinik zeigen, daß der Spannungs-Ladungs-Vorgang ebenso den ganzen Körper erfassen kann wie einzelne Organgruppen für sich allein. Es ist dem vegetativen Apparat möglich, im Oberbauch vagisch, im Unterbauch sympathisch hypertonisch zu sein. Es ist ihm ebenso möglich, in den Schultern Muskelspannung herzustellen, in den Beinen dagegen eine Lockerung oder gar eine Schlaffheit. Und diese Fähigkeit ist ihm nur deshalb gegeben, weil er eben kein homogener Apparat ist. Die Mundzone kann in einer sexuellen Handlung erregt sein, das Genitale vollkommen unerregt, ja ablehnend oder umgekehrt. Von hier aus gewinnen wir einen festen Standpunkt zur Beurteilung der Funktion »sexualökonomisch gesund« beziehungsweise »sexualökonomisch krank«. Es ist zweifellos *das Grundkennzeichen psychischer und vegetativer Gesundheit, wenn der vegetative Organismus die Fähigkeit besitzt, einheitlich und total der Spannungs-Ladungs-Funktion zu folgen.* Dagegen werden wir Aussperrungen von Einzelorganen oder gar Organgebieten aus der Gesamtheit und Einheitlichkeit der vegetativen Spannungs-Ladungs-Funktion als pathologisch bezeichnen, wenn sie chronisch sind und die Gesamtfunktion dauernd stören.
Die Klinik lehrt des weiteren, daß sich Störungen des Ich-Gefühls erst dann wirklich verlieren, wenn der Orgasmusreflex vollkommen einheitlich entwickelt ist. Es ist dann, als ob alle Organe und Organsysteme des Körpers von einer einzigen Funktion in der Empfindung einheitlich zusammengefaßt würden, sowohl in bezug auf Kontraktion wie Expansion.
Die Depersonalisation wird von hier aus verständlich als *Nicht*-Ladung, das heißt als Störung der vegetativen Innervation einzelner Organe oder Organsysteme, der Fingerspitzen,

der Arme, des Kopfes, der Beine, des Genitales etc. Uneinheitlichkeit des Selbstempfindens kommt auch dadurch zustande, daß der Erregungsstrom im Körper hier oder dort unterbrochen ist. Es gilt besonders für zwei Körperstellen: Die eine ist der Hals, der durch seinen Krampf die Erregungswelle von der Brust in den Kopf hinein unterbindet; die zweite ist die Beckenmuskulatur, die, wenn verkrampft, den Erregungsablauf vom Bauch nach den Genitalien und Beinen hin stört.
Aufgrund der Forschungen der analytischen Psychologie verstehen wir die individuelle Geschichte einer Neurose, die äußeren Bedingungen ihrer Entstehung, das innere Motiv des psychischen Konflikts und schließlich die Folgen der Sexualverdrängung wie etwa die neurotischen Symptome und Charakterzüge. Doch wir begreifen nicht den *Mechanismus*, durch den ein kindliches Schicksal, ein äußeres Trauma oder ein innerer psychischer Konflikt eine krankhafte Reaktion chronisch *festhalten*.
Wir sehen Frauen unter besten äußeren sexuellen und ökonomischen Bedingungen an ihrer Neurose festhalten. Wir sehen Kinder aller Kreise, auch gelegentlich unter günstigsten sexualökonomischen Bedingungen, nicht nur neurotisch werden, sondern auch neurotisch bleiben. Wir erleben ferner den bisher mystisch gedachten und dargestellten »Wiederholungszwang«, das heißt den Zwang so vieler Menschen, sich immer wieder in schädliche Situationen zu begeben. Keines dieser Phänomene ist mit den bisher bekannten Anschauungen zu erklären.
Wohl am eindrucksvollsten erleben wir die Funktion des Festhaltens an der Neurose am Ende einer Behandlung beim Versuch, die orgastische Hingabefähigkeit herzustellen. Gerade dann, wenn der Patient nach der Gesundheit greifen sollte, stellen sich die allerschlimmsten Reaktionen dagegen ein. Eine *Angst vor der Lust* beherrscht den Kranken, die dem Lustprinzip des Lebens strikt widerspricht.
Die Strafangst für sexuelle Handlungen, die der Kranke als Kind erlebte, hat sich in Form der Lustangst chronisch verankert. Wir erinnern, daß Lust die Eigenschaft hat, bei Bremsung ihres Ablaufs in Unlust umzuschlagen. Wenn man dauernd bei einer sehr hohen sexuellen Erregtheit die Endbefriedigung nicht zu erreichen vermag, stellt sich mit der Zeit eine Angst nicht nur vor der Endbefriedigung, sondern auch vor der *Erregung vorher* ein. Der lustvolle Erregungsvorgang wird selbst zu einer Unlustquelle. Das normalerweise strömende Lustempfinden wird durch einen muskulären Krampf gebremst, der äußerst schmerzhaft werden kann und darüber hinaus die Stauung steigert. Die Abweisung der sexuellen Betätigung durch Kinder und Puberile erklärt sich aus der Fixierung eines

physiologischen Krampfzustandes an den Genitalien, der jede lustvolle Erregung bei noch so richtiger intellektueller und gefühlsmäßiger Einsicht ins Gegenteil verwandelt. Damit verbunden ist die Unfähigkeit, auch nur geringe Erregungen zu vertragen. In der *muskulären Krampfaktion bei der Luststeigerung ist die strukturell-physiologische Grundlage der charakterlichen Resignation und Bescheidenheit zu suchen.*
Die psychopathologischen Zustände und Symptome sind also Folgen einer Störung des vegetativen (= sexualökonomischen) Energiegleichgewichts. Jede Schädigung des körperlichen Vollempfindens betrifft gleichzeitig das Selbstgefühl und die Einheitlichkeit des Körpergefühls. Sie drängt gleichzeitig zu einer Wettmachung (»Kompensation«) der Störung. Das vegetative Ganzheitsempfinden, das die natürliche und beste Grundlage starken Selbstgefühls wird, ist bei allen Neurotikern gestört. Das äußert sich in den verschiedensten Formen bis zur kompletten *Spaltung der Persönlichkeit.* Vom einfachsten Empfinden des Kalt- oder Steifseins bis zur schizophrenen Spaltung, Kontaktlosigkeit und Depersonalisation gibt es keine prinzipiellen, sondern nur quantitative Unterschiede, die sich auch qualitativ äußern. Mit dem Ganzheitsempfinden hängt das Empfinden des unmittelbaren Kontaktes mit der Welt zusammen. Mit der Herstellung der Einheitlichkeit des Orgasmusreflexes stellen sich auch die Empfindungen von *Tiefe* und *Ernst* wieder ein, die seinerzeit verlorengingen. Die Patienten erinnern in diesem Zusammenhang die Zeit aus der frühen Kindheit, in der die Einheitlichkeit ihres Körperempfindens noch nicht gestört war. Sie berichten ergriffen und erschüttert, wie sie als Kleinkinder sich einheitlich mit der Natur, mit allem, was sie umgab, empfunden, wie sie sich »lebendig« gefühlt haben und wie dies alles schließlich durch die Erziehung vernichtet und zerbrochen worden war. In der Zersplitterung der Einheitlichkeit des Körpergefühls durch die Sexualunterdrückung und in der dauernden Sehnsucht, den Kontakt mit sich und der Welt wiederzuerlangen, liegt die subjektive Wurzel aller sexualverneinenden Religionen. »Gott« ist die mystische Vorstellung vom vegetativen Einklang des Ichs mit der Natur.
Ich muß es anderen, in der indischen und chinesischen Kultur bewanderten Forschern überlassen, die Zusammenhänge im einzelnen aufzuspüren. Die klinischen Tatbestände, die ich hier zu schildern versuchte, eröffnen eine weite Perspektive für das Verständnis derjenigen menschlichen Kulturen, in denen strenges familiäres Patriarchat, schärfste Sexualunterdrückung der Kleinkinder und Jugendlichen und die Ideologie der Verschlossenheit und »Selbstbeherrschung« im gesamten Kulturkreis eine Einheit bilden. Dies trifft zunächst für die Inder, Chinesen und Japaner zu. Wenn ein strenges, sexualverneinendes Patriarchat

sich reproduzieren will, muß es die Sexualregungen der Kinder aufs schärfste unterdrücken; daraus resultiert schwerste Angst und Wut. Das widerspricht der patriarchalischen Familienkultur und erfordert die Ideologie der Selbstbeherrschung, der Kraft, auch beim größten Schmerz keine Miene zu verziehen; mehr, es erfordert die Überwindung des Affektlebens überhaupt, der Lust sowohl wie des Leidens. Dies ist in Buddhas Ideologie der Leidlosigkeit restlos gegeben. Von hier aus werden auch die Atemübungen der Jogi verständlich. Die Technik des Joga-Atemzeremoniells ist das genaue Gegenteil der Atemtechnik, die wir bei unseren Kranken anwenden, um die vegetativen Affektregungen wieder freizubekommen. Die Joga-Atempraxis hat das Ziel, Affektregungen zu bekämpfen, Ruhe zu gewinnen. Der Ritus erinnert an Zwangshandlungen mit ihrer Zwiespältigkeit. Das Gegenstück der erstrebten Affektlosigkeit ist, wie mir berichtet wurde, die Kunst, sich durch eine bestimmte Atemtechnik in Wohlbehagen, ja in Ekstase zu versetzen. Der maskenartige, steife Gesichtsausdruck des typischen Inders, Chinesen und Japaners findet sein Extrem in der Fähigkeit zu besinnungsloser Ekstatik. Daß sich die Joga-Technik auch in Europa und Amerika verbreiten konnte, beruht darauf, daß die Menschen dieser Kulturkreise nach Mitteln suchen, ihrer natürlichen vegetativen Regungen Herr zu werden und gleichzeitig Angstzustände zu beseitigen. Von einer Ahnung der orgastischen Lebensfunktion sind sie wohl nicht allzuweit entfernt.
Mit Vernachlässigung der sonst sehr notwendigen Gründlichkeit soll hier auf ein anderes Phänomen hingewiesen werden, das in unserem heutigen Gesellschaftsleben eine vernichtende Rolle spielt: das ist die vorgeschriebene »militärische Haltung«, wie sie besonders von den Faschisten propagiert und durchgesetzt wird. Die militärisch »stramme Haltung« ist das gerade Gegenteil der natürlichen, lockeren, beweglichen Haltung. Der Nacken muß straff gespannt, der Kopf nach vorne gereckt sein; die Augen haben starr und gerade ins Leere zu schauen; Kinn und Mund müssen womöglich einen harten »männlichen« Ausdruck haben; die Brust hat vorgestreckt zu sein; die Arme müssen dem Körper eng und gespannt anliegen; die Hände müssen gestreckt an der Hosenfalte sein. Wohl das wichtigste Zeichen, das für die sexualunterdrückende Absicht dieser militärischen Technik spricht, ist die überall vorhandene Vorschrift, den Bauch ein- und das Becken zurückzuziehen. Die Beine sind straff und hart gespannt. Vergegenwärtigen wir uns einen Augenblick die Lage von Kranken in der Behandlung, die schwer mit Affektregungen ringen und sich alle Mühe geben, sie zu beherrschen. Ihre Schultern sind hart, der Nacken gespannt, Becken und Bauch eingezogen, die Arme

straff an den Körper gehalten, die Beine straff gestreckt. Ja, die Identität geht weiter: Die Streckung der Fußgelenke ist ein typisches klinisches Zeichen künstlicher Affektbeherrschung. Sie ist gleichzeitig strengstens vorgeschrieben beim preußischen Parademarsch. Menschen, die körperlich derart erzogen und gehalten werden, sind natürlicher vegetativer Regungen nicht fähig. Sie werden zu Maschinen, die mechanisierte Handgriffe widerspruchslos ausführen, »Jawohl, Herr Oberst« anstandslos sprechen, auf die eigenen Brüder, Väter, Mütter, Schwestern mechanisch schießen. Die Erziehung zu starrer Haltung unnatürlicher Art ist eines der wesentlichsten Mittel der diktatorischen gesellschaftlichen Ordnung, sich automatisch funktionierende Organismen zu schaffen, die keinen Eigenwillen haben. Das ist keine »individuelle Frage«, sondern ein Problem, das die Strukturbildung in den heutigen Menschen im Kern betrifft. Sie umfaßt große Kulturkreise, zerstört die Lebensfreude und Glücksfähigkeit in Abermillionen Menschen. So zieht sich eine einheitliche Linie von der kindlichen Übung, den Atem anzuhalten, um nicht onanieren zu müssen, über die muskuläre Sperre bei unseren Kranken zur militärischen Haltung der Nationalsozialisten wie aller Militaristen und weiter zur vernichtenden künstlichen Selbstbeherrschungstechnik ganzer Kulturkreise.

Ich muß mich mit dieser Skizzierung begnügen. Es ist nicht daran zu zweifeln, daß die Bedeutung der Körperhaltung für die strukturelle Reproduktion der gesellschaftlichen Ordnung einmal in breitem Umfange erfaßt und praktisch bewältigt werden wird.

Kinder schrecken, sosehr sie ihre vegetative Lebendigkeit und Freiheit ersehnen, selbst davor zurück und begeben sich freiwillig ins Joch der Unterdrückung ihrer Regungen, wenn sie keine entsprechende Umgebung finden, in der sie ihre frische Lebendigkeit relativ konfliktlos ausleben können. Es ist eines der großen Geheimnisse der Massenpsychologie, daß der Durchschnittsmensch, das Durchschnittskind, der durchschnittliche Jugendliche weit lieber die Resignation auf Glück auf sich nehmen, wenn der Kampf um Lebensfreude allzuviel Schmerzen verursacht. Eine Propaganda des Glücks ohne Verständnis und Herstellung der psychischen und sozialen Voraussetzungen eines lebendigen Lebens bliebe somit ödes Gerede.

Es ist niemand gedient, wenn besonders »rebellische Charaktere« gegen die Erziehung »wettern«; notwendig ist:

1. Genauestes Verständnis der Mechanismen, mittels deren die pathologische Affektbeherrschung durchgesetzt wird.
2. Sammlung reichster Erfahrung in praktischer Kinderarbeit darüber, wie die Kinder selbst sich zu ihren natürlichen Affektregungen *unter den bestehenden Verhältnissen* verhalten.

3. Erarbeitung der erzieherischen Bedingungen des Einklangs von vegetativer Lebendigkeit und Sozialität.
4. Schaffung der allgemeinen gesellschaftlichen und wirtschaftlichen Grundlagen dafür.

Der Mensch hat es im Bauen und Beherrschen von Maschinen weit gebracht. Er ist kaum 40 Jahre daran, sich selbst zu begreifen. Die seelische Pest, die unser Jahrhundert verödet, wird sich ohne Planung der biologischen Energie des Menschen nicht meistern lassen. Der Weg der wissenschaftlichen Forschung und Bewältigung von Lebensfragen ist lang und hart, das genaue Gegenteil der politikanten Ignoranz und Impertinenz. Wir haben Grund zu hoffen, daß es der Wissenschaft einmal gelingt, die biologische Energie ebenso zu handhaben, wie sie heute die Elektrizität beherrscht. Erst dann wird die seelische Pest des Menschen ihren Meister finden.

6. Typische psychosomatische Erkrankungen: Folgen chronischer Sympathikotonie

Wir sind über das Wesen der Sympathikotonie genügend orientiert, um einen summarischen Überblick über eine Reihe von organischen Erkrankungen zu gewinnen, die ihr Dasein der orgastischen Impotenz der Menschen verdanken. Die Orgasmusangst schafft die chronische Sympathikotonie, diese wieder erzeugt die orgastische Impotenz, die ihrerseits wie in einem Zirkel die Sympathikotonie festhält. Ihr Grundkennzeichen ist die chronische Inspirationshaltung des Brustkorbs und die Einschränkung der vollen (vagischen) Exspiration. Die sympathikotone Inspirationshaltung hat im wesentlichen die Funktion, die Organempfindungen und Affekte nicht aufkommen zu lassen, die die normale Exspiration provozieren würde. Aus der chronischen Angsthaltung des Organismus folgen:

1. *Hypertonie des Herz- und Gefäßsystems*
Die peripheren Gefäße sind dauernd verengt und im Expansions- und Kontraktionsspiel eingeschränkt, so daß das Herz unausgesetzt eine Mehrleistung zu erfüllen hat, Blut durch starre Gefäße zu befördern. Rasch arbeitendes Herz, hoher Blutdruck und Neigung zu Beklemmungen in der Brust bis zu voller Herzangst sind auch Symptome der Basedow-Erkrankung: Es ist zu fragen, inwieweit die Störung der Thyrioidea-Funktion ursprünglich und inwiefern sie selbst bloß ein sekundäres Symptom allgemeiner Sympathikotonie ist. Auch die *Arteriosklerose,* bei der eine Verkalkung der Gefäßwände stattfindet, ist überraschend häufig bei Menschen anzutreffen, die viele Jahre hindurch an funktioneller Hypertonie litten.

Es ist durchaus wahrscheinlich, daß sogar Herzklappenfehler und andere Formen organischer Herzerkrankungen eine Reaktion des Organismus auf chronische Hypertonie des Gefäßsystems darstellen.

2. *Der Rheumatismus der Muskeln*

Die chronische Inspirationshaltung genügt auf die Dauer nicht, der bioenergetischen Erregungen des autonomen Lebenssystems Herr zu werden. Es kommt die chronische Anspannung der Muskeln, die muskuläre Panzerung, hinzu, um den Gefäßhypertonus zu unterstützen. Jahre- und jahrzehntelang dauernde Hypertonie der Muskulatur führt zu chronischer Kontraktur und zur rheumatischen Knotenbildung durch Ablagerung fester Substanz in den Muskelbündeln. In diesem letzten Stadium ist der Prozeß des Rheumatismus nicht mehr rückgängig zu machen. Es fällt in der Vegetotherapie des Rheumatismus auf, daß er typisch diejenigen Muskelgruppen erfaßt, die die Unterdrückung der Affekte und der Organempfindungen besonders gründlich besorgen. Der Muskelrheumatismus ist konzentriert an der *Nackenmuskulatur* (»Steifnackigkeit«, »Hartnäckigkeit«), *zwischen den Schulterblättern,* einer Stelle, an der die Muskelaktion typisch für Zurückziehen der Schultern, das heißt charakteranalytisch für »Selbstbeherrschung« und »Zurückhaltung« ist. Die Erkrankung erfaßt mit Vorliebe die beiden dicken Halsmuskeln, die vom Hinterhaupt zum Schlüsselbein laufen (Mm. sternocleidomastoidei). Diese Muskeln geraten in chronische Hypertonie, wenn Wut unbewußt dauernd niedergehalten wird. Ein rheumatischer Patient fand für die beschriebenen Muskelgruppen den bezeichnenden Ausdruck »Trotzmuskeln«. Zu ihnen kommen noch die Masseter-Muskeln hinzu, deren chronischer Krampf der unteren Gesichtshälfte einen trotzigen und verbissenen Ausdruck verleiht.
An der unteren Körperpartie treten besonders häufig die Muskeln hervor, die das Becken zurückziehen und derart eine *Lordose* erzeugen. Wir wissen bereits, daß die chronische Zurückhaltung des Beckens die Funktion hat, die Genitalerregung nicht aufkommen zu lassen. Die *Lumbago* bedarf genauer Untersuchung in diesem Zusammenhang. Man findet sie sehr häufig bei Patienten, deren Gesäßmuskulatur chronisch in Anspannung ist, um anale Sensationen im After zurückzuhalten. Eine weitere Muskelgruppe, an der Muskelrheumatismus häufig vorkommt, besteht aus den oberflächlichen und tiefen Adduktoren der Oberschenkel, die das »Zusammenpressen der Beine« bewirken. Sie haben die Funktion, besonders von Frauen geübt, die Genitalerregung zu unterdrücken. In der vegetotherapeutischen Arbeit hat sich für sie der Ausdruck »*Moralmuskeln*« eingebürgert. Der Wiener Anatom Julius

Tandler pflegte sie scherzweise »custodes virginitatis« (»Hüter der Jungfräulichkeit«) zu nennen. Diese Muskelgruppen sind bei den Muskelrheumatikern, aber auch bei außerordentlich vielen Charakterneurotikern als dicke, nicht lockerbare, druckempfindliche Wülste an der oberen Innenseite der Oberschenkel zu tasten. Hierher gehören auch die Muskeln, die als Beuger des Kniegelenks vom unteren Beckenknochen zum oberen Ende des Unterschenkels verlaufen. Sie geraten in chronische Kontraktion, wenn Organempfindungen am Beckenboden unterdrückt werden sollen.
Die großen vorderen Brustmuskeln sind in chronischer Spannung und hartwulstig, wenn die Inspirationshaltung chronisch fixiert ist. Intercostalneuralgien lassen sich darauf zurückführen und lösen.

3. Wir haben allen Grund zu vermuten, daß das *Lungenemphysem* mit der dazugehörigen Faßform des aufgeblähten Brustkorbes eine Folge chronischer außerordentlicher Inspirationshaltung ist. Es ist zu bedenken, daß jede chronische Fixierung einer bestimmten Haltung die Elastizität der Gewebe schädigt, was im Falle des Emphysems auf die elastischen Fasern der Bronchien zutrifft.

4. *Das Asthma bronchiale nervosum;* dessen Beziehungen zur Sympathikotonie sind noch nicht klar.

5. *Das Magengeschwür*
Die chronische Sympathikotonie geht entsprechend dem Schema auf Seite 218 einher mit einem Überschuß an Säure. Dies bedingt die Hyperacidität des Magensaftes. Die Alkalisierung ist herabgesetzt. Die Magenschleimhaut ist der Säurewirkung ausgesetzt. Das Magengeschwür sitzt typischerweise ungefähr in der Mitte der Rückwand des Magens, genau in der Region, hinter der die Pankreas-Drüse und der *Plexus solaris* liegen. Es spricht alles dafür, daß sich die vegetativen Nerven an der Rückwand im Zustande der Sympathikotonie zurückziehen und derart die Resistenz gegen den Angriff der Säure auf die Schleimhaut verhindern. Das Magengeschwür ist so häufig als eine Begleiterscheinung chronischer Affektstörung bekannt geworden, daß an seiner psychosomatischen Natur nicht mehr zu zweifeln ist.

6. *Spasmen aller Arten von Ringmuskeln*
a) Krampfanfälle am Mageneingang, der *Cardiospasmus,* der die Cardialgie erzeugt, und der *Pylorospasmus* am Magenausgang.
b) Die chronische *Obstipation* infolge Stillegung oder Herabsetzung der Spannungs-Ladungs-Funktion am Darm. Sie geht

immer mit allgemeiner Sympathikotonie und chronischer Inspirationshaltung einher. Sie ist eine der weitestverbreiteten chronischen Erkrankungen.
c) Die *Hämorrhoiden* infolge chronischen Spasmus des After-Schließmuskels. Das Blut in den Venen peripher vom gekrampften Sphincter ani ist mechanisch gestaut, die Gefäßwände erfahren stellenweise Erweiterung und Aussackung.
d) Der *Vaginismus* als Ausdruck einer Kontraktion der Scheidenringmuskulatur.

7. Müller behandelt in seinem bekannten Werke *Die Lebensnerven* eine Reihe von *Blutkrankheiten*, wie die Chlorose und manche Form der Anämie (Blutarmut), als sympathikotone Erkrankungen.

8. *Kohlendioxydüberschuß im Blut und in den Geweben*
Mit den grundlegenden Arbeiten des Wiener Forschers Warburg über den Erstickungs-Stoffwechsel des Krebsgewebes ist verständlich geworden, daß die chronisch herabgesetzte Expiration infolge der Sympathikotonie ein wesentliches Stück der Disposition zur Krebserkrankung darstellt. Die eingeschränkte äußere Atmung hat eine schlechte innere Atmung zur Folge. Chronisch schlecht atmende und schlecht ladende Organe müssen krebserzeugenden Reizen leichter ausgesetzt sein als gut atmende. Der Zusammenhang zwischen der Exspirationshemmung der sympathikotonen Charakterneurotiker und der von Warburg entdeckten Atmungsstörung krebsiger Organe wurde der Ausgangspunkt für das sexualökonomische Studium des Krebses. Darauf kann hier nicht weiter eingegangen werden. In den Zusammenhang dieses Buches gehört nur die eminent wichtige Tatsache, daß der Krebs bei Frauen überwiegend die Genitalorgane erfaßt. Der Zusammenhang mit der Frigidität ist augenfällig und vielen Frauenärzten bekannt. Ferner bildet die chronische Obstipation einen überragend häufigen Hintergrund der Krebserkrankung des Darmtrakts.
Diese summarische Aufstellung soll natürlich in keiner Weise die notwendige detaillierte Ausarbeitung ersetzen, die ein einzelner niemals leisten könnte und die der Kooperation vieler Ärzte und Forscher bedarf. Mir lag hier daran, auf ein großes Gebiet der Organpathologie hinzuweisen, das enge Beziehungen zum Thema der Orgasmusfunktion hat. Es sollte bisher übersehene Zusammenhänge betonen und an das Gewissen der Ärzteschaft appellieren, die sexuellen Erkrankungen der Menschen so ernst zu nehmen, wie sie es verdienen, die Medizinstudenten die Orgasmuslehre und allgemeine Sexuologie korrekt studieren zu lassen, um sie zu befähigen, einem Riesenbedürfnis der Bevölkerung zu genügen. Es ist notwendig, daß der

Soziale Unordnung des Geschlechtslebens

↓

Störung der Spannungs-Ladungs-Funktion

↓

Chronische Inspirationshaltung
Lustangst

↓ ↓

»Psychische Erkrankungen«

Impotenz und Frigidität
Symptomneurose
Charakterneurose
Perversion
Psychopathie
Psychose
Neurotische Kriminalität
Debilität

»Körperliche Erkrankungen«

Krebs-Disposition (CO_2-Überschuß)
Hypertonie des Gefäßsystems
Basedow
Emphysem
Muskelrheumatismus und Arthritis
Obstipation und Hämorrhoiden
Allgemeine Störung des vegetativen Gleichgewichts
Chorea
Epilepsie
Raynandscher Gefäßkrampf
Chlorose
Magengeschwür
Tic
Fettleibigkeit

Schema der sozialen Verursachung von Erkrankungen durch Sperrung der Spannungs-Ladungs-Funktion

Mediziner nicht am mikroskopischen Farbschnitt hängenbleibt, sondern daß er das, was er im Mikroskop sieht, in richtige Beziehung zu bringen vermag mit der autonomen Lebensfunktion des *Gesamtorganismus*; er muß diese Gesamtfunktion in ihren biologischen und psychischen Anteilen beherrschen und schließlich begreifen, daß die gesellschaftliche Beeinflussung der Spannungs-Ladungs-Funktion des Organismus und seiner Organe einen entscheidenden Einfluß auf Gesundsein und Kranksein derjenigen hat, die er zu betreuen hat. Die *psychosomatische Medizin*, die heute eine spezifische Betätigung von Liebhabern und Spezialisten ist, könnte bald das sein, was sie zu werden verspricht: *der allgemeine Rahmen für die Medizin der Zukunft.*

Daß dieser allgemeine Rahmen nicht erreichbar ist, wenn man noch weiterhin die Sexualfunktion des lebendigen Organismus mit den kranken Äußerungen von neurotischen Menschen und der pornographischen Industrie verwechseln wird, leuchtet selbstverständlich ein.

X. Von der Psychoanalyse zur Biogenese

1. *Die bioelektrische Funktion von Lust und Angst*

Bis 1934 hatte ich nur meine klinische Theorie, die auf sexualökonomischem Gebiet gewonnen war, auf allgemeines biophysiologisches Tatsachengebiet angewendet. Damit war kein Abschluß der Arbeit gefunden. Im Gegenteil, nun schien erst recht alles auf den *experimentellen* Nachweis der Korrektheit der Orgasmusformel hinzudrängen. Im Sommer 1934 kam der Direktor des Psychologischen Institutes der Universität Oslo, Dr. Schjelderup, zu mir nach Dänemark, um an einem Lehrkurs teilzunehmen, den ich skandinavischen, deutschen und österreichischen Kollegen über das neuerschlossene Gebiet gab. Schjelderup wollte die Technik der Charakteranalyse erlernen. Er konnte die Arbeit in Dänemark nicht fortsetzen; ich fand daher seinen Vorschlag, meine Experimente am Physiologischen Universitäts-Institut in Oslo durchzuführen, sehr glücklich. Ich ging nach Oslo, um am Universitäts-Institut Charakteranalyse zu lehren, und hatte als Entgelt dafür die Möglichkeit zur Durchführung meiner geplanten physiologischen Versuche.
Ich war darauf gefaßt, am Beginn jeden Schritt mit Hilfe von technischen Spezialisten zurücklegen zu müssen. Eine erste Besprechung mit dem Assistenten des Osloer Physiologischen Instituts zeigte mir, daß ich mich mit dem Fachphysiologen sehr gut verständigen konnte. Meine Theorie leuchtete ihm ein. Die Grundfrage war die, ob die sexuellen Organe in der Erregung eine Steigerung der bioelektrischen Ladung zeigen würden. Der Physiologe entwarf aufgrund meiner theoretischen Angaben einen Plan für einen Apparat. Die Größe der zu messenden Erscheinungen war unbekannt. Solche Experimente waren noch nie durchgeführt worden. Würden die Oberflächenladungen der sexuellen Zonen ein tausendstel oder ein halbes Volt betragen? In der physiologischen Literatur fanden sich keine Anhaltspunkte für die Beantwortung solcher Fragen. Sogar die Tatsache der Ladung an der Oberfläche des Organismus war nicht allgemein bekannt. Als ich im Dezember 1934 den Leiter eines Physiologischen Instituts in London fragte, wie die Ladung der Haut zu messen wäre, empfand er die Frage selbst als höchst merkwürdig. Tarchanoff und Veraguth hatten schon vor der Jahrhundertwende das »psychogalvanische Phänomen« gefunden: Seelische Erregungen treten als Potentialschwankungen an der Haut in Erscheinung. Sexuallust war nie gemessen worden.

Nach einigen Monaten Überlegung wurde beschlossen, einen Apparat zu bauen, der aus einer Kette von Elektronenröhren bestehen sollte. Die elektrischen Spannungen des Körpers sollten den Ruhestrom (»Anodenstrom«) der Röhren stören, durch den Apparat verstärkt auf einen elektromagnetischen Oszillographen übertragen werden und mit Hilfe eines Spiegels auf einem Papierstreifen in Lichtform sichtbar werden. Im Februar 1935 war der Apparat fertig. Als Versuchsobjekt fungierten einige meiner norwegischen Freunde und Schüler und ich.

Es überraschte, daß die elektrischen Herzaktionskurven im Verhältnis zu den Schwankungen der Oberflächenladungen außerordentlich klein waren. Nach einer Reihe von tastenden Vorversuchen klärte sich das Bild. Ich übergehe nun die vielen Details im Suchen und Irren und bringe die wesentlichsten Ergebnisse. Die Versuche nahmen bis zum Abschluß etwa zwei Jahre in Anspruch. Ich publizierte die Ergebnisse in einer Monographie Ende 1937[1].

Die gesamte Oberfläche des Organismus bildet eine *»poröse Membran«*. Diese Membran weist ein elektrisches Potential gegenüber jeder Stelle des Körpers auf, an der die Epidermis durch Aufkratzen entfernt wurde. Unter gewöhnlichen Verhältnissen besitzt die unverletzte Haut eine Ruhe- oder *Grundladung*. Diese stellt das *biologische Ruhepotential* der Körperoberfläche dar. Das biologische Ruhepotential ist an beiden Körperhälften symmetrisch und weist annähernd gleiche Werte am ganzen Körper auf (s. Abb. 2, S. 293). Es ist bei verschiedenen Personen in geringen Grenzen verschieden (10—20 MV). Das Ruhepotential erscheint am Elektrogramm als eine gleichmäßige, horizontale Linie. Dem Ruhepotential sind in regelmäßigen Abständen die Zacken des Elektrokardiogramms aufgesetzt. Die Herzattacken entsprechen einer Veränderung des Ruhepotentials an der Haut durch den vom Herzen fortgeleiteten elektrischen Aktionsstoß.

Es gibt bestimmte Stellen der Oberfläche, die sich in ihrem Verhalten grundsätzlich von der übrigen Hautoberfläche unterscheiden. Das sind die *sexuell-erogenen Zonen:* Lippen, Afterschleimhaut, Brustwarzen, Penisoberfläche, Schleimhaut der Scheide, Ohrläppchen, Zunge, Handflächen und — merkwürdigerweise — auch die Stirn. Ihre Ladung kann im Bereiche des Potentials der übrigen Haut liegen, sie können aber auch ein weit höheres oder ein weit niedrigeres Ruhepotential aufweisen als die gewöhnliche Haut. Die Potentiale ein und derselben sexuellen Zone sind bei vegetativ freien Menschen selten konstant. Man kann an den sexuellen Zonen Schwankungen bis zu

1 Wilhelm Reich, *Experimentelle Ergebnisse über die elektrische Funktion von Sexualität und Angst*, Sexpol-Verlag 1937.

50 MV und mehr beobachten. Dies entspricht durchaus der Tatsache, daß die sexuellen Zonen mit einer überragenden und äußerst schwankenden Empfindungsintensität und Erregungsfähigkeit ausgestattet sind. Subjektiv wird die Erregung der sexuellen Zonen als Strömen, Jucken, Wallen, Wohlig-warm-Werden oder als »süßlich« empfunden. Die nicht spezifisch erogenen Hautstellen weisen diese Eigenschaften in weit geringerem Grade oder gar nicht auf.

Während die gewöhnliche Haut den Stand ihrer biologischen Ladung in einer ungefähr gleichbleibenden horizontalen Linie verrät (Abb. 1, S. 293), bildet die Verbindung der verschiedenen Potentiale an den erogenen Zonen eine mehr oder weniger steil auf- oder absteigende, sanft wellenförmige Linie. Nennen wir die stete Veränderung des Potentials »Wanderung« (siehe Abb. 3, S. 293).

Das Potential der erogenen Zonen *wandert*, sofern es nicht im Niveau der übrigen Haut liegt, es steigt an oder fällt ab. Das Ansteigen der welligen Kurve zeigt eine Erhöhung, ihr Absteigen eine Abnahme der Ladung an der Oberfläche an.

Das Potential an den erogenen Zonen steigert sich nicht, wenn kein strömendes Lustempfinden an den betreffenden Stellen erlebt ist. Eine Brustwarze etwa kann erigiert sein, ohne daß eine Potentialerhöhung statthat. Die Erhöhung des Potentials an der sexuellen Zone geht immer einher mit einer *Steigerung* des Lustempfindens und umgekehrt die Erniedrigung des Potentials mit einem Schwund der lustvollen Empfindung. Es gelang mir, in einigen Versuchen aufgrund meiner Organempfindungen anzugeben, was sich am Apparat im Nebenraum abspielte.

Dieser experimentelle Tatbestand bestätigt die Spannungs-Ladungs-Formel. Er besagt, daß eine Flüssigkeitsfüllung oder Quellung in einem Organ allein noch nicht ausreicht, um das vegetative Organempfinden der Lust zu vermitteln. *Zur mechanischen Flüssigkeitsfüllung des Organs muß eine Erhöhung der bioelektrischen Ladung hinzutreten, um den Vorgang als Lustempfindung wahrnehmbar zu machen.* Die psychische Intensität der Lustempfindung entspricht der *physiologischen Quantität* des bioelektrischen Potentials.

Die Kontrollversuche an nichtlebendem Material ergaben, daß dies langsame Wandern des Potentials eine spezifische Eigenschaft lebender Materie ist. Nichtlebende Materie reagiert auf »Reize« entweder gar nicht, oder, wie elektrisch geladene Körper, etwa eine Taschenlampe, mit mechanisch eckigen, sprunghaften, ungeordneten Potentialsprüngen (siehe Abb. 6 u. 7, S. 294).

Nennen wir das Potential, das sich im Wandern ansteigend verändert, das *präorgastische Potential.* Es ist an ein und demselben sexuellen Organ zu verschiedenen Zeiten verschieden.

Ebenso ist es bei verschiedenen Personen am gleichen Organ verschieden. Es entspricht der präorgastischen Erregung oder Strömung im vegetativ tätigen Organ. Die Ladungs*steigerung* ist die Antwort des Organs auf einen *angenehmen* Reiz.

Wird eine erogene Zone, an der die Elektrode gleichmäßig druckfrei ruht, mit einem trockenen Wattebausch gekitzelt, so daß eine Lustempfindung zustande kommt, dann zeigt das Potential eine wellige Schwankung, das sogenannte »*Kitzelphänomen*« (s. Abb. 8, S. 295). Das Kitzeln stellt eine Abart sexueller Friktion her. Die sexuelle Friktion ist ein Grundphänomen im Bereich des Lebendigen. Hierher gehört auch das Juckempfinden; denn es löst automatisch den Impuls zum Kratzen oder Reiben aus. Diese sind der sexuellen Friktion wesensverwandt.

Aus der Orgasmotherapeutischen Klinik wissen wir, daß sich sexuelle Lustempfindungen nicht immer bewußt herbeiführen lassen. Ebensowenig läßt sich eine bioelektrische Erregung an einer erogenen Zone ohne weiteres durch angenehme Reize provozieren. Es hängt durchaus von der Einstellung des Organs ab, ob es auf einen Reiz mit einer Erregung antwortet. Diese Eigentümlichkeit ist beim Experiment sehr zu beachten.

Das Kitzelphänomen findet sich an allen Stellen der Oberfläche des Organismus. Es fehlt beim Reiben befeuchteten anorganischen Materials mit trockener Watte. Die positiven aufsteigenden Schenkel der Kitzelschwankung sind meist steiler als die absinkenden Schenkel. Die wellige Linie des Kitzelphänomens an nicht spezifisch sexuellen Zonen ist mehr oder minder horizontal. An sexuellen Zonen ist die Kitzelschwankung der wandernden elektrischen Erregung aufgesetzt, ebenso wie die Herzaktionszacken.

Druck jeder Art setzt die Ladung der Oberfläche herab. Läßt der Druck nach, so kehrt die Ladung genau zur ursprünglichen Höhe wieder. Wird eine lustvoll aufsteigende Wanderung des Potentials durch Druck unterbrochen, so sinkt das Potential stark ab, und das Wandern setzt sich nach Aufhören des Drukkes in der Höhe fort, wo es ausgesetzt hat (s. Abb. 9, S. 295).

Die Höhe des Anstiegs einer elektrischen Erregung an einer sexuellen Zone hängt von der *Sanftheit* des Reizes ab: je sanfter desto steiler. Sie hängt ferner von der psychophysischen Bereitschaft ab, auf den Reiz zu antworten. Je größer diese Bereitschaft, desto steiler, das heißt rascher der Anstieg.

Während lustvolle Reize, die ein Lustempfinden auslösen, regelmäßig eine Steigerung des Potentials ergeben, setzen Reize, die *Angst* oder *Unlust* auslösen, die Oberflächenladung mehr oder minder rasch und tief herab. Auch diese Reaktion hängt natürlich von der Reaktionsbereitschaft des Organismus ab. *Affektgesperrte und vegetativ erstarrte Menschen, zum Beispiel Katatone, geben keine oder nur sehr schwache Reaktionen:* Die biologische Erregung der sexuellen Zonen liegt im Niveau der übrigen Hautoberfläche. Die Auffindung der elektrischen Schwankungsphänomene fordert daher die Wahl geeigneter Versuchspersonen. Negativierende Angstreaktionen in Form rascher Herabsetzung der Oberflächenladung ließen sich an der Scheidenschleimhaut, an der Zunge und an der Handfläche feststellen. Als Reiz dient am besten unvermutetes Erschrecken durch Anschreien, unvermutetes Platzenlassen eines Luftballons, ein unvermuteter heftiger Gongschlag etc.

Ebenso wie *Angst* und Druck setzt auch *Ärger* die bioelektrische Ladung an den sexuell reizbaren Zonen herab. Im Zustande der *Erwartungsangst* sind sämtliche elektrischen Reaktionen *herabgesetzt.* Positivierende Steigerungen der Oberflächenladung sind nicht zu erzielen. Angstreaktionen sind gewöhnlich leichter zu erzielen als Lustreaktionen. Am prägnantesten sind die Herabsetzungen der Ladung beim Erschrecken (siehe Abb. 10 und 11, S. 295/296). Das männliche Geschlechtsorgan kann im Zustande der Schrumpfung ein weit geringeres Potential als die gewöhnliche Haut zeigen. *Zusammenpressen der Peniswurzel und Erzeugung einer Blutstauung im Penis ergibt keine Wanderung des Potentials:* Dieser Kontrollversuch bestätigt, daß Lusterregung mit Aufladung einhergeht.

War eine Schreckaktion erfolgt, so sind Lustreaktionen viel schwerer zu erzielen als vorher. Es ist, als ob die vegetative Erregung »vorsichtig« geworden wäre.

Konzentrierte Zuckerlösung als Elektrodenflüssigkeit an der Zunge gebraucht, ergibt rasch Steigerung des Zungenpotentials. Verabreicht man sofort nachher eine Salzlösung, so fällt das Potential in umgekehrter, negativer Richtung (s. Abb. 12 u. 13, S. 296).

Verabreicht man nun wieder Zucker, so erzielt man keine Steigerung des Potentials mehr. Die Zunge ist »vorsichtig« oder »enttäuscht«. Verabreicht man einer Versuchsperson mehrere Male hintereinander nur Zucker an der Zunge, so nimmt die Höhe der Potentialsteigerung mit jedem neuen Versuch ab. Es ist, als ob sich die Zunge an den angenehmen Reiz »gewöhnt« hätte. Enttäuschte und gewöhnte Organe reagieren auch auf lustvolle Reize träge.

Schaltet man die Elektrode aus der zu prüfenden sexuellen Zone aus, indem man *indirekt ableitet,* so ergeben sich dieselben Phänomene. Läßt man eine männliche und eine weibliche Versuchsperson jeweils den Finger der rechten beziehungsweise linken Hand in eine Elektrodenflüssigkeit tauchen, die mit dem Oszillographen verbunden ist, so zeigt eine Berührung ihrer Lippen beim Kuß stark positiv wandernde Potentiale (siehe Abb. 14, S. 296). Das Phänomen ist also unabhängig vom Ort der Anbringung der Elektrode. Unternimmt eine der Versuchs-

personen die Handlung ungern, so ergibt derselbe Reiz statt ansteigender Lustreaktion absinkende Unlustreaktion.
Dieselben Ergebnisse erzielt man, wenn man die beiden noch freien Hände der beiden Personen einander berühren läßt. Sanftes Streicheln gibt positive Schwankungen. Druck oder starkes Reiben der Handflächen gibt Erniedrigungen der Ladung.
In welcher Weise pflanzt sich die bioelektrische Energie vom vegetativen Zentrum zur vegetativen Peripherie und umgekehrt fort?
Der überlieferten Anschauung zufolge müßte sich die bioelektrische Energie in den Bahnen der Nervenfasern bewegen; dabei ist angenommen, daß diese Nervenfasern nicht kontraktil sind. Dagegen machen bisher alle Beobachtungen die Annahme *notwendig*, daß *das synzytische Lebensnerven-Geflecht selbst kontraktil* ist, *sich strecken und zusammenziehen kann.* Dieser Annahme zufolge lebt die Amöbe im Tier und Menschen in Gestalt des kontraktilen autonomen Nervensystems fort. Diese Vermutung bestätigte sich mikroskopisch: Man kann expansive und kontraktile Bewegungen an kleinen lichtdurchlässigen Würmern mikroskopisch gut beobachten. Diese Bewegungen des autonomen Lebensapparates erfolgen unabhängig von den Bewegungen des Gesamtkörpers und gehen ihm voraus.
Läßt man Versuchspersonen tief einatmen oder wie zum Stuhl pressen und hält man dabei die Differentialelektrode oberhalb des Nabels an die Mitte der Bauchhaut, so *sinkt das Oberflächenpotential bei der Einatmung mehr oder minder stark ab und steigt bei der Ausatmung wieder an.* Das Ergebnis blieb bei einer großen Reihe von Versuchspersonen stets dasselbe, mit Ausnahme solcher Personen, bei denen eine starke Affektsperre oder eine überragende muskuläre Rigidität bestand. Diese Tatsache verdichtete sich mit der klinischen Beobachtung der Herabsetzung der Affekte durch die Inspiration zu folgender Annahme:
Beim *Einatmen* geht das Zwerchfell hinunter und übt einen Druck auf die Bauchorgane aus; es *verengt* den Bauchraum. Beim *Ausatmen* dagegen rückt das Zwerchfell hoch, der Druck auf die Bauchorgane vermindert sich; *der Bauchraum wird erweitert.* Brust- und Bauchraum sind bei der Atmung abwechselnd der Weitung beziehungsweise Verengung unterworfen, ein Tatbestand, der an anderer Stelle gewürdigt werden soll. Da Druck das Potential regelmäßig erniedrigt, hat das Absinken des Hauptpotentials bei der Einatmung nichts Besonderes an sich. Merkwürdig ist nur, daß das Potential absinkt, obgleich der Druck *nicht an der Hautoberfläche, sondern im Zentrum des Organismus ausgeübt wird.*
Das Erscheinen des *inneren* Drucks an der Bauchhaut läßt sich

nur dadurch erklären, daß *zwischen Zentrum und Peripherie ein kontinuierliches bioelektrisches Erregungsfeld* besteht. Die Übermittlung der Bio-Energie kann nicht an die Nervenbahnen allein gebunden sein, sondern sie folgt sämtlichen Membranen und Flüssigkeiten des Organismus. Dies paßt gut zum Bild der membranösen Blase, die uns den Organismus darstellt, und bestätigt die Theorie von Fr. Kraus[1].

Diese Annahme fand weitere Bestätigung, als die Untersuchung einiger affektgestörter Kranker mit eingeschränkter Exspiration außerordentlich geringfügige oder ganz fehlende Ladungsschwankung der Bauchhaut ergab.

Fassen wir nun die beschriebenen Tatsachen in bezug auf unser Grundproblem zusammen.

Einzig und allein biologische Lust, die mit dem Empfinden des Strömens und der Wollust einhergeht, ergibt Steigerung der bioelektrischen Ladung. Alle anderen Erregungen, Schmerz, Schreck, Angst, Druck, Ärger, Depression, gehen mit Erniedrigung der Oberflächenladung des Organismus einher.

Es gibt grundsätzlich vier Arten der Erniedrigung der Ladung an der Peripherie des Organismus.

a) Ein Zurückziehen der Oberflächenladung *vor* einer intendierten starken Ladung. Diese Reaktion ist etwa der verhaltenen Anspannung eines Tigers vor dem Sprung zu vergleichen.

b) Die orgastische *Entladung* zeigt im Gegensatz zur präorgastischen Erregung eine Erniedrigung des Potentials. Die bioelektrische Kurve des Orgasmus entspricht der Empfindungskurve.

c) Im Angstzustand verringert sich die Peripherieladung.

d) Im Sterben verlieren die Gewebe ihre Ladung, wir bekommen negativierende Reaktionen. *Die Energiequelle erlischt.*

Oberflächenladung

Steigerung	*Herabsetzung*
Lust jeder Art	zentrale Spannung vor einer Aktion
	Periphere orgastische Entladung
	Angst, Ärger, Druck, Unlust, Depression
	Tod (Erlöschen der Energiequelle)

1 Vgl. S. 196

Die sexuelle Erregung ist also funktionell identisch mit bioelektrischer Aufladung der Peripherie des Organismus. Der Freudsche Begriff der Libido als eines Maßes der psychischen Energie ist kein bloßes Gleichnis mehr. Er betrifft reale bioelektrische Vorgänge. Die sexuelle Erregung allein stellt die zur Peripherie gerichtete bioelektrische Funktion (»Aus sich heraus«) dar.
Lust und *Angst* sind die *Urerregungen* beziehungsweise *Uraffekte* des Lebendigen. Ihre bioelektrische Funktion reiht sie prinzipiell in das allgemeine elektrische Naturgeschehen ein.
Psychisch nicht gestörte und orgastischer Empfindungen fähige, mit anderen Worten, vegetativ nicht erkaltete Versuchspersonen sind imstande, aus ihrem subjektiven Empfinden im Prozeß einer Erregung anzugeben, was sich im Apparat objektiv abspielt. *Die Intensität der Lustempfindung entspricht der Quantität der bioelektrischen Aufladung der Oberfläche und umgekehrt.* Das Empfinden des »Kaltseins«, »Erstorbenseins«, der »Kontaktlosigkeit« der seelisch Kranken ist Ausdruck eines Mangels peripherer bioelektrischer Ladung.
Die *Spannungs-Ladungs*-Formel besteht zu Recht. Die biologische Erregung ist ein Vorgang, der außer mechanischer Quellung (Flüssigkeitsfüllung) auch noch bioelektrische Aufladung erfordert. *Die orgastische Befriedigung ist eine bioelektrische Entladung, die von einer mechanischen Flüssigkeitsentspannung gefolgt ist.*
Der biologische Vorgang der Streckung, verdeutlicht in der Organerektion oder im Aussenden des Plasmapseudopodiums, ist die äußere Erscheinung einer Bewegung der bioelektrischen Energie vom Zentrum zur Peripherie des Organismus. Was sich hierbei bewegt ist im psychischen ebensowohl wie im körperlichen Sinne die *bioelektrische Ladung selbst.*
Da nur vegetative Lustempfindungen mit Ladungserhöhung an der Oberfläche des Organismus einhergehen, muß die *Lusterregung als der spezifisch produktive Prozeß im biologischen System angesehen werden.* Alle anderen Affekte, wie Unlust, Ärger, Angst, Druck, sind dem energetisch entgegengesetzt und stellen daher lebensnegative Funktionen dar. *Der sexuelle Lustprozeß ist somit der Lebensprozeß schlechthin.* Das ist keine Façon de parler, sondern eine experimentell erwiesene Tatsache.
Die Angst, als die der Sexualität entgegengesetzte Grundrichtung, fällt mit der des Sterbens zusammen. Angst ist mit Sterben nicht identisch, da beim Sterben die zentrale Energiequelle, die Ladungstätigkeit, erlischt, bei der Angst dagegen bloß die Energiequelle im Zentrum durch den Rückzug der Erregung von der Peripherie gestaut wird und derart das subjektive Empfinden der Beklemmung (angustiae) erzeugt.
Der Begriff »*Sexualökonomie*« erhält aufgrund dieser Tatbe-

stände einen naturwissenschaftlich konkreten Sinn. Er meint die *Art der Regelung der bioelektrischen Energie*, oder, was dasselbe ist, des *Haushalts der Sexualenergie des Individuums.* »Sexualökonomie« meint die Art, in der ein Individuum seine bioelektrische Energie handhabt, wieviel davon er staut und wieviel davon er der orgastischen Entladung zuführt. Da die bioelektrische Energie des Organismus die Grundtatsache ist, von der wir auszugehen haben, bahnt sich ein neues Verständnis der Organ-Erkrankung an.

Die Neurosen erscheinen uns nunmehr in einem grundsätzlich anderen Licht als der Psychoanalyse. Sie sind nicht etwa nur Ergebnisse unausgetragener seelischer Konflikte und kindlicher Fixierungen. *Diese Fixierungen und seelischen Konflikte veranlassen vielmehr grundsätzliche Störungen des bioelektrischen Energiehaushalts und fixieren sich derart körperlich.* Aus diesem Grund ist eine Trennung der seelischen von den körperlichen Vorgängen nicht möglich und auch nicht zulässig. Die seelischen Erkrankungen sind biologische Störungen, die sich ebensowohl im körperlichen wie im seelischen Bereiche äußern. Am Grunde dieser Störungen wirkt die Abweichung von naturgesetzlichen Abläufen der biologischen Energie.

Seele und Körper bilden eine funktionelle Einheit bei gleichzeitig gegensätzlicher Beziehung. Beide funktionieren auf der Grundlage biologischer Gesetze. Die Abänderung dieser biologischen Gesetze ist eine Folge sozialer Umwelteinflüsse. *Die psychosomatische Struktur ist das Ergebnis des Zusammenpralls sozialer und biologischer Funktionen.*

Die Orgasmusfunktion wird zum Gradmesser des psychophysischen Funktionierens deshalb, weil sich in ihr die Funktion der biologischen Energie ausdrückt.

2. *Die theoretische Lösung des Widerspruchs zwischen Mechanismus und Vitalismus*

Als es sich herausstellte, daß die Spannungs-Ladungs-Formel für alle unwillkürlichen Funktionen des Lebendigen gilt, lag es nahe zu fragen, ob sie auch auf Prozesse in der nichtlebenden Natur anwendbar ist. Weder in der Literatur noch in Gesprächen mit Physikern ließ sich eine anorganische Funktion finden, bei der eine mechanische Spannung (durch Flüssigkeitsfüllung) sich in elektrische Ladung und weiter in elektrische Entladung und mechanische Entspannung (Entleerung von Flüssigkeit) fortsetzen würde. Wohl finden sich in der anorganischen Natur alle physikalischen Elemente der Formel, doch nur einzeln und nicht in der besonderen Anordnung wie im Lebendigen. Es kommen vor mechanische Spannung durch

Füllung und Entspannung durch Entleerung; ebenso elektrische Ladung und Entladung. Es muß also, so sagte die Überlegung, *die besondere Kombination der mechanischen und der elektrischen Funktionen für das lebendige Funktionieren* spezifisch sein.

Ich war nun in der Lage, zum uralten Streit zwischen den Vitalisten und den Mechanisten einen wesentlich aufklärenden Beitrag zu liefern. Die Vitalisten behaupteten von jeher, daß das Lebendige vom Nichtlebenden grundsätzlich verschieden wäre. Sie führten stets ein metaphysisches Prinzip an, wie etwa die »Entelechie«, um das spezifisch lebendige Funktionieren begreiflich zu machen. Die Mechanisten dagegen behaupteten, daß sich das Lebendige physikalisch-chemisch in keiner Weise vom Nichtlebenden unterscheide und nur noch nicht genügend erforscht sei. Die Mechanisten leugneten also die grundsätzliche Andersartigkeit des Lebendigen gegenüber dem Nichtlebenden. Die Spannungs-Ladungs-Formel konnte beiden Richtungen, wenn auch anders als diese es sich gedacht hatten, recht geben.

Das Lebendige funktioniert tatsächlich aufgrund derselben physikalischen Funktionen wie das Nichtlebende, so wie die Mechanisten behaupten. Es ist gleichzeitig grundsätzlich verschieden vom Nichtlebenden, wie die Vitalisten sagen; denn *die Funktionen der Mechanik* (Spannung — Entspannung) *und die der Elektrik* (Ladung — Entladung) *sind in einer spezifischen Weise angeordnet, die dem Nichtleben nicht zukommt.* Dieses Andersartige des Lebendigen ist allerdings nicht, wie die Vitalisten glauben, auf ein jenseits von Materie und Energie vorhandenes metaphysisches Prinzip zurückzuführen. Es läßt sich vielmehr selbst wieder aus materiellen und energetischen Gesetzen begreifen. *Das Lebendige ist in seinen Funktionen g l e i c h z e i t i g identisch mit dem Nichtleben und andersartig.*

Es ist zu erwarten, daß die Vitalisten und Spiritualisten gegen diese Feststellung das Argument ins Feld führen werden, daß *Bewußtsein und Selbstwahrnehmung* noch immer unaufgeklärt bleiben. Dies ist richtig, sagt jedoch nichts über die Berechtigung eines metaphysischen Prinzips und kann überdies mit einer endgültigen Klärung rechnen. Es hat sich bei den elektrischen Versuchen gezeigt, daß die biologische Erregung von Lust und Angst mit ihrer Wahrnehmung funktionell identisch ist. Es ist daher berechtigt anzunehmen, daß schon die primitivsten Lebewesen über *Organempfindungen* von Lust und Angst verfügen.

3. »*Biologische Energie« ist atmosphärische (kosmische) Orgonenergie*

Ich bin am Ende der Schilderung der Orgasmustheorie angelangt. Zum Abschluß kann ich nicht mehr als einen flüchtigen Blick auf das weite Feld bieten, in das uns die Orgasmusforschung führte. Die bioelektrischen Versuche warfen eine Frage auf, die ebenso unerwartet wie ihre Bedeutung von äußerster Wichtigkeit war: die Frage nach der Natur der bioelektrischen Energie, die sich in diesen Versuchen offenbarte. Es wurde deutlich, daß sie keine der bekannten Energiearten sein konnte.

Noch bedeutungsvoller erscheint eine andere Tatsache, die im Verlauf der elektrischen Versuche hervortrat. Die elektromagnetische Energie bewegt sich mit Lichtgeschwindigkeit, das heißt mit etwa 300 000 km in der Sekunde. Man beobachte nun die Art der Kurven und die Zeitmaße, die die Bewegung der bioelektrischen Energie kennzeichnen, und man wird finden, daß *der Charakter der Bewegungen der bioelektrischen Energie sich grundsätzlich von den bekannten Tempo- und Bewegungsarten der elektromagnetischen Energie unterscheidet.* Die bioelektrische Energie bewegt sich außerordentlich langsam mit Millimetern in der Sekunde. (Die Ablaufzeiten sind an der Zahl der Herzstoßzacken abzulesen, s. Abb. 8, S. 295.) Die Bewegungsform ist langsamwellig. Der Bewegungscharakter dieser biologischen Energie ähnelt den Bewegungen eines Darms oder einer Schlange. Die Bewegung entspricht auch dem langsamen Aufwallen einer Organempfindung oder vegetativen Erregung. Man könnte zur Auskunft greifen, daß es der große Widerstand der tierischen Gewebe ist, der die Geschwindigkeit der elektrischen Energie im Organismus verlangsamt. Diese Auskunft ist unbefriedigend. Die Zuführung eines elektrischen Reizes am Körper wird *augenblicklich empfunden* und beantwortet.

Auf einem ungewöhnlichen Wege führte mich die Kenntnis der biologischen Spannungs-Ladungs-Funktion zur Entdeckung energetischer Vorgänge an Bionen, am menschlichen Organismus und an der Sonnenstrahlung, die noch im Stadium der Untersuchung sind.

Im Sommer 1939 veröffentlichte ich eine kurze Mitteilung, *Drei Versuche am statischen Elektroskop. Klinische und experimentelle Berichte, Nr. 7.*, Sexpol-Verlag 1939, über folgende Beobachtungen: Eine bestimmte aus Meeressand gewonnene Bionkultur erregt Gummi oder Watte in einer Weise, daß diese Stoffe am statischen Elektroskop einen kräftigen Ausschlag der Blättchen produzieren. Ebenso erregen vegetativ nicht gestörte menschliche Körper, am stärksten vom Bauch und den Genitalien her, Gummi und Watte, die an sich keinen Ausschlag am Elektroskop geben, so, daß nach etwa 15 bis 20 Minuten Beeinflussung durch den Körper am Elektroskop ein Ausschlag erfolgt. Der Sand, aus dem die Bione durch Glühen und Quellung entstanden, ist letzten Endes erstarrte Sonnenenergie. Es ist nun naheliegend, Gummi und Watte der grellen Sonnenstrahlung auszusetzen, nachdem sie vorher am Elektroskop als indifferent festgestellt waren. Es zeigt sich, daß die Sonne eine Energie emittiert, die Gummi und Watte in derselben Weise erregt wie die genannte Bionkultur und der menschliche Organismus nach guter Durchatmung im vegetativ nicht gestörten Zustand. Ich nannte diese Energie, die Isolatoren aus organischer Materie auflädt, Orgon.

Die Untersuchung des Lebendigen überschritt an dieser Stelle die Grenzen der Tiefenpsychologie und der Physiologie; sie betrat biologisches Gebiet, das unerforscht war. Seit fünf Jahren beansprucht die Erforschung der *Bione* alle verfügbare Aufmerksamkeit. Die »Bione« sind mit Orgonenergie geladene mikroskopische Bläschen, die durch Glühen und Quellen organischer und anorganischer Materie entstehen. Sie pflanzen sich wie Bakterien fort. Sie entstehen auch spontan im Erdboden oder, wie bei der Krebserkrankung, aus zerfallender organischer Materie. In meiner Mitteilung über *Die Bione, 1938*, kann man nachlesen, welche Bedeutung die Spannungs-Ladungs-Formel für die experimentelle Erforschung der natürlichen Organisation des Lebendigen gewann.

Die Orgonenergie ist auch im Erdboden, in der Atmosphäre und am pflanzlichen und tierischen Organismus visuell, thermisch und elektroskopisch nachweisbar. Das Flimmern am Himmel, das von manchen Physikern dem Erdmagnetismus zugeschrieben wird, und das Glitzern der Sterne in klaren trockenen Nächten sind unmittelbarer Ausdruck der Bewegung des atmosphärischen Orgons. Die »elektrischen Stürme« der Atmosphäre, die bei verstärkter Sonnenfleckentätigkeit elektrische Apparaturen stören, sind, wie experimentell nachgewiesen werden kann, Wirkung der atmosphärischen Orgonenergie. Sie ist nach bisherigen Untersuchungen nur als *Störung* elektrischer Ströme faßbar.

Die Farbe der Orgonenergie ist *blau* oder *blaugrau*. Das atmosphärische Orgon wird in unserem Laboratorium in besonders konstruierten Apparaten akkumuliert oder konzentriert. Es gelang, sie durch bestimmte Materialanordnung sichtbar zu machen. Die Bremsung der kinetischen Energie des Orgons äußert sich als Temperaturerhöhung. Ihre Konzentration oder Dichte gibt sich in Verschiedenheiten der Geschwindigkeit der Entladung statischer Elektroskope kund. Die von den Physikern als »natural leak« bezeichnete spontane Entladung von Elektroskopen in nichtionisierter Luft ist Wirkung des atmosphärischen Orgons und hat mit Feuchtigkeit nichts zu tun. Die Orgonstrahlung enthält dreierlei Arten von Strahlen: blaugraue, nebelähnliche Schwaden, tief blauviolette expandierende und kontrahierende Lichtpünktchen und gelbweiße, rasche Punkt- und Strichstrahlen. Die blaue Farbe des Himmels und das Graublau des atmosphärischen Dunstes an heißen Sommertagen geben die Farbe des atmosphärischen Orgons unmittelbar wieder. Die blaugrauen, schwadenförmigen Nordpollichter, die sogenannten »Elmsfeuer« und die bläulichen Schwaden, die vor kurzem von Astronomen während einer erhöhten Sonnenfleckentätigkeit am Himmel gesichtet wurden, sind ebenfalls Erscheinungen der Orgonenergie. Die bisher unverstandene Wolken- und Gewitterbildung hängt von Konzentrationsänderungen des atmosphärischen Orgons ab, was sich in einfachster Weise durch Messungen der elektroskopischen Entladungsgeschwindigkeit nachweisen läßt.

Der lebende Organismus enthält in jeder der Zellen, aus denen er sich zusammensetzt, Orgonenergie und lädt sich mittels der Atmung unausgesetzt orgonotisch aus der Atmosphäre auf. Die »roten« Blutkörperchen sind mikroskopisch blauschimmernde orgongeladene Bläschen, die die biologische Energie von der Oberfläche der Lungenalveolen zu den Körpergeweben tragen. Das Chlorophyll der Pflanzen, das dem eisenhaltigen Eiweiß des tierischen Blutes verwandt ist, enthält Orgon und nimmt Orgon direkt aus der Atmosphäre und aus der Sonnenstrahlung auf.

Die Existenz der Orgonenergie in Zellen und Kolloiden läßt sich bei über 2000facher Vergrößerung an der blauen (blaugrauen oder blaugrünen) Färbung des Protoplasmas und des Inhalts organischer Bläschen nachweisen. Sämtliche gekochten Stoffe bestehen aus blauen, orgonhaltigen Bläschen. Ebenso sind orgonhaltig die Bläschen des Erdhumus, sämtliche Arten von Samenzellen und von Energiebläschen oder Bionen, die man durch Glühen und Quellen anorganischer Materie erzielt. Desgleichen bestehen Protozoen, Krebszellen etc. durchweg aus orgonhaltigen, bläulichen Energiebläschen. Das Orgon wirkt vagoton und lädt lebendes Gewebe, im besonderen die roten Blutkörperchen, auf. Es tötet Krebszellen und viele Arten von Stäbchenbakterien. Diese biologischen Eigenschaften liegen unseren Krebstherapieversuchen zugrunde.

Es liegen zahlreiche Beobachtungen von Biologen (Meisenheimer, Linné und anderen) vor, die die blaue Färbung von Fröschen in der Sexualerregung oder das bläuliche Leuchten von Pflanzenblüten als biologische *(orgonotische)* Erregung des Organismus begreiflich machen. Die aus Meeressand gewonnene Bionkultur, an der ich die Orgonstrahlung im Januar 1939 entdeckte, beeinflußte Farbfilme im kompletten Dunkel wie Sonnenlicht, das heißt *blau*.

Der menschliche Organismus ist von einem orgonotischen Energiefeld umgeben, das sich, je nach vegetativer Lebendigkeit, in verschieden weiten Grenzen bewegt. Der Nachweis ist einfach: Das Orgon erregt organische Stoffe, zum Beispiel Zellulose. Wir stellen daher vor einer Silberelektrode, die mit dem Gitter eines Oszillographen verbunden ist, eine Zellulosescheibe von einem Quadratfuß Fläche in etwa 3—5 cm Entfernung auf. Bewegungen organischen Stoffes vor der Zellulosescheibe geben keinerlei Schwankungen des Oszillographen, vorausgesetzt, daß wir den anorganischen Stoff so bewegen, daß unser Organismus in keinem seiner Teile bewegt wird. Bewegen wir aber unsere Finger oder unsere Hand in 1/2 bis 3 Metern Entfernung von der Zellulosescheibe auf sie zu oder von ihr weg, so können wir, ohne daß irgendeine metallische Verbindung hergestellt ist, lebhafte Ausschläge des Lichtzeigers oder Galvanometerzeigers erzielen. Entfernen wir die Zelluloseplatte, so verschwinden die Reaktionen der Fernwirkung bis auf ein Minimum oder ganz. *Die Orgonenergie wirkt im Gegensatz zur elektromagnetischen Energie ausschließlich über Isolatoren aus organischem Stoff.*

Es wird Aufgabe des zweiten Bandes dieses Buches sein darzustellen, wie ich der atmosphärischen Orgonenergie mittels der Bionforschung auf die Spur kam, wie sich das Orgon objektiv nachweisen läßt und welche Bedeutung die Entdeckung des Orgons für das Verständnis der biophysikalischen Funktionen hat. Jedenfalls hat die konsequente Verfolgung des biologischen Orgasmusphänomens zur Entdeckung des Orgons, also der spezifisch biologisch wirksamen kosmischen Energie, geführt.

Der Leser dieses Buches wird sich, nun ans Ende gelangt, ebensowenig wie ich dem Eindruck entziehen können, daß die Orgasmusforschung, das Stiefkind der Naturwissenschaften, uns tief in Naturgeheimnisse erschütternder Art hineinführte. Die Erforschung der lebendigen Materie führte uns jenseits der Grenzen von Tiefenpsychologie und Physiologie; sie betrat noch unerforschtes biologisches Gebiet. Das Thema »Sexualität« wurde eins mit dem des »Lebendigen«. Es erschloß einen neuen Zugang zum Problem der Biogenese. Die Psychologie wurde *Biophysik* und echte experimentelle Naturwissenschaft. Ihr Zentrum bleibt, was es immer war: das Rätsel des Liebens, dem wir Sein und Werden verdanken.

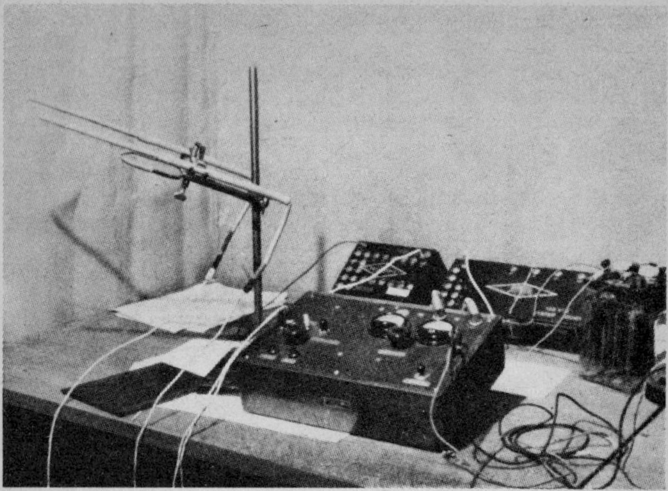

Verstärker und Silberelektroden

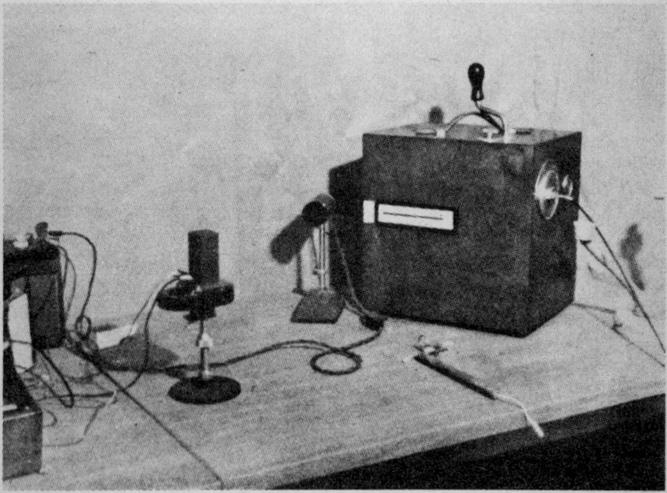

Oszillograph, Papierstreifengerät und Elektrode

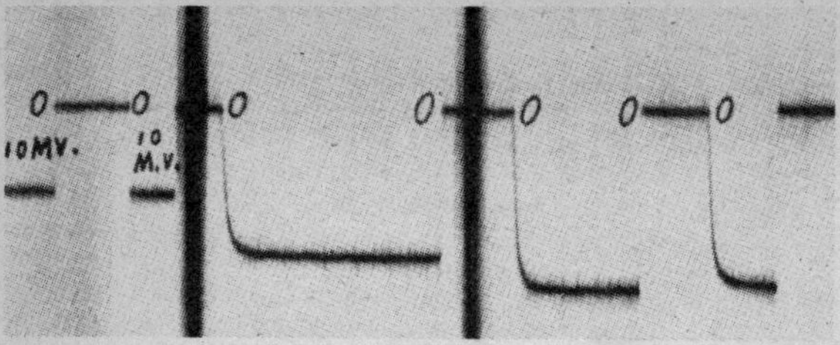

Abb. 1 Durchschnittliches Hautpotential (Haut des Abdomens rechts und links)

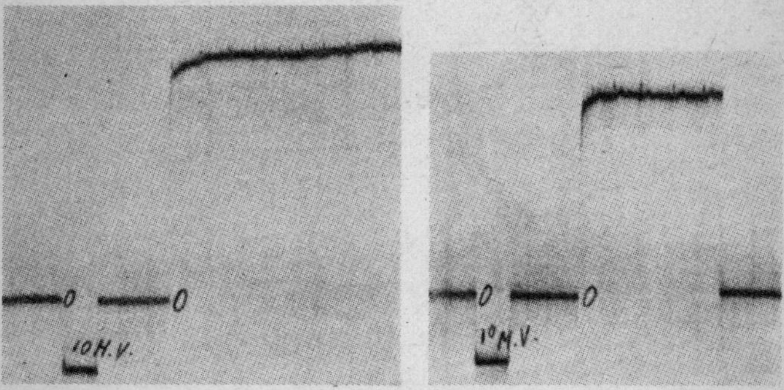

Abb. 2 Symmetrisches Ruhepotential der rechten und linken Handfläche

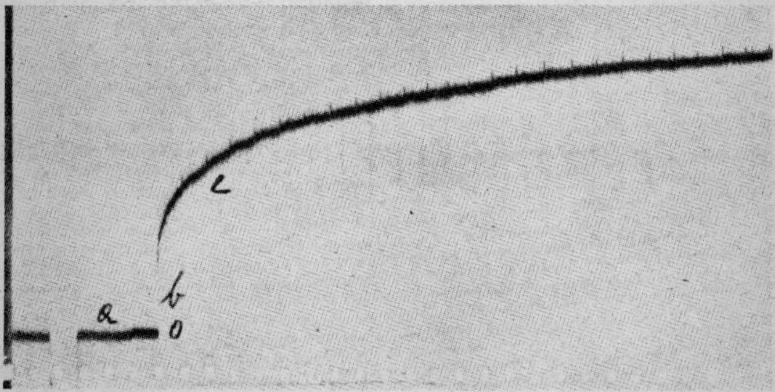

Abb. 3 »Wanderung« des Potentials auf einer Handfläche

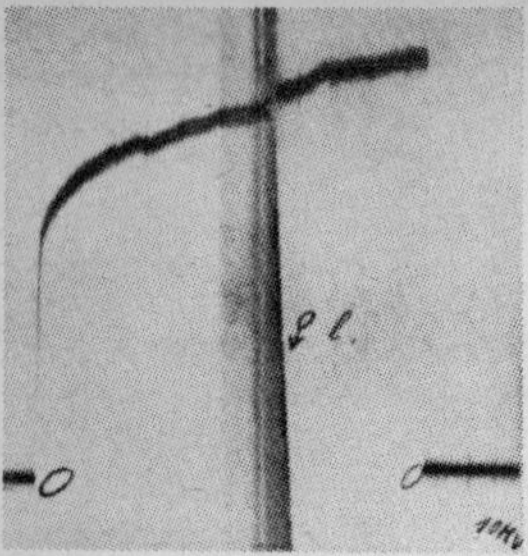

Abb. 4 Anusschleimhaut einer Frau im Zustand sexueller Erregung

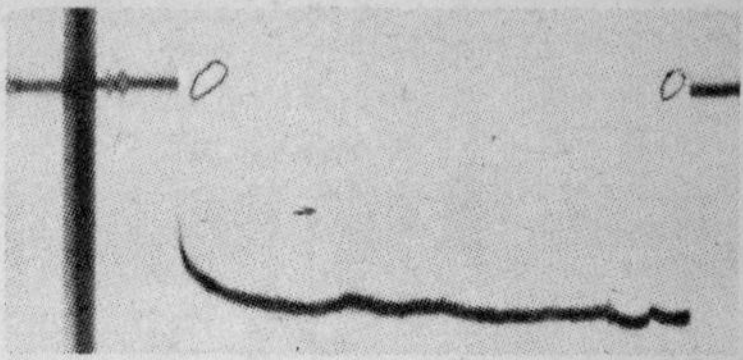

Abb. 5 Dieselbe Schleimhaut im Zustand der Depression (Menstruation)

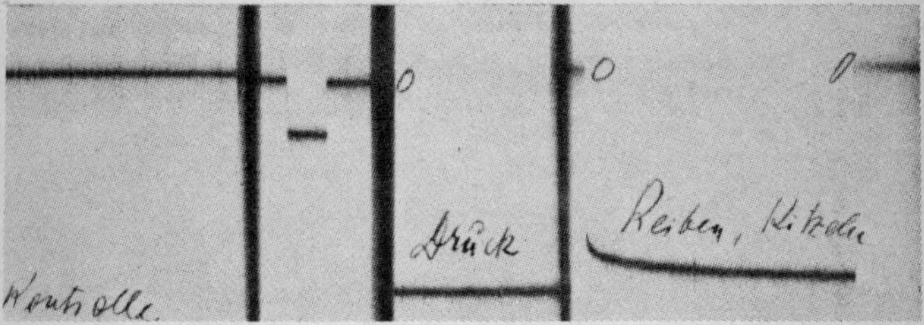

Abb. 6 Kontrollversuch mit einem nassen Handtuch

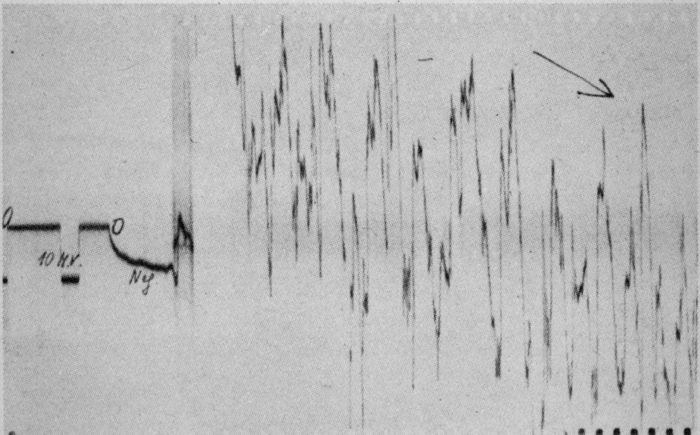

Abb. 7 Mit einer Taschenlampe erzeugte Potentialveränderungen

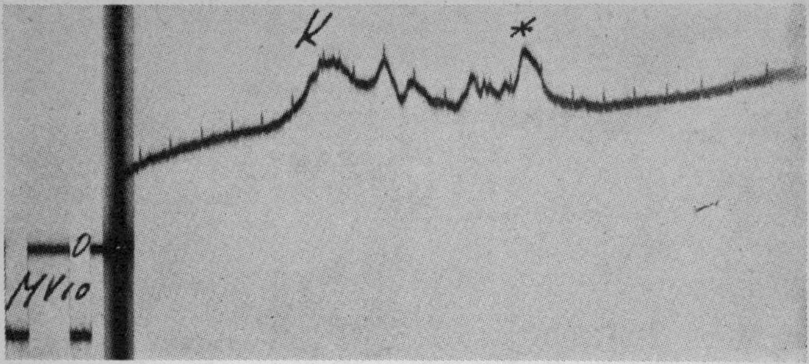

Abb. 8 Lippenschleimhaut. K bis * = Kitzelphänomen (Die Herzzakken sind in regelmäßigen Intervallen sichtbar)

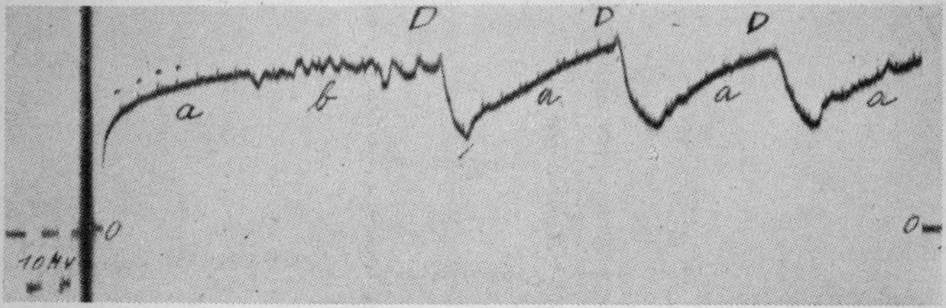

Abb. 9 Zungenschleimhaut. a = Wanderung; b = Kitzelphänomen; D = Druck

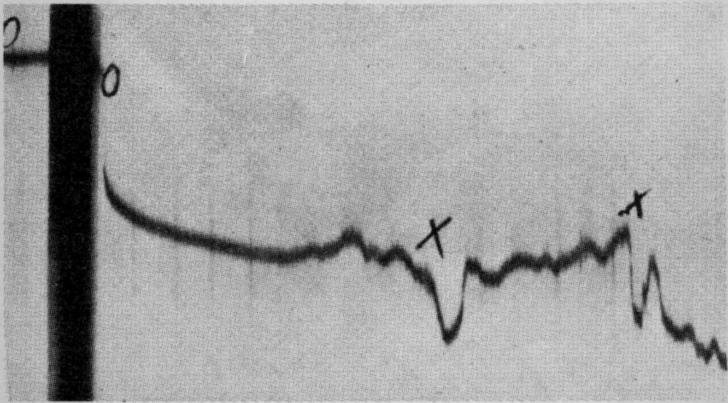

Abb. 10 x = Reaktion der Scheidenschleimhaut auf einen störenden Reiz

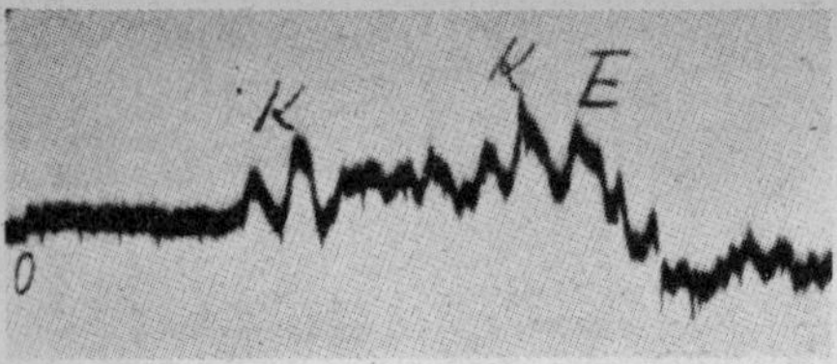

Abb. 11 Zunge.
K = Kitzeln;
E = Erschrecken

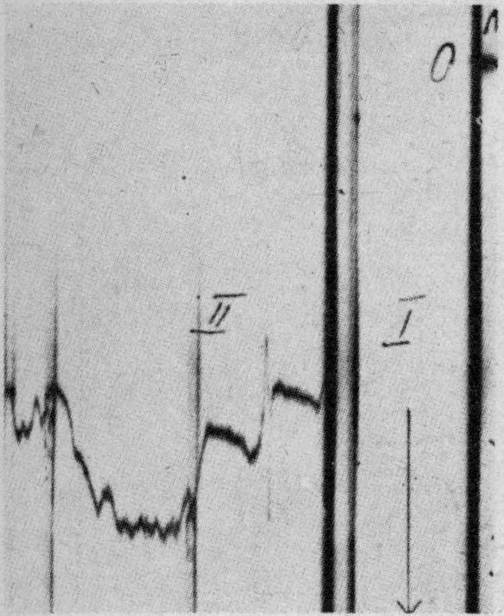

Abb. 12 Reaktion der Zunge auf Zucker (etwa + 70 MV; bei der ersten Verabreichung von konzentrierter Zuckerlösung schlug bei diesem Versuch der Lichtzeiger aus dem Feld: I, Pfeil)

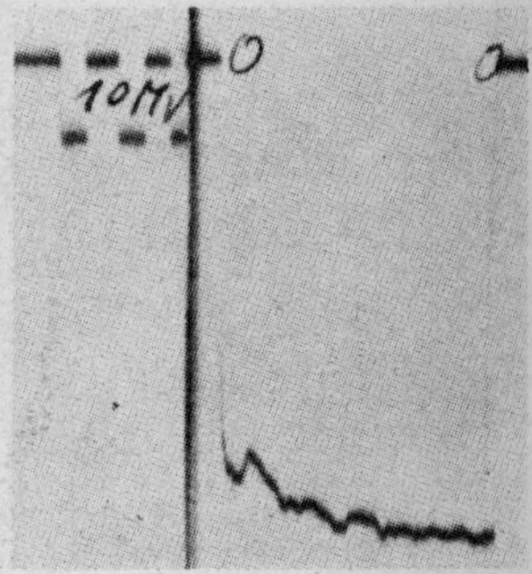

Abb. 13 Reaktion derselben Zunge auf Salz (– 60 MV)

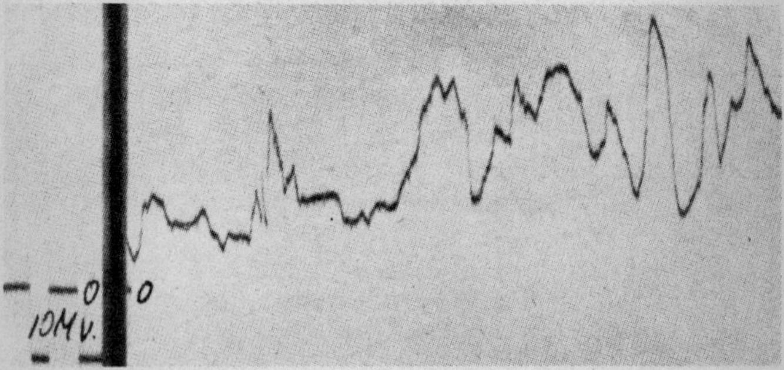

Abb. 14 Reizung durch einen Kuß (Veränderungen der bioelektrischen Reizung der Lippen bis zu 40 MV)

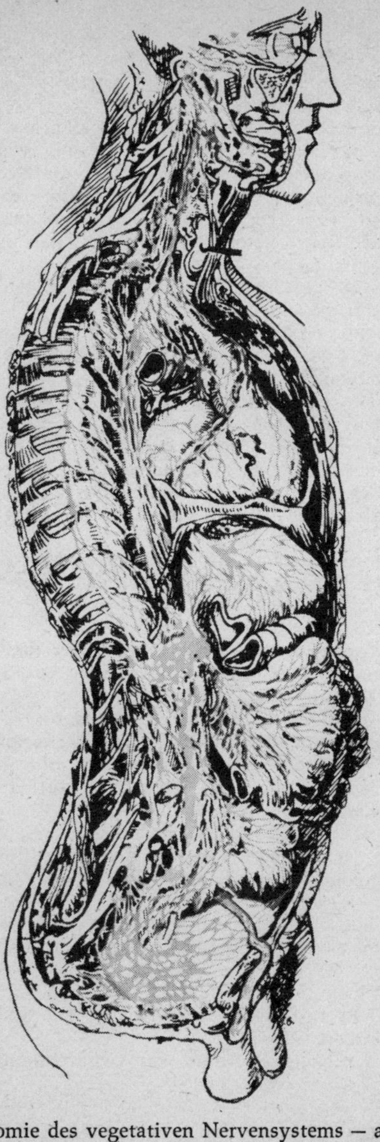

Abb. 15 Anatomie des vegetativen Nervensystems – aufrecht – (aus: Müller *Die Lebensnerven*)

Zeittafel[1]

1861 * Bachofens Standardwerk *Das Mutterrecht.*
1870 * Morgans *Ancient Society.*
1873 »Comstock Law« in den USA. Ein beklagenswerter Teil der Bundesgesetzgebung, der zu einer Anzahl weiterer repressiver Bundes- und Staatsgesetze führte, die es den Behörden bis auf den heutigen Tag ermöglichen, wissenschaftliche Bücher und Zeitschriften über Sexualprobleme und Literatur, die Informationen über Geburtenkontrolle enthält, einzuziehen oder zu beschlagnahmen.
1879 * Bebels *Frau und Sozialismus* (übersetzt in 14 Sprachen; veröffentlicht in 51 Ausgaben).
1890 * Erster Band von Frazers *Golden Bough.*
1893 Breuer und Freud, *Über den psychischen Mechanismus hysterischer Phänomene. Vorläufige Mitteilung.*
1895 Freud, *Über die Berechtigung, von der Neurasthenie einen bestimmten Symptomenkomplex als »Angstneurose« abzutrennen.* Mit diesem Aufsatz schuf Freud die Grundlage für ein psychosomatisches Verständnis der Neurosen. Er folgte jedoch diesem Forschungsansatz nicht und verwarf später sein Original, den klinisch korrekten Angstbegriff, wie praktisch alle Psychoanalytiker.
1898 Freud, *Die Sexualität in der Ätiologie der Neurosen.*
* Havelock Ellis' Buch über *Autoerotik* (veröffentlicht in den USA).
1900 * Freuds *Traumdeutung.*
1901 * Brupbacher veranstaltet eine Massenversammlung über Geburtenkontrolle in Zürich.
1904 * Forels *Question sexuelle.*
1905 Freud, *Drei Abhandlungen zur Sexualtheorie.*
1908 * Erster psychoanalytischer Kongreß in Salzburg.
1909 * Frank Wedekinds *Frühlingserwachen* gibt das Signal für die verbreitete Diskussion über Sexualaufklärung auf dem europäischen Kontinent.
1912 Adler verläßt den Kreis der Freudianer, weil er die sexuelle Ätiologie der Neurosen verneint. Der erste Konflikt zwischen dem soziologischen und biologischen Verständnis der Neurosen.
1913 Jung verläßt den Kreis der Freudianer. Der erste Konflikt zwischen dem wissenschaftlichen und dem mystischen Verständnis der Libido.
* *Zeitschrift für Sexualwissenschaft* in Berlin gegründet.
1915 * Das »Castberg-Gesetz« in Norwegen gibt unehelichen Kindern Gleichberechtigung.
1916 * Erste amerikanische Klinik zur Geburtenkontrolle in New York.

1 Die mit einem Stern versehenen Angaben sind der *History of Modern Morals* von Max Hodann entnommen.

1917 * *Birth Control Review* beginnt in New York mit Veröffentlichungen.

* Margaret Sanger im Gefängnis.

1919 Das erste Sexualberatungszentrum am Institut für Sexualwissenschaft in Berlin. Es war hauptsächlich dem Kampf für die Anerkennung der pathologischen anstelle der kriminellen Natur sexueller Perversionen gewidmet.

Gründung des Wiener Studentenseminars für Sexuologie.

1920 * Anti-Geburtenkontroll-Gesetz in Frankreich.

Freud, *Jenseits des Lustprinzips.* Erster hypothetischer Versuch zu einem psychoanalytischen Verständnis der biologischen Basis der Instinkte.

1921 * Die erste britische Klinik für Geburtenkontrolle von Marie Stopes gegründet.

1922 Gründung der Psychoanalytischen Klinik in Wien. Erster Versuch eines Übergangs von der individualistischen Privatpraxis zur Massenpraxis, der das Problem der Neurosenprophylaxe in den Brennpunkt brachte.

Gründung des »Wiener Seminars für Psychoanalytische Therapie«.

1923 Freud, *Das Ich und das Es.* Zweiter hypothetischer Versuch, die biologische Grundlage des psychischen Apparats zu erfassen.

Reichs Schrift über *Die Genitalität vom Standpunkt der psychoanalytischen Prognose und Therapie.* Erste Formulierung der sexualökonomischen Theorie der Neurosen.

1924 Psychoanalytischer Kongreß in Salzburg. Reich führt den Begriff der »orgastischen Potenz« ein und formuliert den ökonomischen Faktor in den Neurosen.

Reich wird zum Leiter des Technischen Seminars gewählt.

* Kliniken zur Geburtenkontrolle in Skandinavien gegründet.

1925 Reichs Buch *Der triebhafte Charakter* zeigt die Notwendigkeit auf, die Symptomanalyse in eine Charakteranalyse auszuweiten, und weist auf die Möglichkeit hin, bestimmte Typen schizoider Charaktere psychoanalytisch anzugehen, die bis dahin als nicht behandlungsfähig angesehen wurden.

* Mussolini stellt in Italien Empfängnisverhütung unter Strafe.

1926 Freud, *Hemmung, Symptom und Angst.* Freud widerlegt seine eigene klinische Angsttheorie. Neurotische Angst wird ein metapsychologischer Begriff, »ein Signal des Ich«; die Frage nach dem »Stoff«, aus dem die Angst besteht, ist »uninteressant geworden«. Angst wird immer mehr ausschließlich als Ursache der Verdrängung und nicht auch als Ergebnis der Verdrängung betrachtet. – Die klinisch korrekte Erforschung der Angst war einer der Ausgangspunkte zu Reichs Sexualökonomie.

Van de Veldes *Vollkommene Ehe* und B. Lindseys *Companionate Marriage.* Beispiele, wie die Probleme sexueller und seelischer Hygiene nicht angefaßt werden sollten.

Freud warnt an seinem siebzigsten Geburtstag seine Schüler davor, der Welt zu vertrauen; die Psychoanalyse werde nur akzeptiert, damit sie um so leichter vernichtet werden könne.

Freud, *Die Zukunft einer Illusion.* Erste tiefenpsychologische Kritik der Religion.

Fr. Kraus, *Allgemeine und spezielle Pathologie der Person.* Der erste erfolgreiche Versuch, die funktionale Natur des Nervensystems auf der Grundlage experimenteller Befunde mechanistischen Konzepten gegenüberzustellen. Einführung des Begriffes der »vegetativen Strömung«.

1927 Max Hodann, *Geschlecht und Liebe.* Erste Darstellung der sexuellen Massenneurose in ihren gegenwärtigen Alltagsmanifestationen im Gegensatz zur tiefenpsychologischen Beschreibung.

Reich, *Die Funktion des Orgasmus.* Klinische Begründung der Sexualökonomie.

1928 * Die »Welt-Liga für Sexualreform« (W.L.S.R.) wird in Kopenhagen während des zweiten Kongresses für Sexualreform gegründet.

* Sexualberatungen werden in den skandinavischen Staaten eingeführt.

Gründung der »Gesellschaft für Sexualberatung und Sexualforschung« in Wien durch Reich. Gründung von Kliniken für Sexualhygiene, in denen zum erstenmal das Neurosenproblem als Massenproblem angegangen wird.

Reichs Schrift *Zur Technik der Deutung und der Widerstandsanalyse.* Erste Darstellung der Grundsätze der Charakteranalyse.

1929 Reichs Vortrag über Neurosenprophylaxe bei einer der monatlichen Zusammenkünfte in Freuds Wohnung brachte das Problem »Psychoanalyse und Kultur« an die Öffentlichkeit.

Malinowski, *The Sexual Life of Savages.* Seine ethnologische Forschung beweist zweifelsfrei den sozialen Ursprung des Ödipuskomplexes.

1930 * Reich, *Geschlechtsreife, Enthaltsamkeit, Ehemoral.* Die erste affirmative Analyse der Probleme sexueller Erziehung.

Reichs Schrift *Neurose als soziales Problem* auf dem dritten Kongreß für Sexualreform.

1931 Freud, *Das Unbehagen in der Kultur.* Freud versucht, das rationale Ziel menschlichen Glücks als unerreichbar hinzustellen.

Reich, *Der Einbruch der Sexualmoral. Zur Geschichte der sexuellen Ökonomie.* Klarstellung des sozioökonomischen Ursprungs sexueller Verdrängung.

* Deutsches Gesetz zur Zwangssterilisation.

* Das Hitlerregime unterdrückt die Geburtenkontrolle in Deutschland.

* »Riksförbund für seksuell upplysning« (Schwedischer Reichsverband für Sexualaufklärung) unter der Leitung von Elise Ottesen Jensen gegründet.

Reichs Buch *Charakteranalyse.* Erste umfassende Darstellung der charakteranalytischen Technik der Neurosentherapie.

1932 * Evang gründet die *Tidskrift for Sexuell Upplysning* (Zeitschrift für Sexualaufklärung) in Oslo; gleichzeitige Ausgaben in Stockholm und Kopenhagen.

1933 Die Nazis zerstören das »Institut für Sexualwissenschaft« und Reichs Verlag für Sexualpolitik in Berlin.

Reichs Buch *Massenpsychologie des Faschismus.* Erste Anwendung der Sexualsoziologie auf Probleme des politischen Irrationalismus.

1934 Gründung der *Zeitschrift für Politische Psychologie und Sexualökonomie* in Kopenhagen.

Faschistische Gleichschaltung der Deutschen Psychoanalytischen Gesellschaften.

* Massenmord an Homosexuellen in Deutschland.

* Leunbach steht als Kandidat für den Dänischen Reichstag auf einer sexualpolitischen Plattform.

* Prozeß gegen die »Sex Education Press« in Schweden. Freispruch von der Anklage der Pornographie.

Reichs Schrift *Psychischer Kontakt und vegetative Strömung* auf dem Internationalen Psychoanalytischen Kongreß in Luzern: erster Durchbruch der charakterologischen Forschung in die biologische Grundlage der Neurose. Reichs Ausschluß aus der »Internationalen Psychoanalytischen Vereinigung«.

1935 * W.L.S.R. aufgelöst.

1936 Reichs Buch *Die Sexualität im Kulturkampf.* Versuch einer Sexualsoziologie unserer Zeit auf einer sexualökonomischen Basis.

1937 Reich, *Experimentelle Ergebnisse über die elektrische Funktion von Sexualität und Angst.* Experimentelle Sicherung des Gegensatzes von Sexualität und Angst.

1938 Reichs Buch *Die Bione. Zur Entstehung des vegetativen Lebens.* Erste umfassende Darstellung der experimentellen Befunde über den Prozeß der Biogenese.

Hodanns Buch *History of Modern Morals.* Erste umfassende Darstellung der Moralbegriffe unter Einbeziehung von Freuds Psychoanalyse und Reichs Sexualökonomie.

1939 Freud stirbt im Exil, London, 23. September.

Reich entdeckt die Orgonstrahlung bei bestimmten Bionkulturen.

Die erste Ausgabe der *Klinisk og pedagogisk Tidskrift for Seksualökonomi* in Skandinavien veröffentlicht.

Reichs vorläufige Mitteilung *Bionexperimente über das Krebsproblem.*

1940 Reich entdeckt das Vorhandensein von Orgonstrahlung in der Atmosphäre und im Boden.

1941 Reich beginnt mit der experimentellen Orgonbestrahlung des Krebs.

Glossar

Aktualneurosen. Freuds Begriff für bestimmte Formen von Neurosen – wie Angstneurose und Neurasthenie –, die im Unterschied zu den »Psychoneurosen« unmittelbar durch das Eindämmen der »Libido« verursacht werden. Siehe Stauungsneurosen.

Arbeitsdemokratie. Das Wirksamwerden der natürlichen und wirklich rationalen Arbeitsbeziehungen zwischen menschlichen Wesen. Der Begriff der Arbeitsdemokratie meint die etablierte Wirklichkeit (nicht die Ideologie) dieser Beziehungen, welche die Grundlagen jeder sozialen Errungenschaft sind, obwohl sie gewöhnlich wegen der vorherrschenden Panzerung und irrationaler politischer Ideologien gestört werden.

Bione. Energiebläschen, die Übergangsstufen zwischen der leblosen und lebenden Substanz darstellen. Sie entstehen ständig in der Natur durch einen Auflösungsprozeß anorganischer und organischer Materie, der sich experimentell nachvollziehen läßt. Sie sind mit Orgonenergie, also mit Lebensenergie, geladen und können sich zu Protozoen und Bakterien entwickeln.

Charakter. Die typische Struktur eines Menschen, seine unwiederholbare Art zu handeln und zu reagieren. Der orgonomische Charakterbegriff ist funktional und biologisch, kein statischer, psychologischer oder moralischer Begriff.

Charakteranalyse. Ursprünglich eine Modifikation der üblichen psychoanalytischen Technik der Symptomanalyse durch die Einbeziehung des Charakters und des Charakterwiderstandes in den therapeutischen Prozeß. Die Entdeckung des muskulären Panzers machte jedoch die Entwicklung einer neuen Technik, der Vegetotherapie, notwendig. Die spätere Entdeckung der organischen Orgonenergie (»Bioenergie«) und die Konzentration atmosphärischer Orgonenergie mit Hilfe eines Orgon-Energie-Akkumulators erforderte die Weiterentwicklung der charakteranalytischen Vegetotherapie zu einer umfassenden biophysikalischen Orgontherapie. Siehe Orgontherapie, physikalisch und psychotherapeutisch.

Charakter, genitaler. Die nichtneurotische Charakterstruktur, die nicht unter sexueller Stauung leidet und daher auf der Grundlage orgastischer Potenz über sich selbst verfügt.

Charakter, neurotischer. Der Charakter, der aufgrund chronischer bioenergetischer Stauung entsprechend dem Prinzip zwanghafter moralischer Beherrschung wirkt.

Charakterpanzerung. Die Gesamtheit typischer Charaktereinstellungen, die ein Individuum zur Abwehr seiner emotionalen Erregungen entwickelt und zur Verkrampfung des Körpers, zum Ausfall des emotionalen Kontakts, zur Erstarrung führen. Funktional identisch mit der muskulären Panzerung.

Emotionale Pest. Der im sozialen Bereich destruktiv wirkende neurotische Charakter.

Lustangst. Die Furcht vor lustvoller Erregung. Auf den ersten Blick ein paradoxes Phänomen, ist sie jedoch das Ergebnis einer sexualfeindlichen Erziehung, ein dominantes Merkmal der zivilisierten Menschheit.

Muskuläre Panzerung. Die Gesamtheit chronischer muskulärer Verkrampfungen, die den Menschen gegen den Durchbruch von Gefühlen und Organempfindungen, insbesondere Angst, Wut und sexuelle Erregung, verhärtet.

Orgasmus. Die einheitliche unwillkürliche Konvulsion des gesamten Organismus auf dem Höhepunkt der genitalen Vereinigung. Dieser Reflex ist aufgrund seines unwillkürlichen Charakters und der vorherrschenden Orgasmusangst in Zivilisationen, welche die kindliche und jugendliche Genitalität unterdrücken, bei den meisten Menschen blockiert.

Orgastische Impotenz. Das Fehlen orgastischer Potenz. Sie ist das bedeutsamste Charakteristikum des Durchschnittsmenschen unserer Zeit und schafft durch Eindämmung biologischer Orgonenergie im Orgasmus die Energiequelle für alle Arten biopathischer Symptome und für den sozialen Irrationalismus.

Orgastische Potenz. Im wesentlichen die Fähigkeit zur vollständigen Hingabe an die unwillkürliche Konvulsion des Organismus und die vollständige Entladung der Erregung auf dem Höhepunkt der genitalen Vereinigung. Sie fehlt immer bei Neurotikern. Sie setzt den Genitalcharakter, also das Fehlen der muskulären und Charakterpanzerung voraus. Orgastische Potenz wird häufig nicht von erektiver und ejakulativer Potenz unterschieden, die jedoch beide nur Vorbedingung orgastischer Potenz sind.

Orgonenergie. Ursprünglich kosmische Energie, universal gegenwärtig, kann sie visuell, thermisch, mit dem Elektroskop und dem Geiger-Müller-Zähler demonstriert werden. Im lebenden Organismus: Bioenergie, Lebensenergie. Entdeckt von Wilhelm Reich zwischen 1936 und 1940.

Orgontherapie.

Physikalische Orgontherapie: Anwendung der physikalischen Orgonenergie, die in einem Orgon-Energie-Akkumulator konzentriert wird, um den natürlichen bioenergetischen Widerstand des Organismus gegen Krankheit zu steigern.

Psychotherapeutische Orgontherapie. Aktivierung der Orgonenergie im Organismus, das heißt die Befreiung der biophysikalischen Gefühle von muskulärer und Charakterpanzerung mit dem Ziel, wenn möglich, die orgastische Potenz herzustellen.

Panzerung. Siehe Charakterpanzerung, muskuläre Panzerung.

Sexualökonomie. Das Kernstück des Wissens innerhalb der Orgonomie, das sich mit der Ökonomie der biologischen (Orgon-)Energie im Organismus mit seinem Energiehaushalt befaßt.

Stauung. Das Aufstauen von Lebensenergie im Organismus und daher die Energiequelle für Biopathie und Irrationalismus.

Stauungsangst. Die Angst, die durch die Stauung sexueller Energie im Mittelpunkt des Organismus erzeugt wird, wenn die periphere orgastische Entladung behindert wird.

Stauungsneurose. Alle somatischen Störungen mit Stauungsangst in ihrem Kern, die das unmittelbare Ergebnis der Stauung von Sexualenergie sind.

Vegetotherapie. Die sexualökonomische therapeutische Technik. Sie wird so genannt, weil das therapeutische Ziel darin besteht, die gefesselten vegetativen Energien zu befreien und auf diese Weise die vegetative Bewegungsfähigkeit des Patienten wiederherzustellen. Siehe Charakteranalyse.

Register

Handbücher

Otto F. Best
Handbuch literarischer Fachbegriffe
Originalausgabe. Bd. 6092

Wilhelm Bernsdorf
Wörterbuch der Soziologie
3 Bände 6131, 6132, 6133

Hans Braun
Heilpflanzen-Lexikon
Bd. 6091

Einführung in die Elektronik
Hg.: Jean Pütz
Bd. 6273

Elisabeth Endres
Autorenlexikon der deutschen Gegenwartsliteratur 1945–1975
Originalausgabe. Bd. 6289

DDR-Wirtschaft
Eine Bestandsaufnahme
(Neuausgabe)
Hg.: Deutsches Institut für Wirtschaftsforschung
Originalausgabe. Bd. 6259

Johannes Erben
Deutsche Grammatik
Originalausgabe. Bd. 6051

Gesellschaft und Politik in der BRD
Eine Sozialkunde
Hg.: Giesecke/Klönne/Otten
Originalausgabe. Bd. 6271

Johannes Hartmann
Das Geschichtsbuch
Von den Anfängen bis zur Gegenwart
Originalausgabe. Bd. 6048

Ernst Pfau
Tonbandtechnik
Grundlagen, Technik, Praxis
Originalausgabe. Bd. 6181

Michael Sartorius (Hg.)
Handlexikon
Medizin 1 und 2
Bd. 6094 u. 6095

Carl Schneider
Handlexikon
Datenverarbeitung
Kurzausgabe. Bd. 6143

Kurt Dieter Solf
Fotografie
Grundlagen, Technik, Praxis
Originalausgabe. Bd. 6034
Filmen
Grundlagen, Technik, Praxis
Originalausgabe. Bd. 6290

Bernhard Sowinski
Deutsche Stilistik
Originalausgabe. Bd. 6147

Hans Joachim Störig
Kleine Weltgeschichte der Philosophie
2 Bände 6135, 6136
Filmen

Gerhard Studynka
Psychologische Hirnforschung
Originalausgabe. Bd. 6254

Wörterbuch
Kritische Erziehung
Hg.: Eberhard Rauch/ Wolfgang Anzinger
Bd. 6301

Taro Yamane
Statistik
Ein einführendes Lehrbuch
2 Bände 6308 1/2